Liebe Leserin, lieber Leser

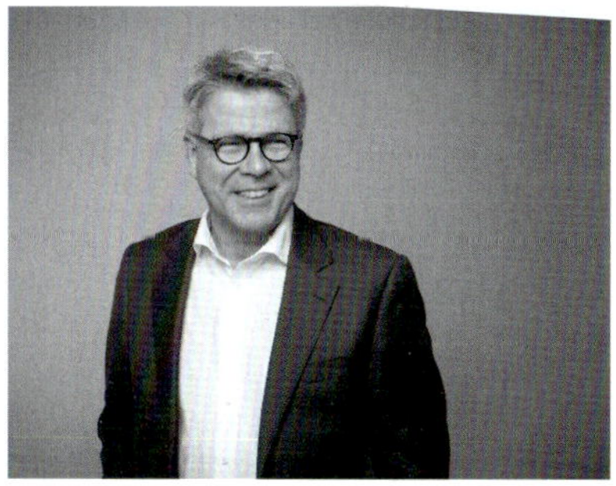

E

Eine Studie der Universität Oxford ist kürzlich zu dem Schluss gekommen, ein geringer Verzehr von Obst und Gemüse sowie starker Konsum von rotem Fleisch erhöhe das Risiko von Übergewicht und chronischen Krankheiten wie etwa Diabetes – und sei für den verfrühten Tod von Millionen Menschen pro Jahr verantwortlich.

Mehr noch: Aus weltweiten Daten errechneten die Forscher, dass der vollständige Verzicht auf Fleisch sogar noch erheblich größeren Nutzen für die globale Gesundheit brächte als nur eine Mäßigung beim Verzehr. Ein weiteres Mal wurde damit wissenschaftlich seriös nachgewiesen, wie gesund eine vegetarische oder vegane Ernährung ist.

Allerdings sollten gerade Veganer erwägen, einige Nährstoffe ergänzend einzunehmen, weil sie in ihrer Nahrung nicht enthalten sind – etwa das für die Blutbildung wichtige Vitamin B_{12}. Sonst aber reicht es für Erwachsene, konsequent auf Vielfalt zu achten und bestimmte Faustregeln für eine ausgewogene Ernährung einzuhalten.

Dazu gehören am Tag mindestens drei Portionen Gemüse und zwei Portionen Obst, außerdem Vollkornprodukte, Hülsenfrüchte und Kartoffeln, hochwertige Pflanzenöle und Nüsse – so jedenfalls die Empfehlung der Deutschen Gesellschaft für Ernährung. (Worauf Eltern mit vegetarisch oder vegan ernährten Kleinkindern achten müssen, erklären wir auf Seite 33.)

Für Einsteiger, die auf den veganen Geschmack kommen wollen, empfehlen Experten einen entsprechenden Kochkurs – denn so lässt sich am besten die ungeahnte Vielfalt erschließen. Menschen, die auf vegane Ernährung umsteigen, machen sogar oft die Erfahrung, dass sich die Abwechslung in der Küche eher erweitert als vermindert, weil sie zahlreiche Lebensmittel und Zubereitungsarten neu entdecken.

Dieses Heft handelt von der Vielfalt der vegetarischen und veganen Ernährung – und davon, dass es dabei nicht um Verzicht geht, sondern um ein ganz neues Lebensgefühl.

Viel Spaß beim Blättern und Schmökern. Und: guten Appetit!

Herzlich Ihr

Michael Schaper

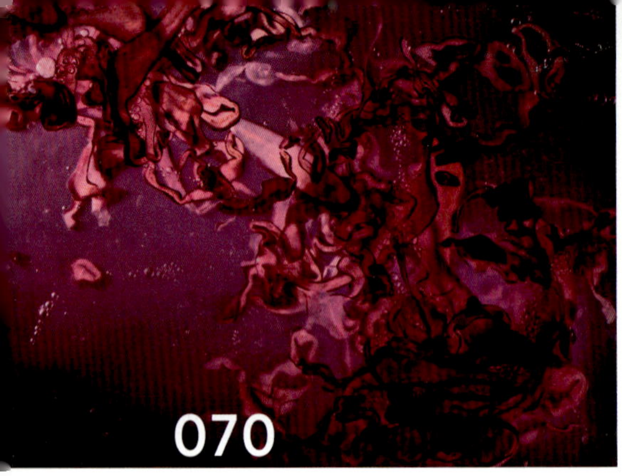

070

Mitunter wird Gemüse erst durch **Fermentieren** zur Delikatesse: Rezepte für Rotkohl, Bete und Sellerie.

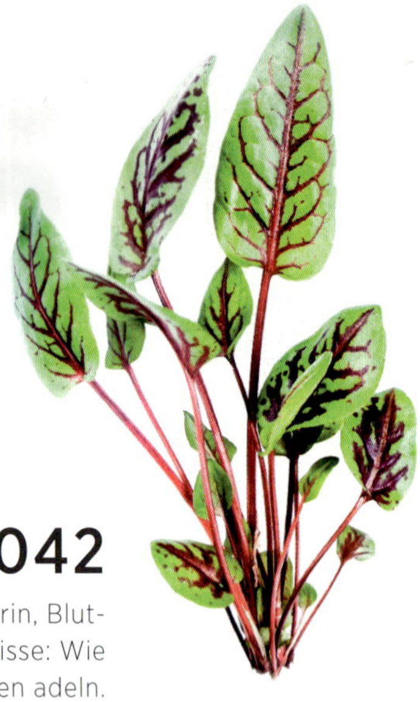

042

Ob Rosmarin, Blutampfer oder Melisse: Wie **Kräuter** Speisen adeln.

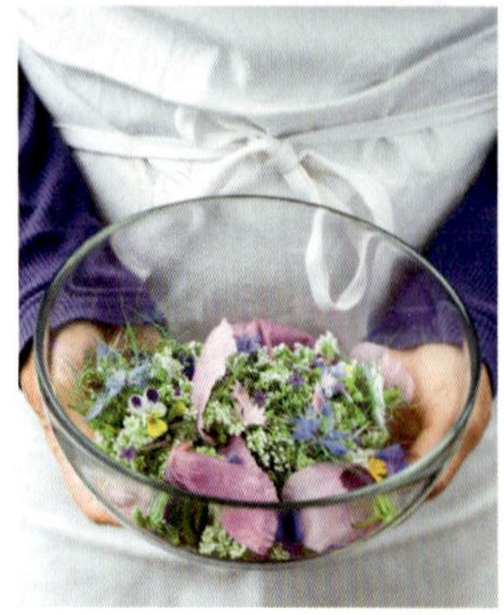

148

Selbst gepflückte **Wildpflanzen** für einen bunten Blütensalat: köstlich und vitaminreich.

006

Diese **Obst- und Gemüsesorten** tun der Gesundheit besonders gut.

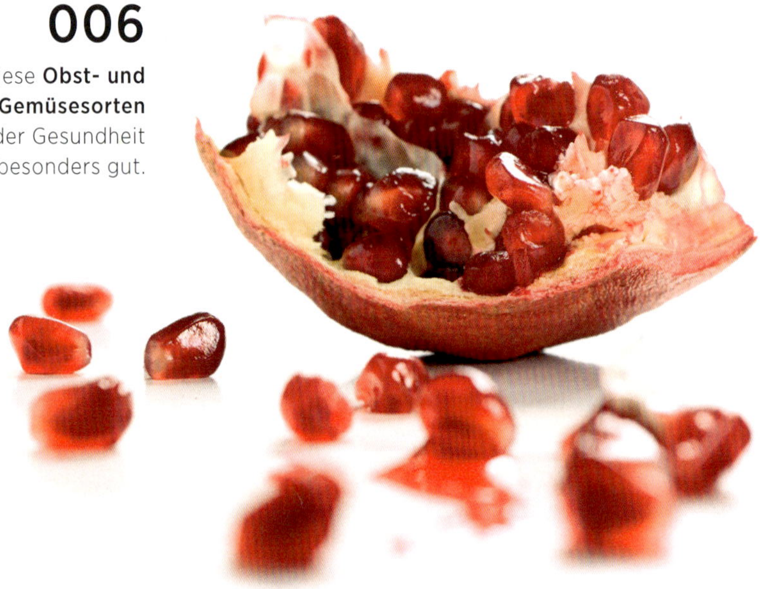

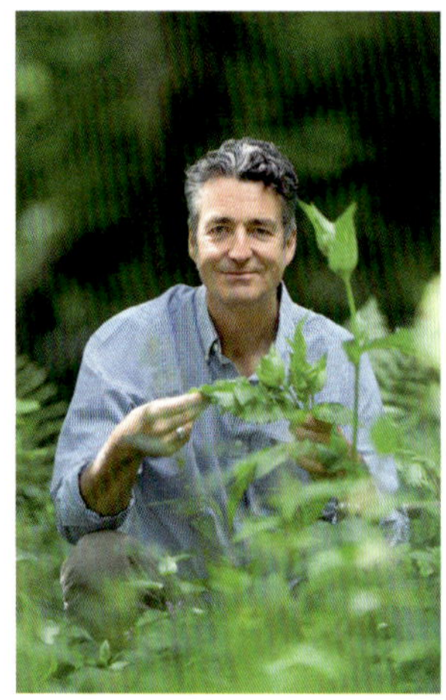

156

Wann ist die beste Zeit zum **Sammeln** von Wildpflanzen? Tipps vom Naturexperten Markus Strauß.

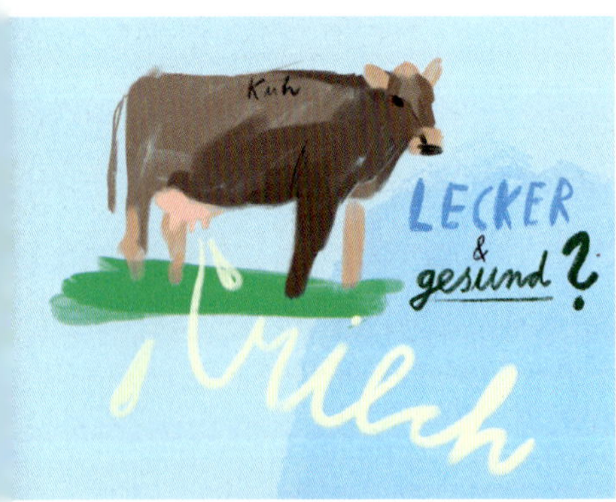

034

Macht's die **Milch** wirklich? Studien zeigen, dass sie Risiken birgt. Für wen sie geeignet ist – und wer verzichten sollte.

136

Frisch, fruchtig und leicht scharf: So sollte **Olivenöl** schmecken. Aber wie erkennt man gute Qualität?

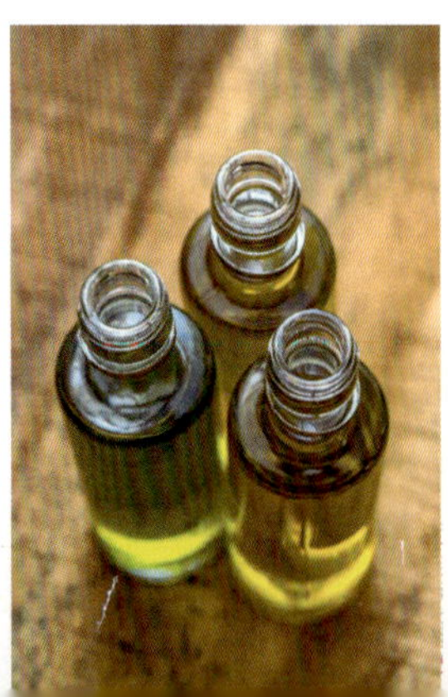

066

Manche Speisen belasten den Körper mit viel **Säure** – doch schon einfache Mittel helfen, eine gesunde Balance zu halten.

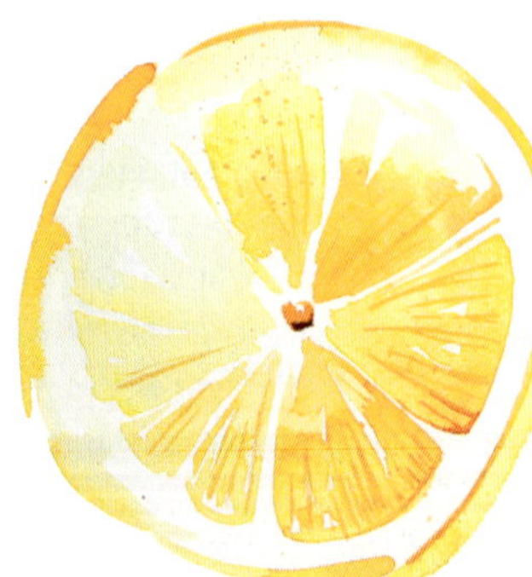

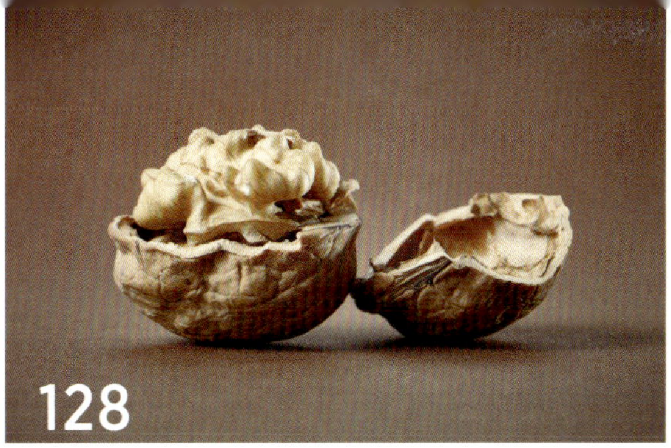

128

Mit ihren hochwertigen Nährstoffen sind **Nüsse** für eine pflanzliche Ernährung geradezu perfekt.

082

Ein französischer Winzer baut den **begehrtesten Rotwein** der Welt an. Was ist sein Geheimnis?

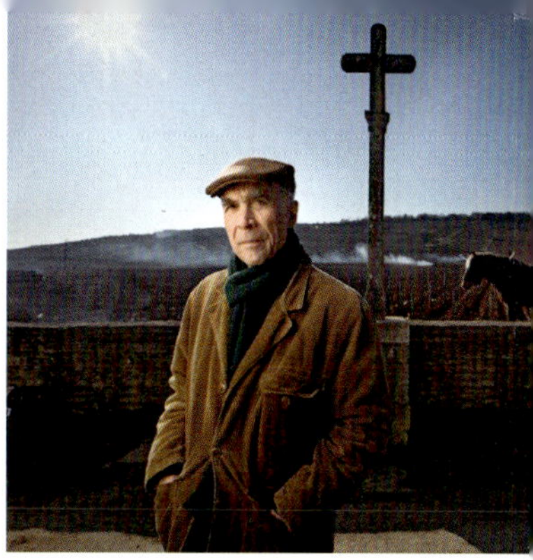

INHALT

Nr. 7

Vegetarisch und vegan

GESUNDHEIT

WARENKUNDE

Redaktionsschluss: 12. April 2019
Titelbild: Stephan Pflug.
Alle Fakten und Daten in diesem Heft sind vom GEO WISSEN-Verifikationsteam auf ihre Präzision, Relevanz und Richtigkeit überprüft worden.

Rezepte

Gesunder Genuss: Ideen für ungewöhnliche vegetarische und vegane Gerichte

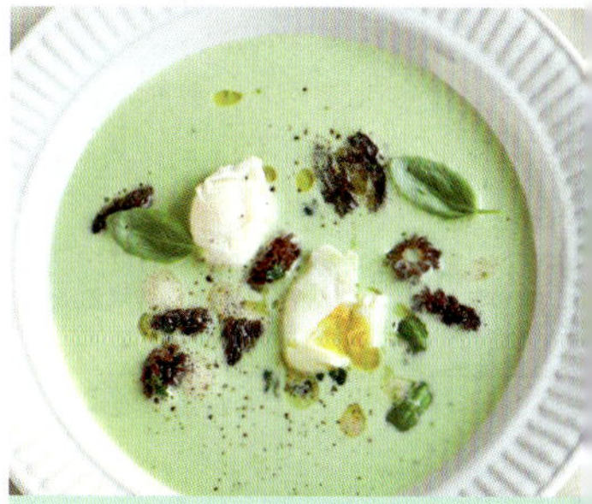

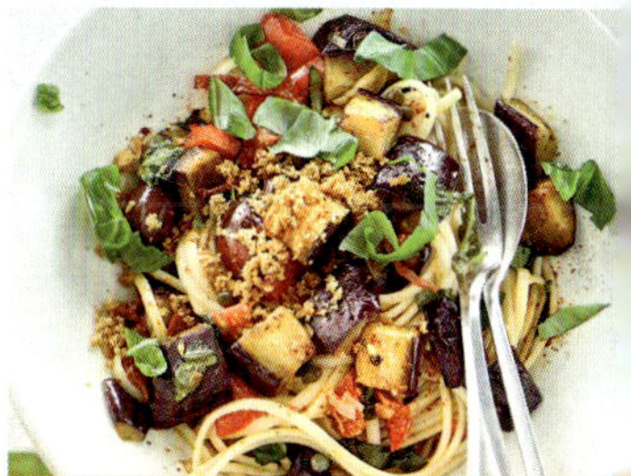

096

Hülsenfrüchte werden oft unterschätzt. Dabei enthalten sie viel Eiweiß und sind gesunder Ersatz für tierische Produkte.

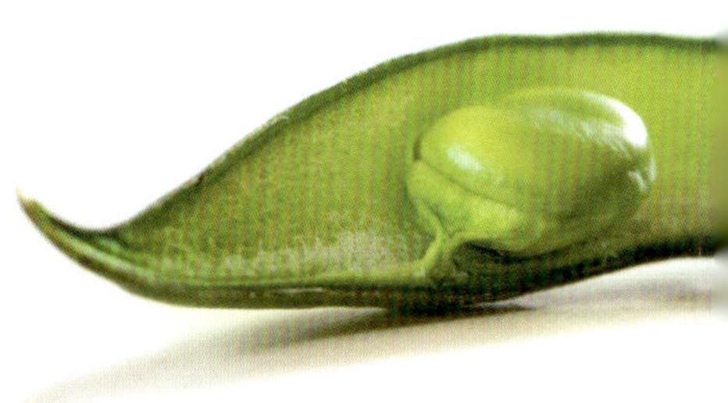

Die rubinroten Samenkerne des Granatapfels sind für Desserts, aber auch für herzhafte Gerichte eine optische wie geschmackliche Bereicherung. Sie enthalten wertvolle Vitamine, Kalium und Eisen, vor allem aber große Mengen an sekundären Pflanzenstoffen. Diesen Substanzen – Polyphenolen und Flavonoiden – schreiben Experten eine »antioxidative« Wirkung zu. Sie schützen den Organismus vor sogenannten freien Radikalen: besonders schädlichen Verbindungen

Vegetarische Vielfalt

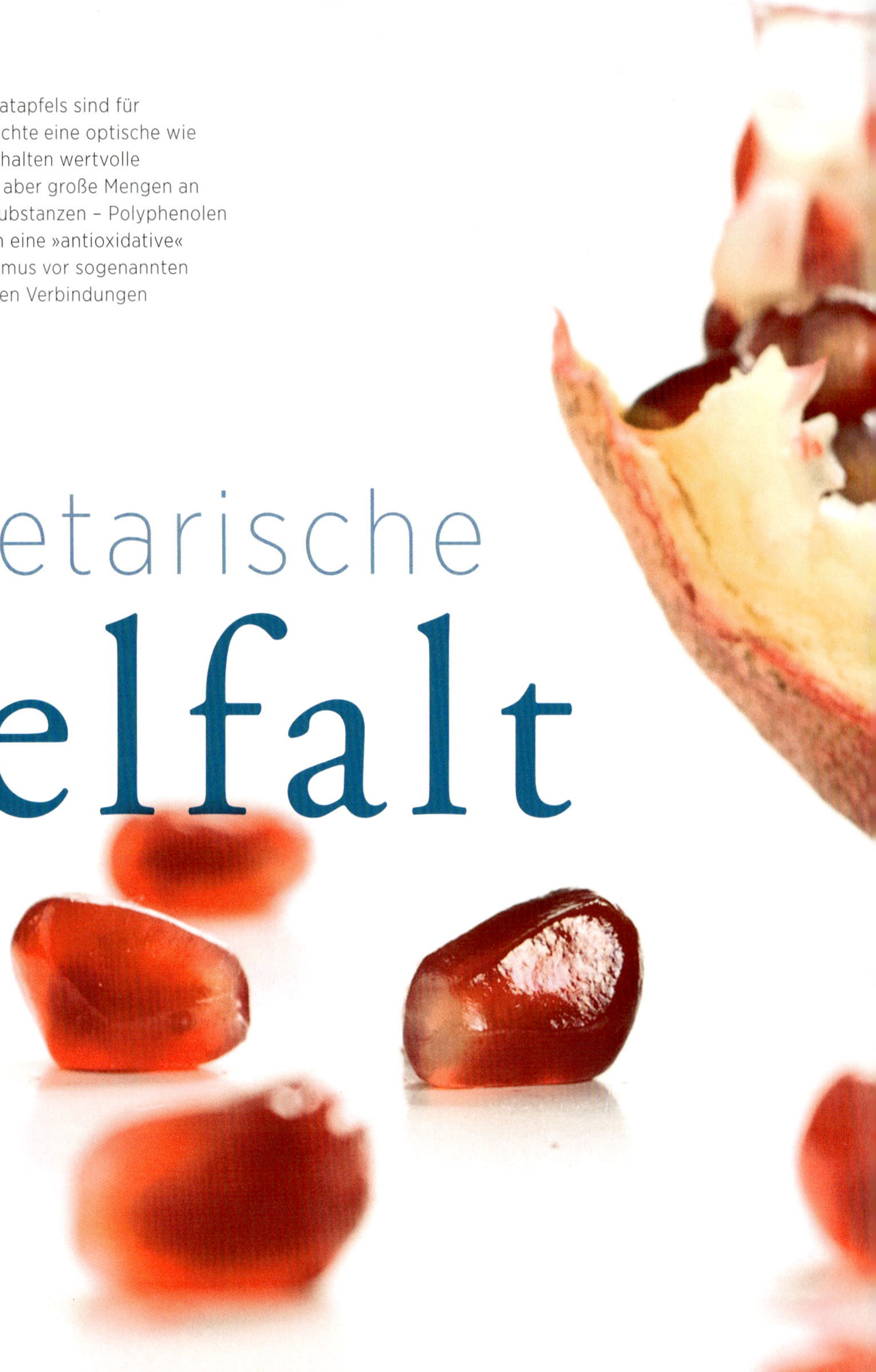

Fotos: Stefan Abtmeyer

Texte: Regina Franke

Ob Zitrusfrüchte, Kohl oder Tomaten: Zahlreiche Lebensmittel enthalten **Substanzen, die gut für uns sind**, weil sie Entzündungen, Herzinfarkt und sogar Krebserkrankungen vorbeugen können. Da frisches Obst und Gemüse viele unterschiedliche Nährstoffe bergen, trägt eine vielfältige Kombination zur bestmöglichen Versorgung unseres Körpers bei

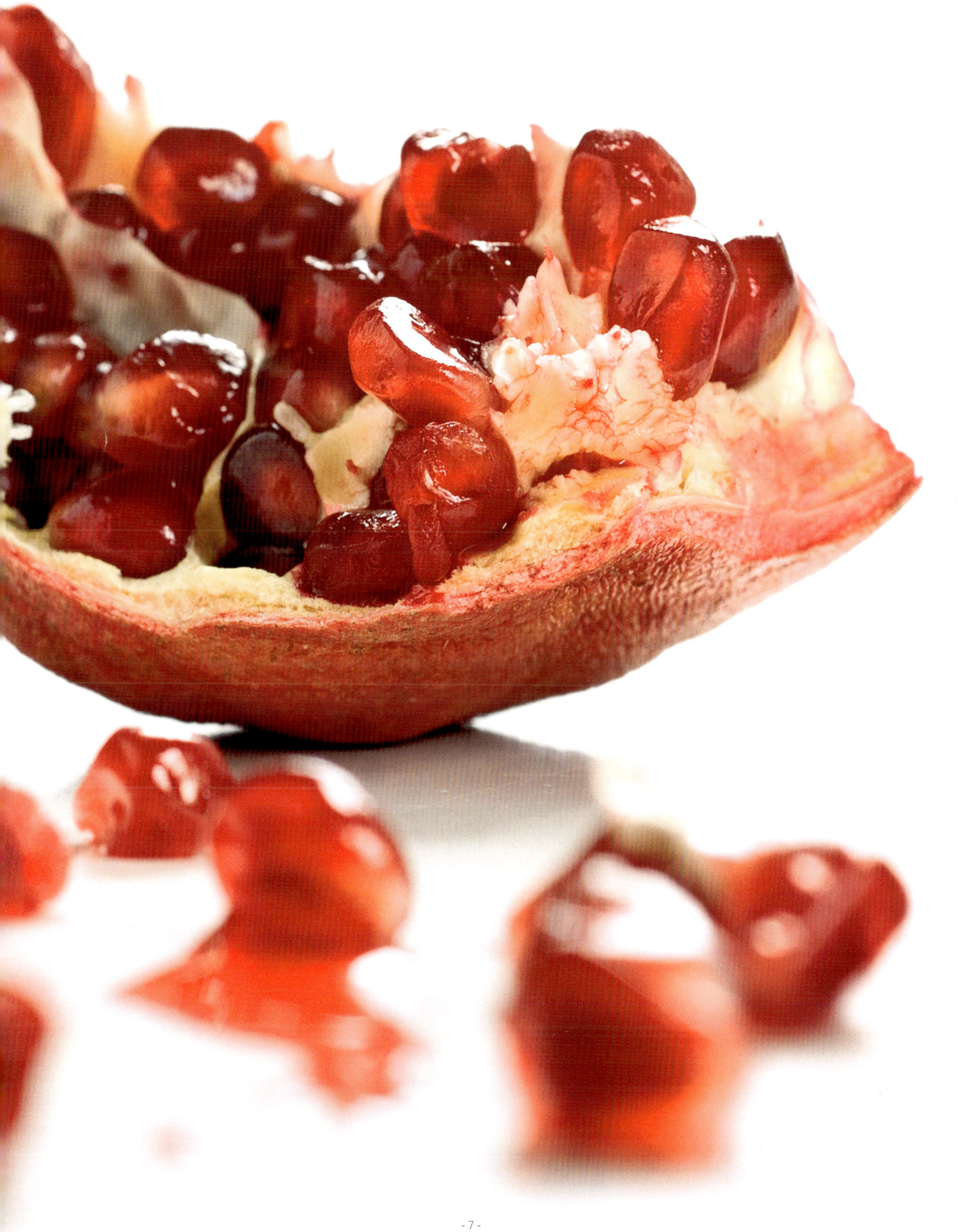

In der Nähe von Rom wurde diese grüne Variante des Blumenkohls erstmals gezüchtet. Man verzehrt die kopfartig zusammenstehenden, dezent würzigen Blütenstände, die im Unterschied zu anderen Kohlsorten sehr leicht verdaulich sind. Romanesco bietet besonders viel Vitamin C sowie Provitamin A und unterstützt durch seinen recht hohen Kaliumgehalt unsere Muskeltätigkeit sowie Herz und Nerven

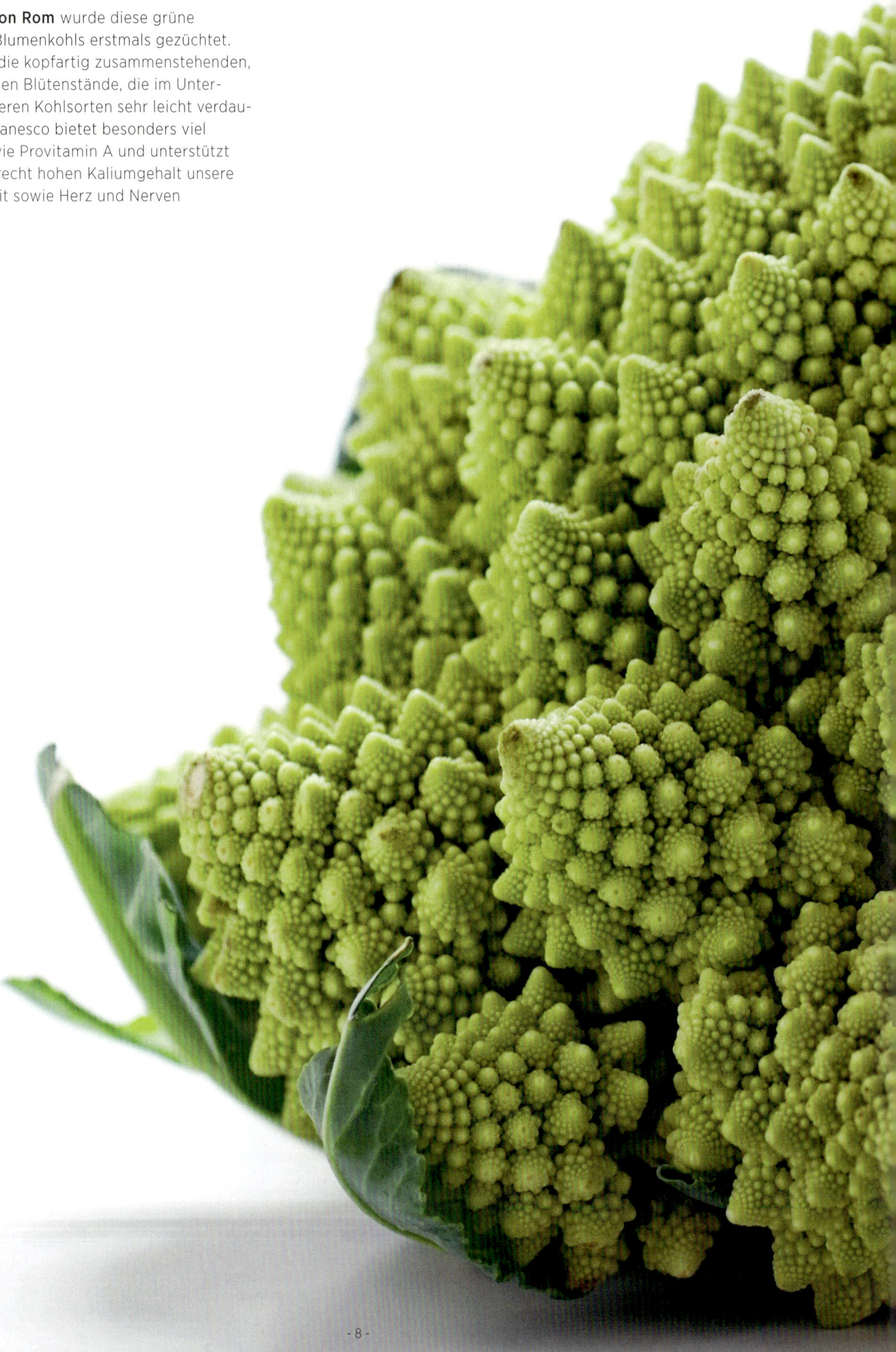

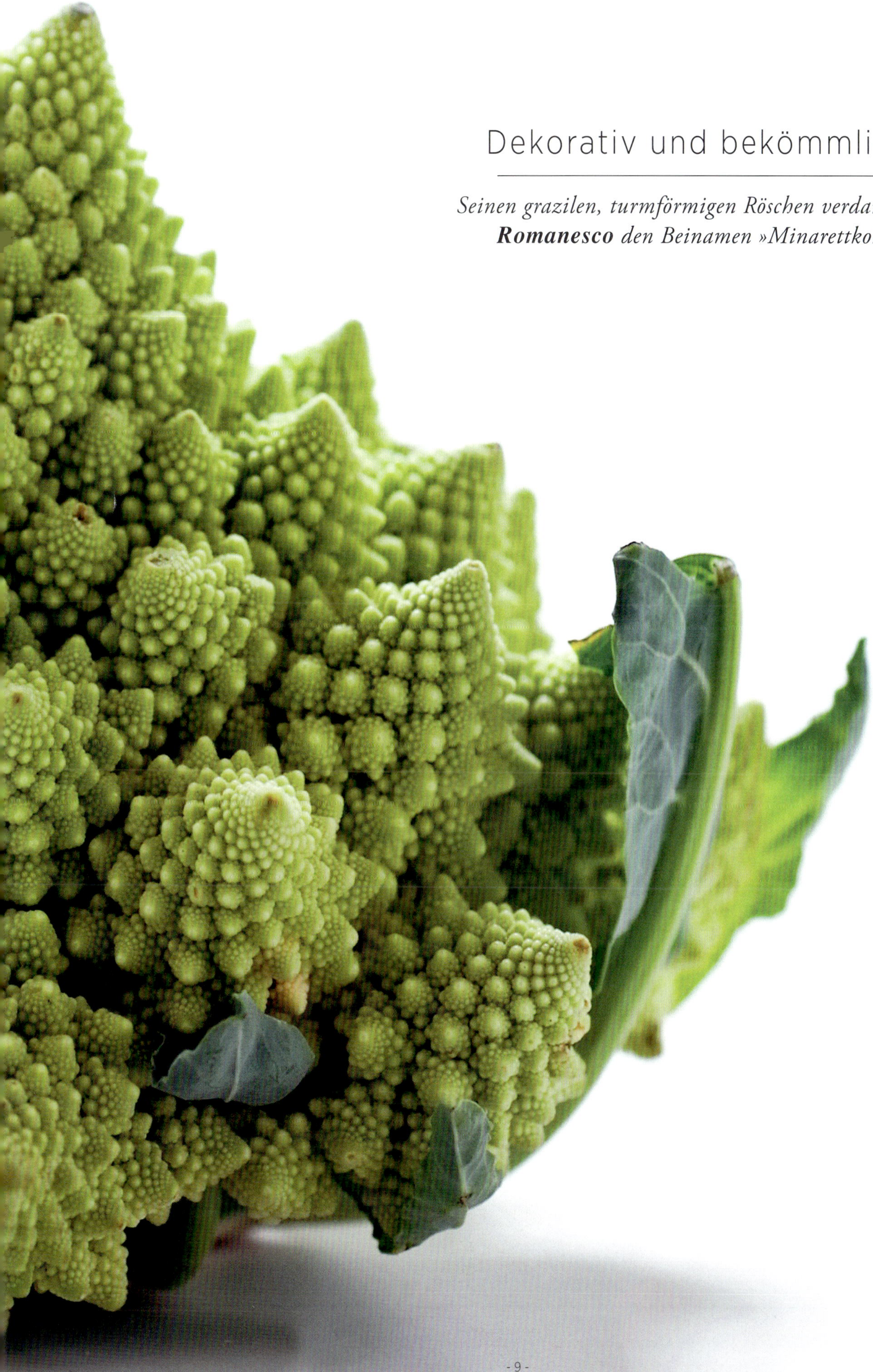

Dekorativ und bekömmlich

Seinen grazilen, turmförmigen Röschen verdankt der ***Romanesco*** *den Beinamen »Minarettkohl«*

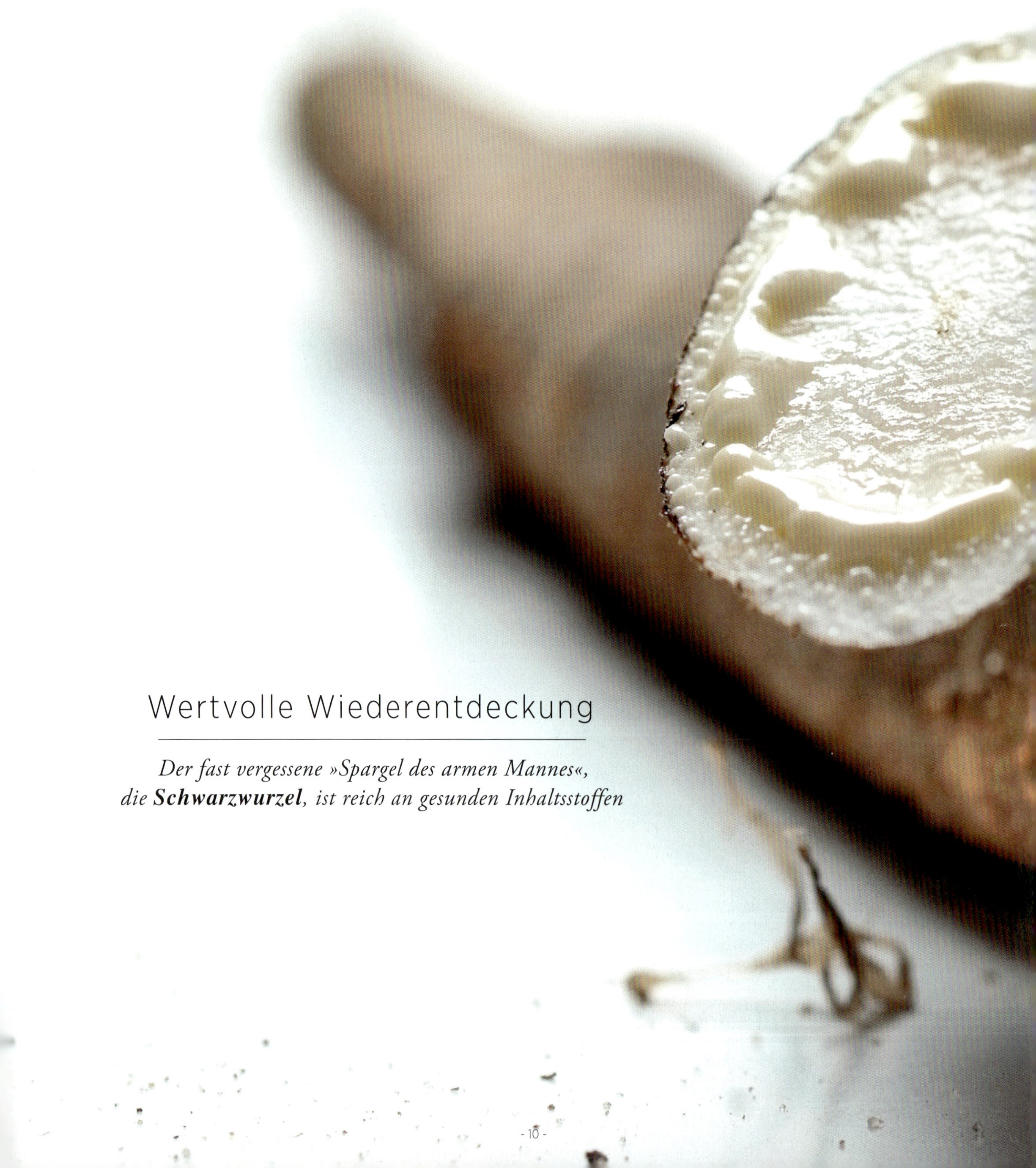

Wertvolle Wiederentdeckung

Der fast vergessene »Spargel des armen Mannes«, die ***Schwarzwurzel****, ist reich an gesunden Inhaltsstoffen*

Das kalorienarme weiße Fleisch dieses eher unscheinbaren Wintergemüses enthält viel Kalium, Eisen, Phosphor, Vitamin E und B-Vitamine. Zudem zeichnet sich die mild nussig schmeckende Wurzel durch ihren hohen Anteil am Speicherkohlenhydrat Inulin aus: Der lösliche Ballaststoff unterstützt das Wachstum gesundheitsfördernder Darmbakterien

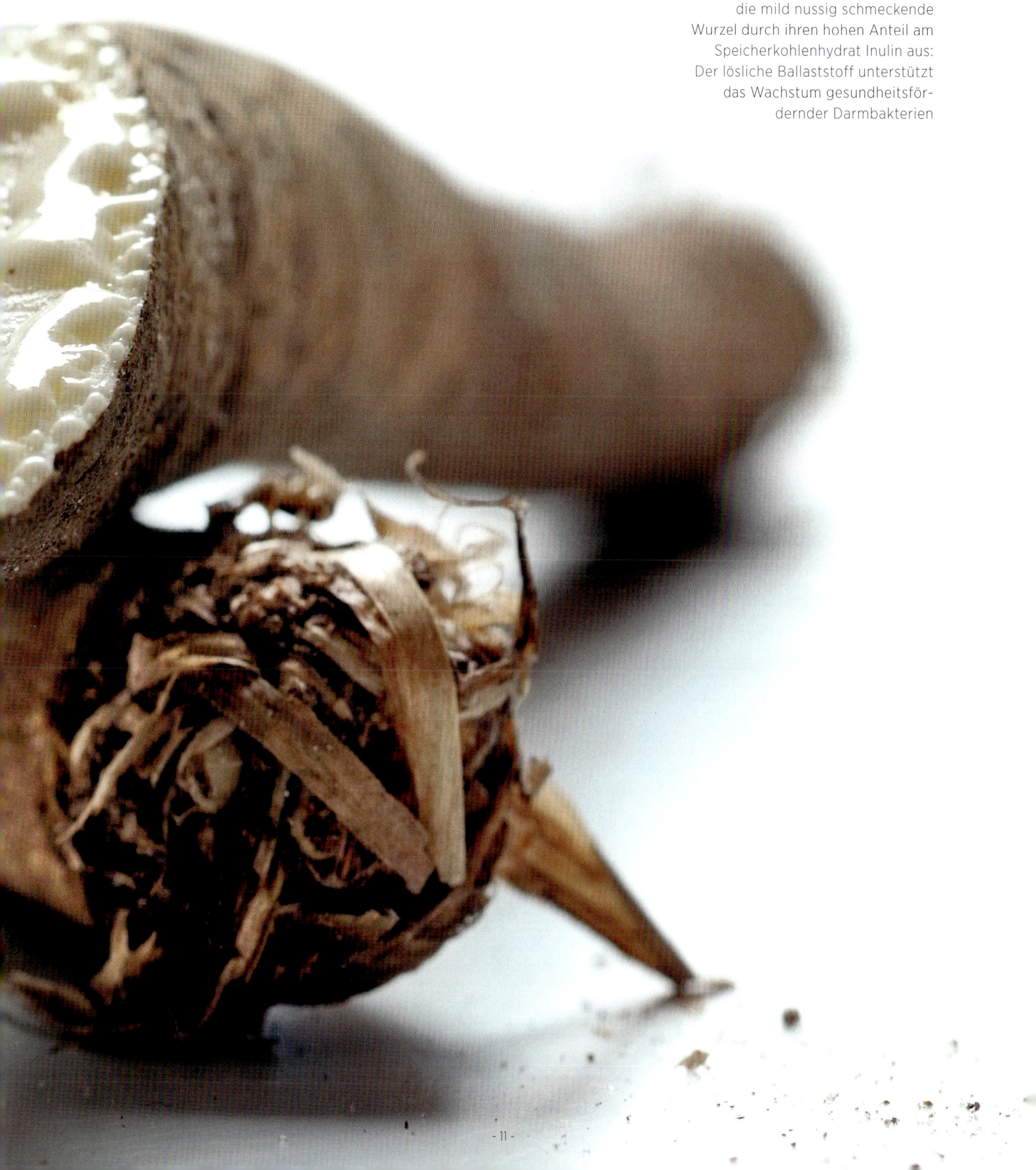

Rund 25 Kilogramm Tomaten verzehren die Deutschen jährlich pro Kopf. Das beliebte Fruchtgemüse enthält reichlich Vitamin C, Kalium und den Pflanzenfarbstoff Lykopin, der das Risiko für Herz-Kreislauf-Erkrankungen verringern und bestimmten Krebsarten vorbeugen soll. Gut zu wissen: Erhitzt, etwa als Tomatensuppe oder -mark, vermag unser Körper das Lykopin des Gemüses besser aufzunehmen als aus der Rohware

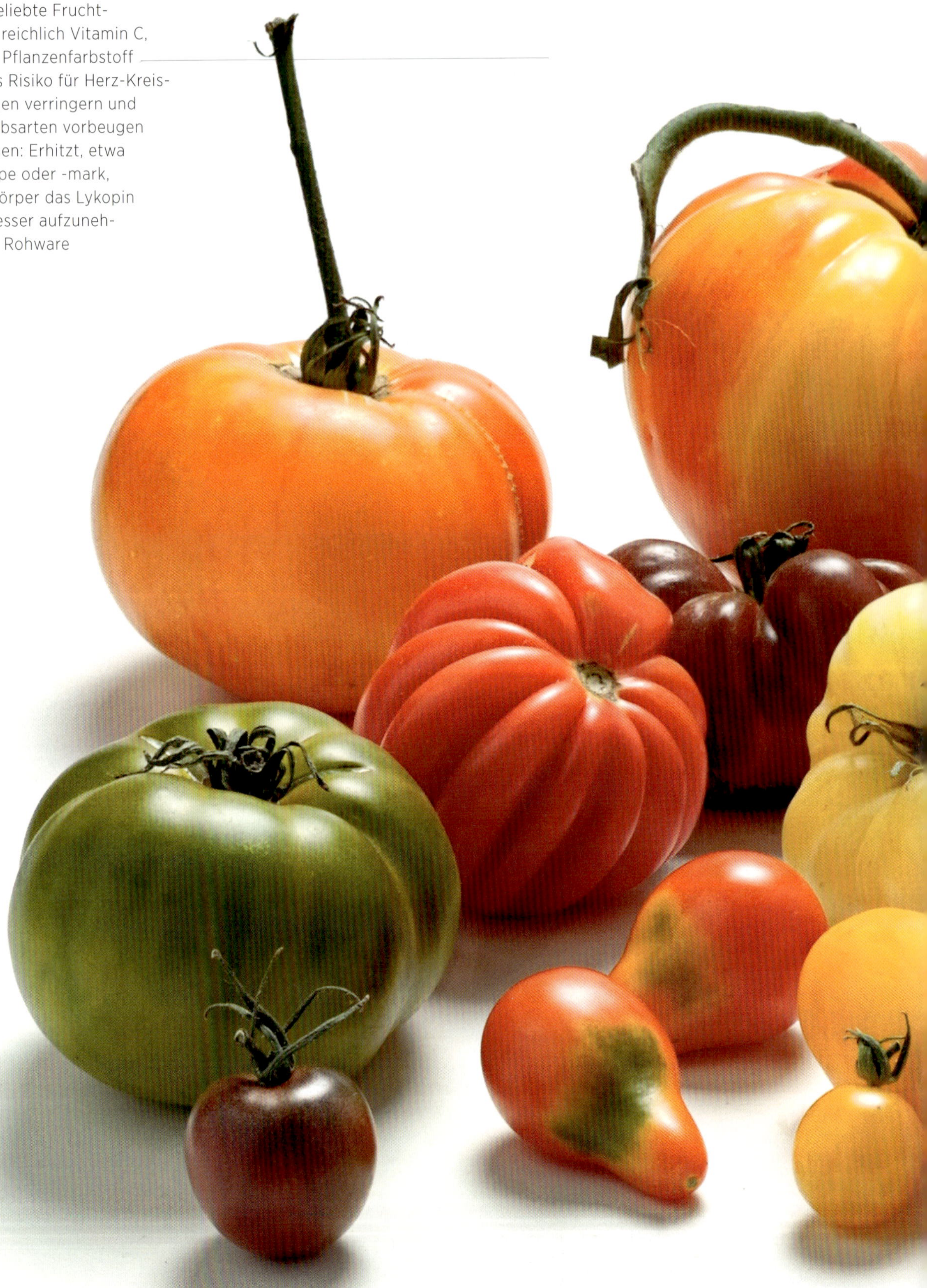

Sonnengereifte »Paradiesäpfel«

*Die Sortenvielfalt von **Tomaten** ist enorm – aromatisch und gesund sind rote wie bunte Früchte gleichermaßen*

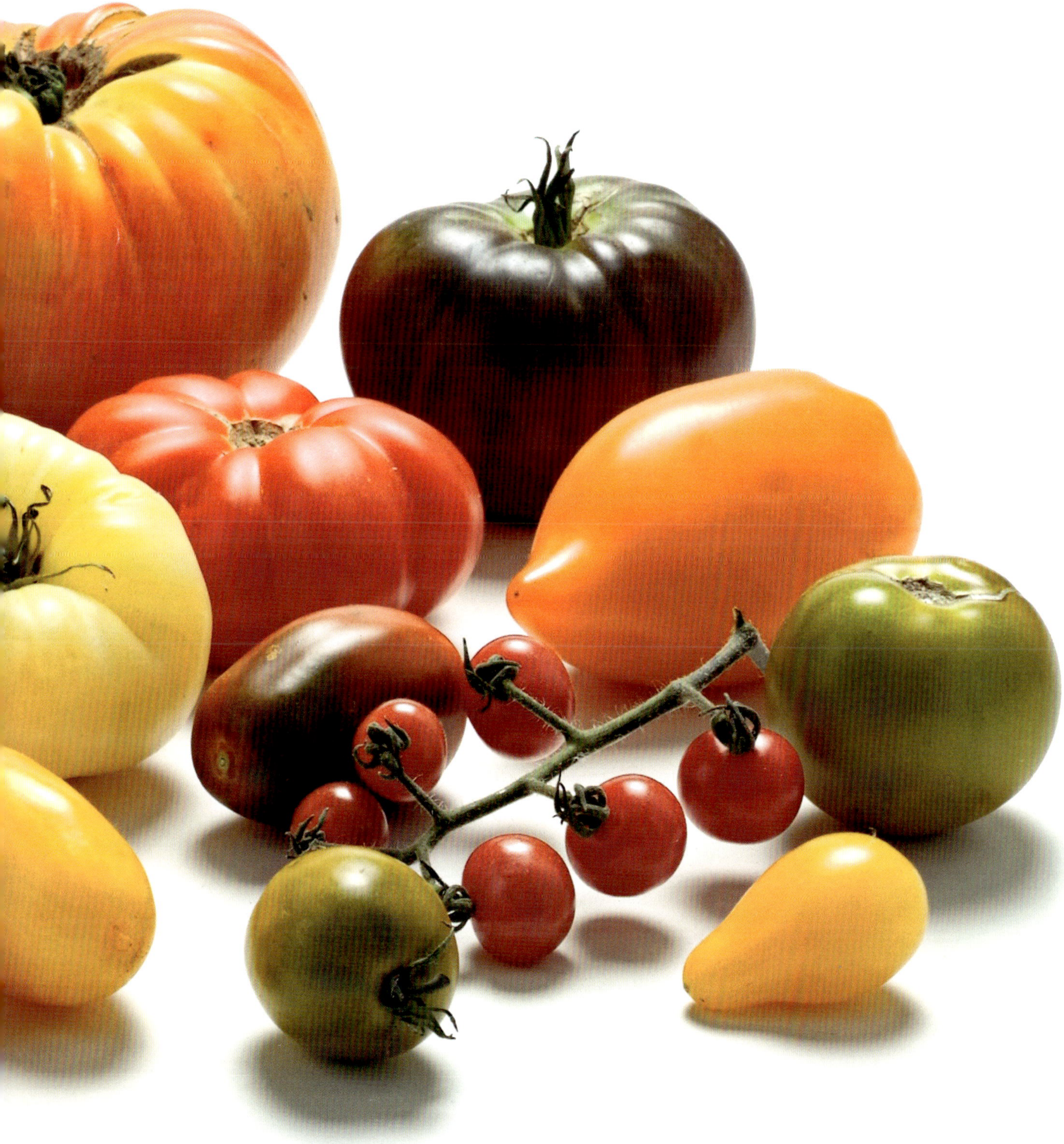

Mit dem Duft von Anis

Knackig und prall, weiß-grünlich gefärbt mit zartem Blattgrün: So sollte frischer ***Fenchel*** *aussehen*

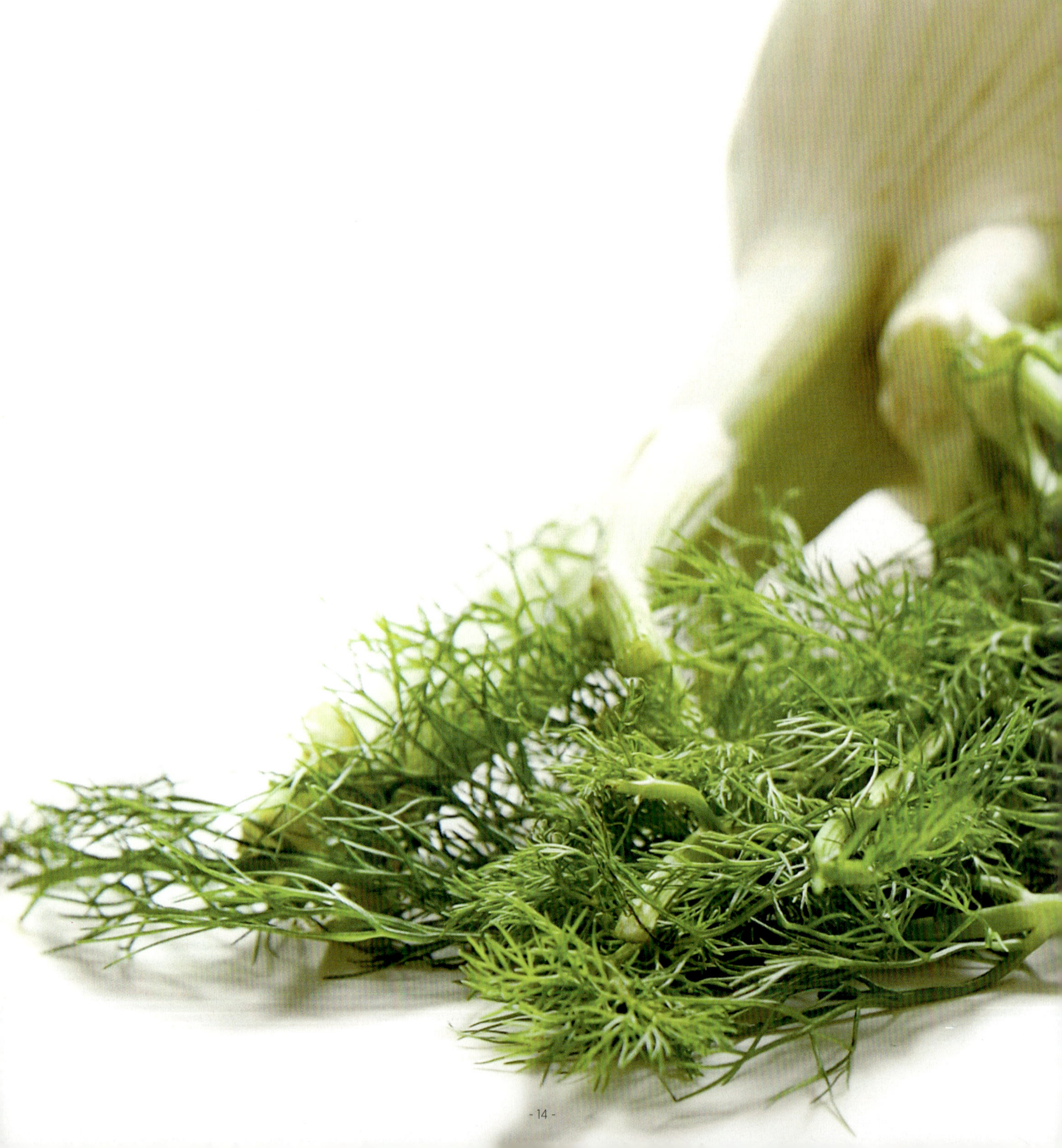

Schon im Altertum wurde der Fenchel wegen seiner ätherischen Öle als Gewürz- und Heilpflanze geschätzt. Überdies ist er gut für den Magen: Roh im Salat oder für die mediterrane Küche geschmort und gedünstet, wirkt er entkrampfend, hilft bei Völlegefühl und liefert zudem eine große Portion an Mineralstoffen wie Kalium, Kalzium und Eisen sowie die Vitamine A und E

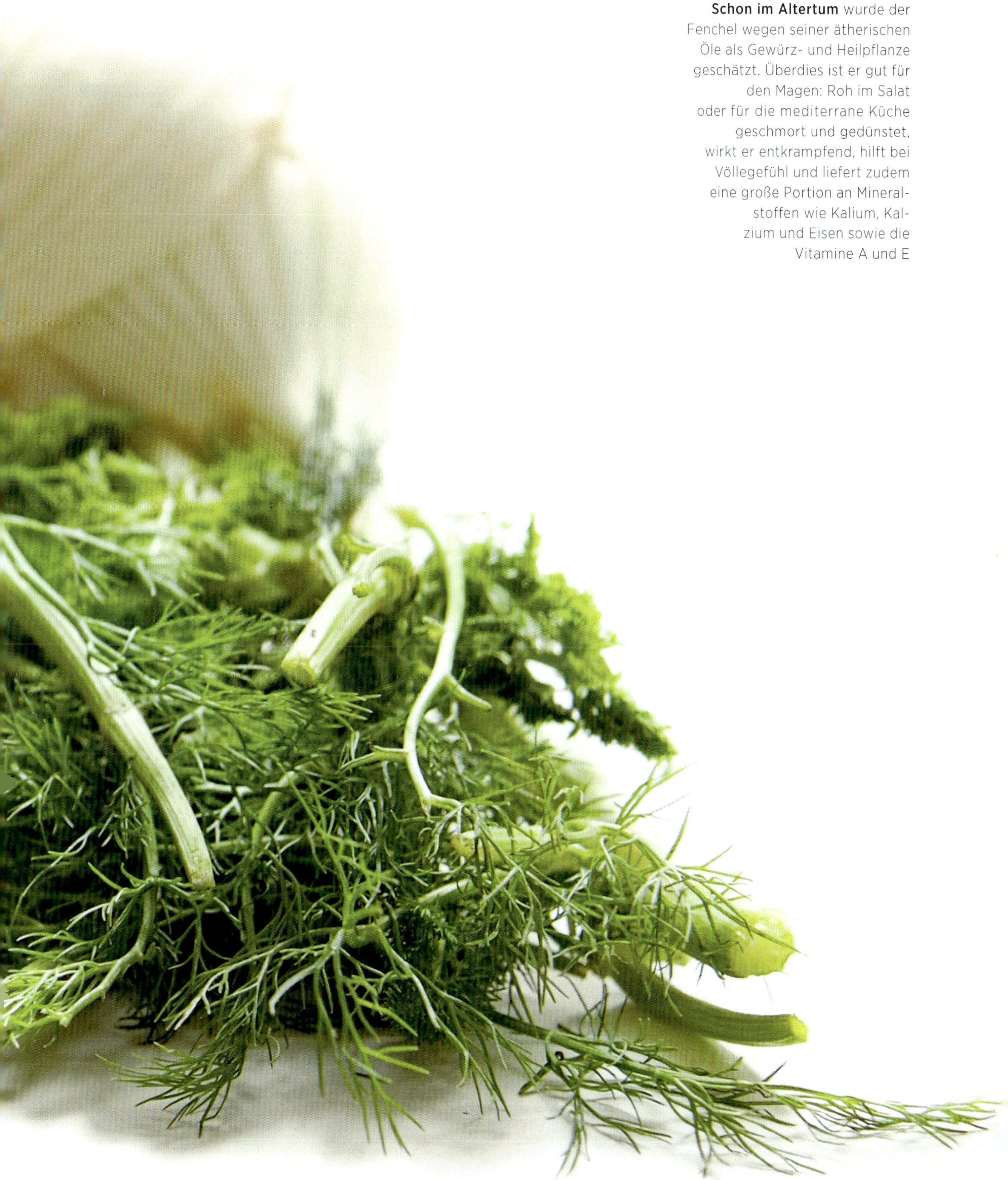

Saisonal und regional

Vom späten Frühjahr an bereichert frischer ***Rhabarber*** *aus heimischem Freilandanbau den Speiseplan*

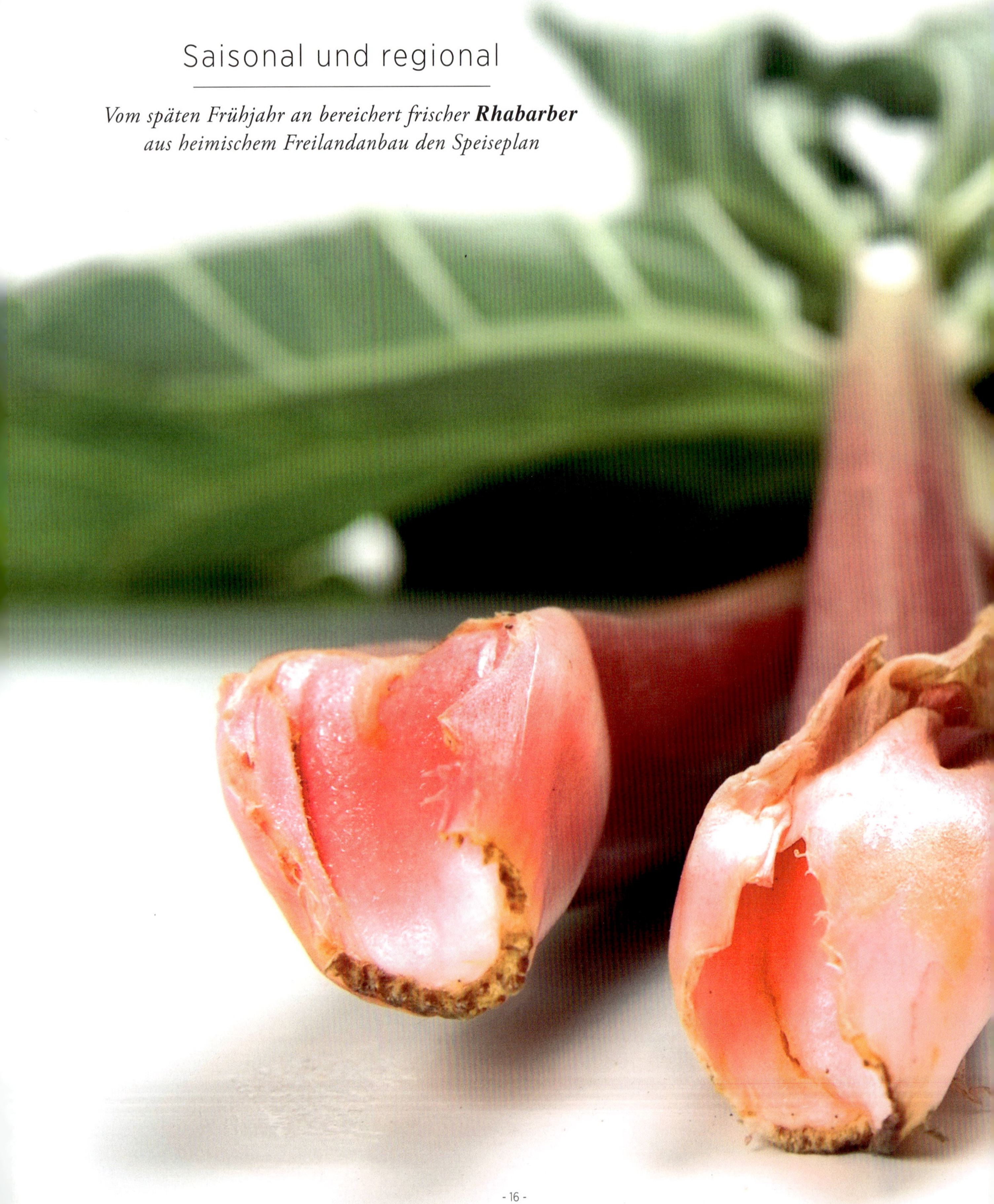

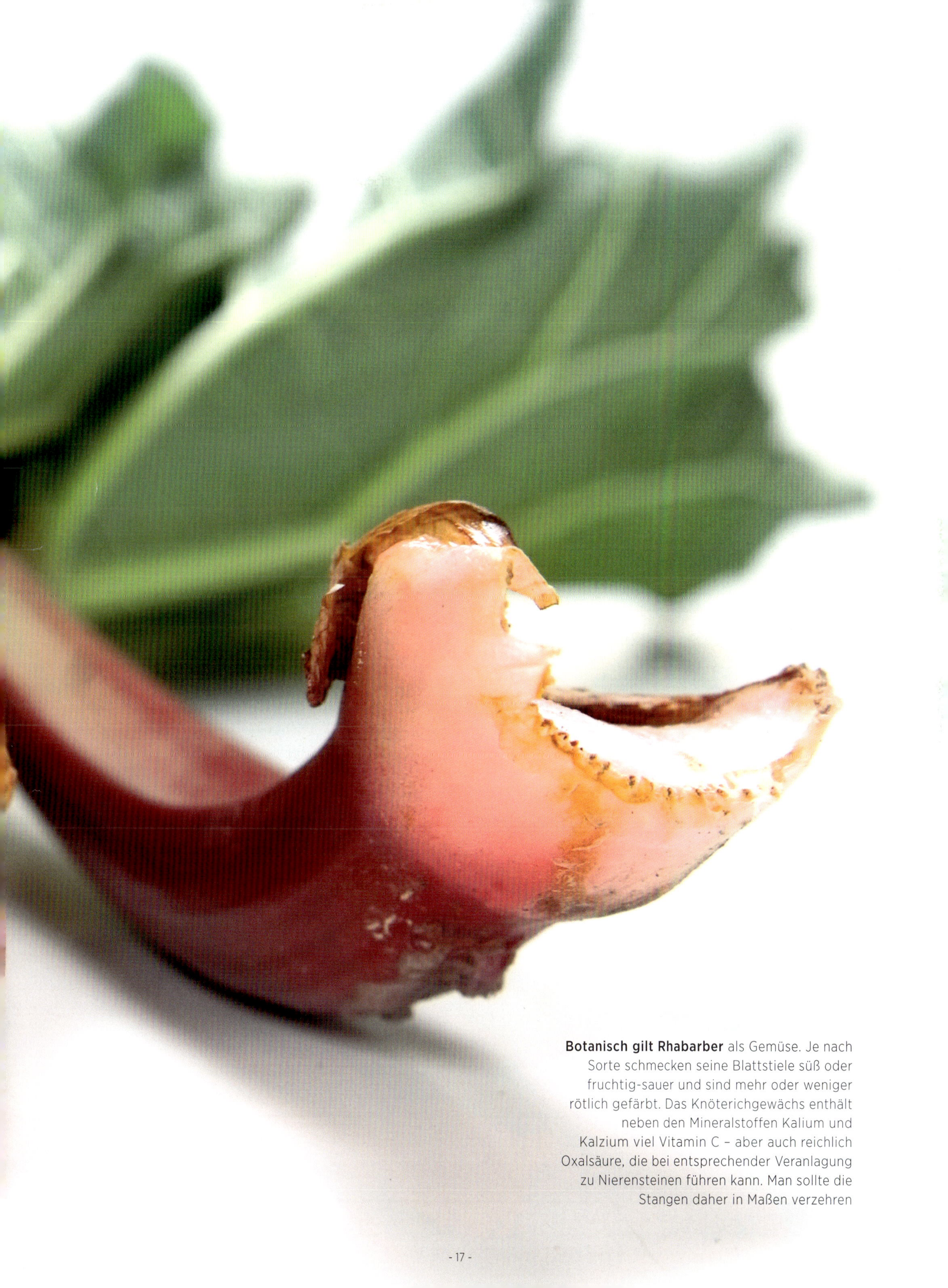

Botanisch gilt Rhabarber als Gemüse. Je nach Sorte schmecken seine Blattstiele süß oder fruchtig-sauer und sind mehr oder weniger rötlich gefärbt. Das Knöterichgewächs enthält neben den Mineralstoffen Kalium und Kalzium viel Vitamin C – aber auch reichlich Oxalsäure, die bei entsprechender Veranlagung zu Nierensteinen führen kann. Man sollte die Stangen daher in Maßen verzehren

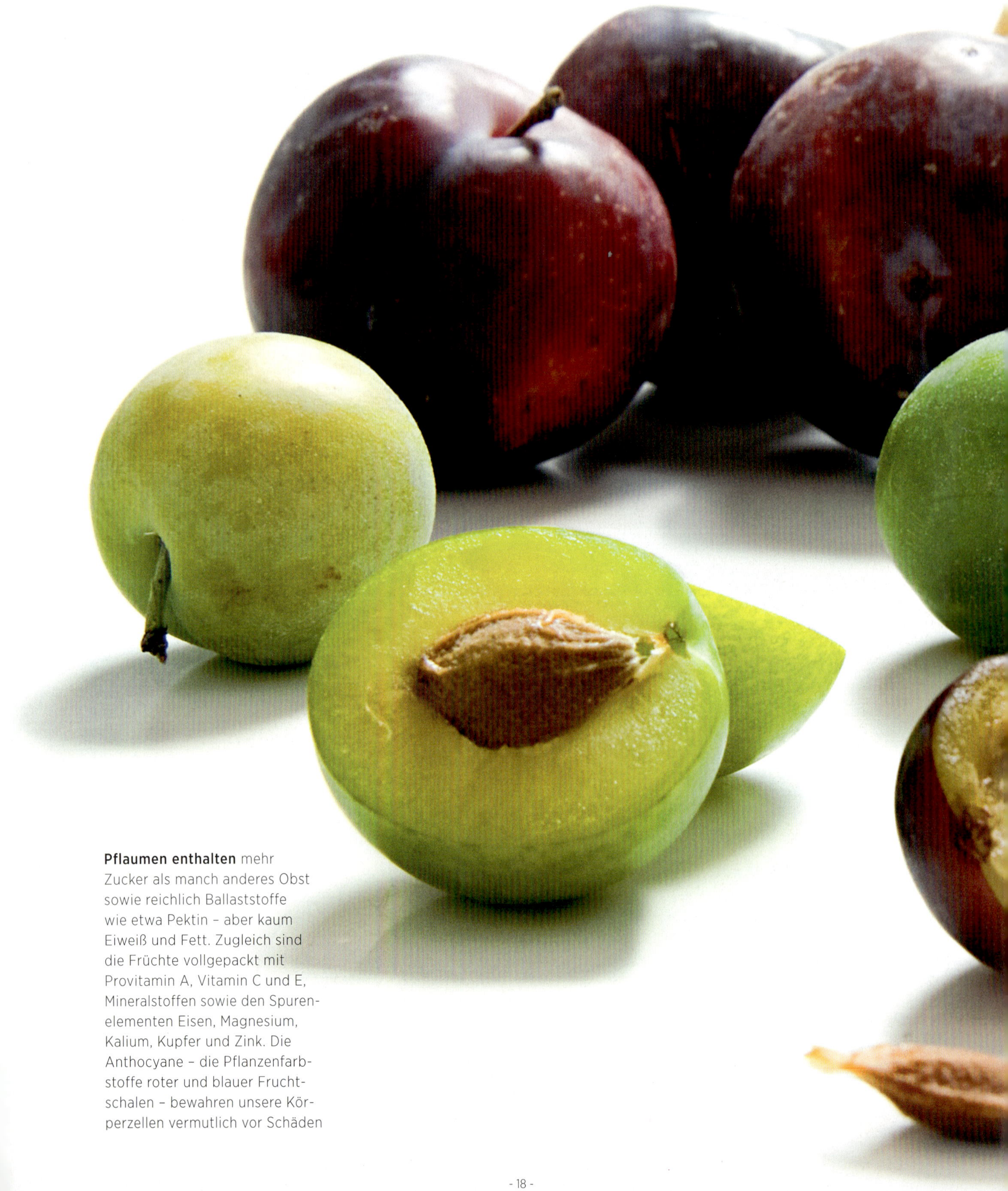

Pflaumen enthalten mehr Zucker als manch anderes Obst sowie reichlich Ballaststoffe wie etwa Pektin – aber kaum Eiweiß und Fett. Zugleich sind die Früchte vollgepackt mit Provitamin A, Vitamin C und E, Mineralstoffen sowie den Spurenelementen Eisen, Magnesium, Kalium, Kupfer und Zink. Die Anthocyane – die Pflanzenfarbstoffe roter und blauer Fruchtschalen – bewahren unsere Körperzellen vermutlich vor Schäden

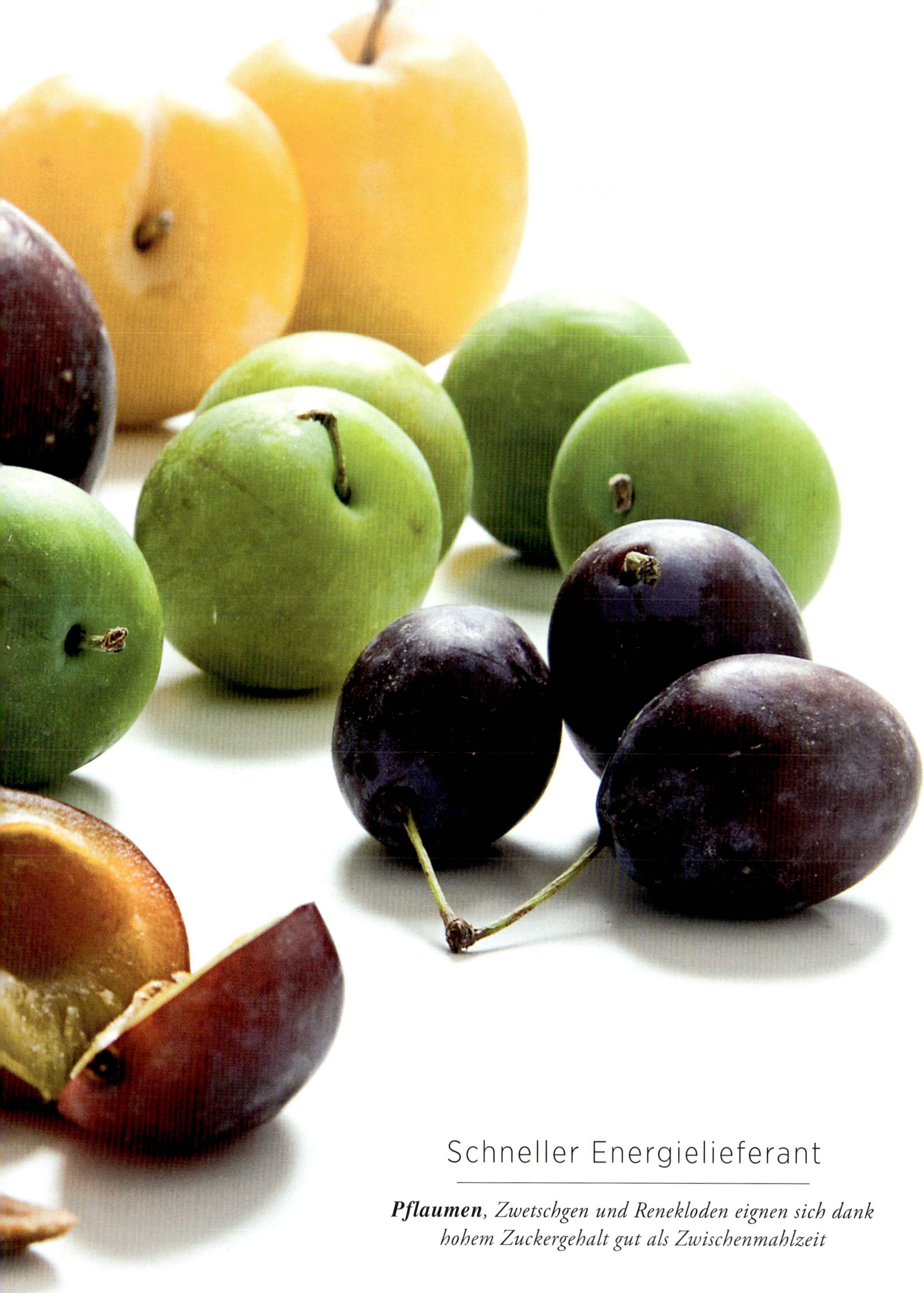

Schneller Energielieferant

***Pflaumen**, Zwetschgen und Renekloden eignen sich dank hohem Zuckergehalt gut als Zwischenmahlzeit*

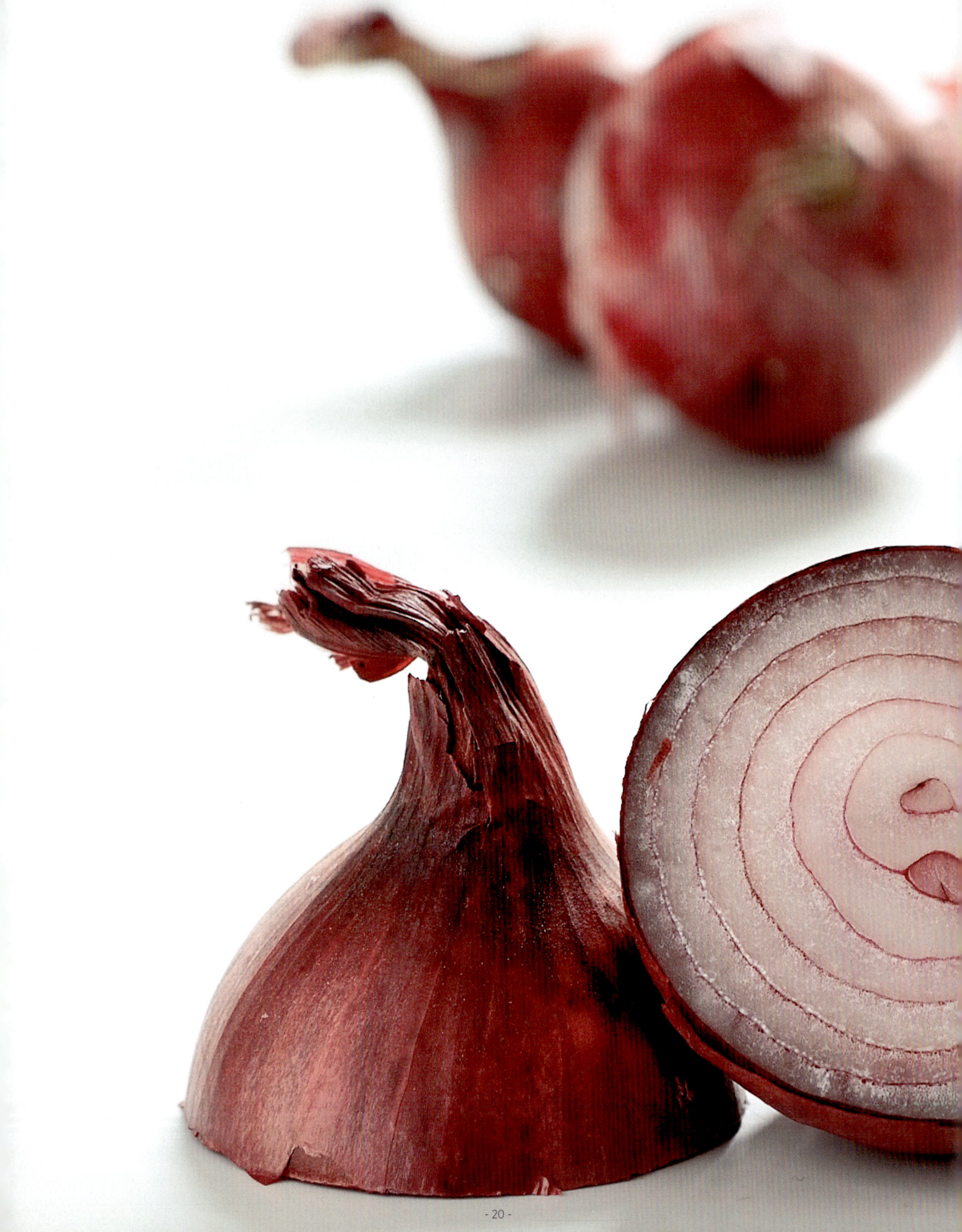

Vielschichtige Schärfe

*Die schwefelhaltigen Stoffe der **Zwiebel** wirken entzündungshemmend und antibakteriell*

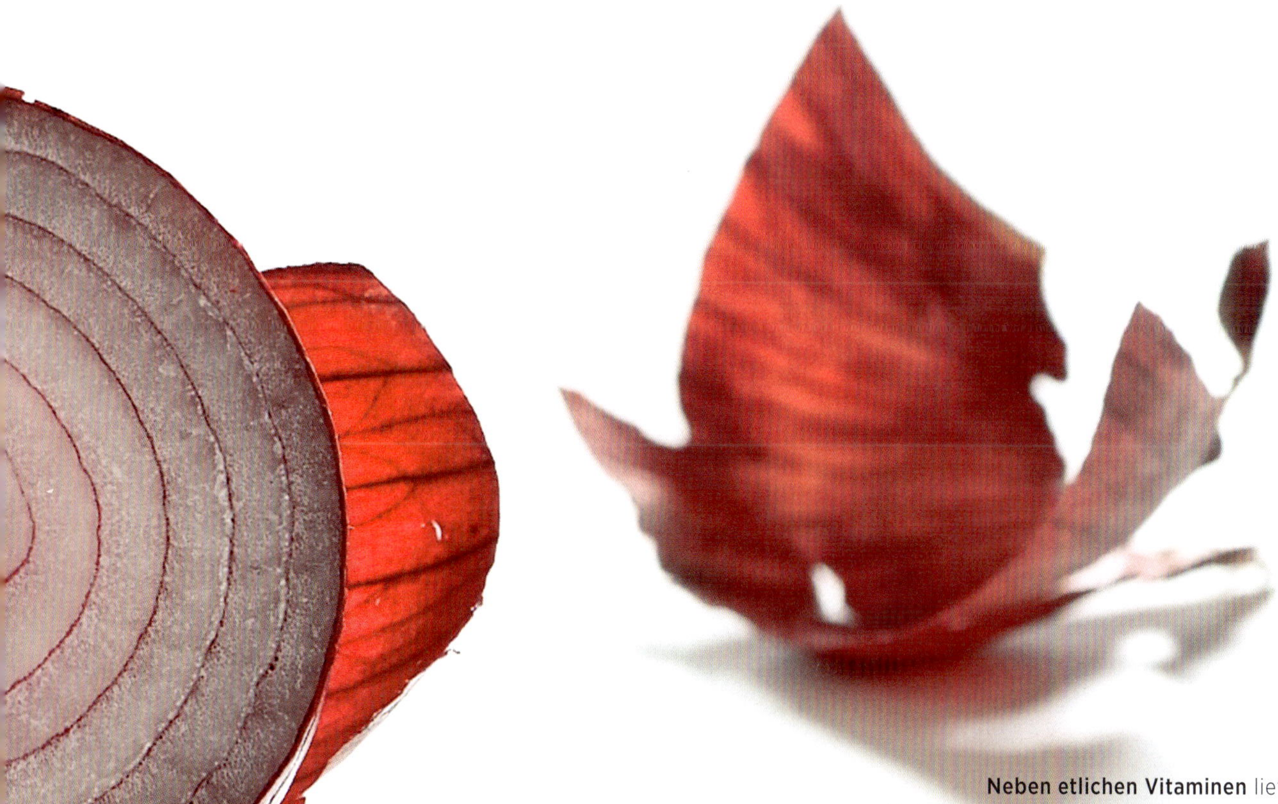

Neben etlichen Vitaminen liefert die Zwiebel unter anderem auch Eisen und Kalium. Ihre charakteristischen Schwefelverbindungen vermögen das Wachstum von Bakterien zu hemmen. Vor allem rote Zwiebeln zeichnen sich durch ihre milde Schärfe aus. Wer sie reichlich isst, kann seinen Cholesterinspiegel senken

Delikate Blütenköpfe

*Gesundheitsbewusste Feinschmecker genießen die zartherbe **Artischocke** als Appetitanreger*

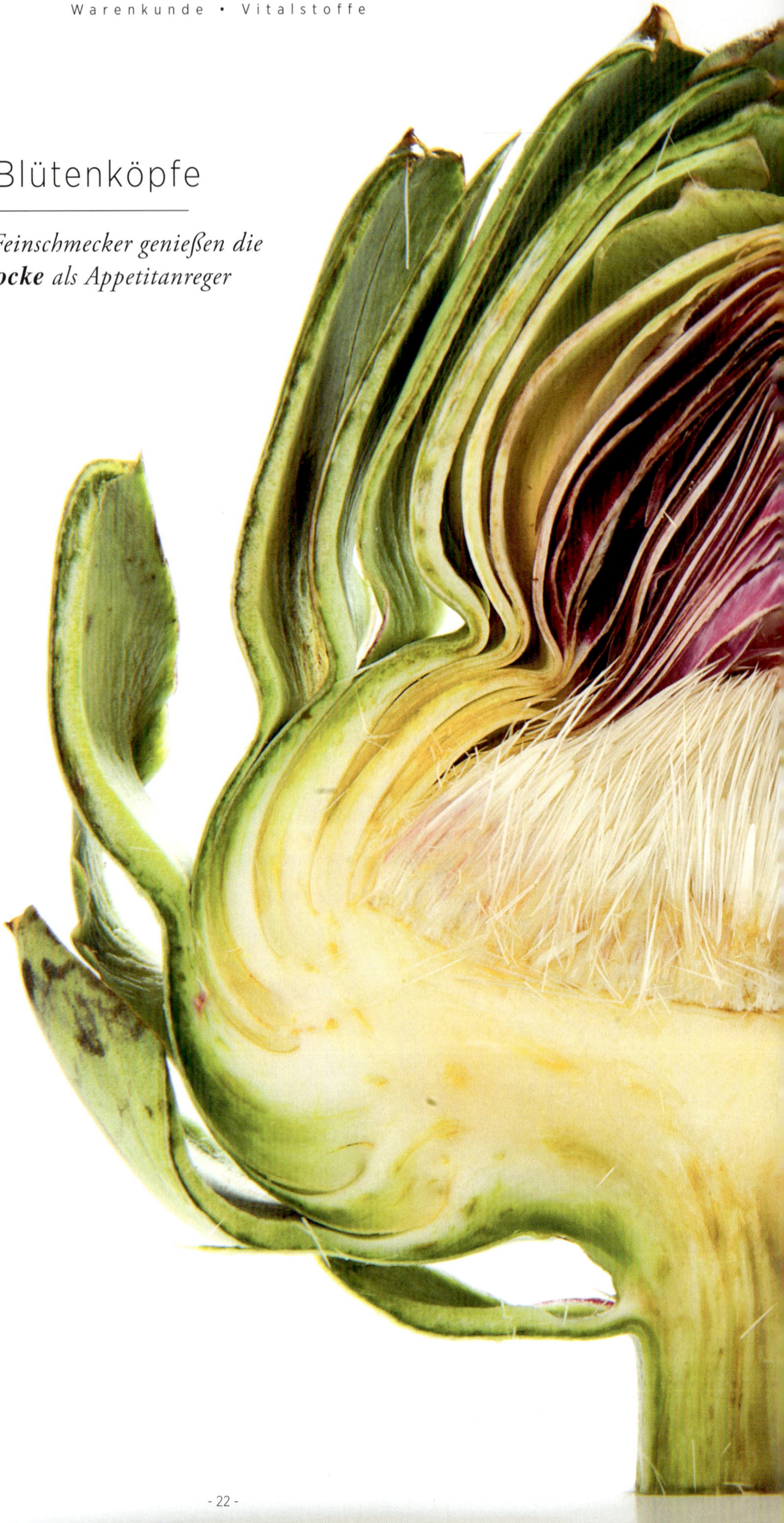

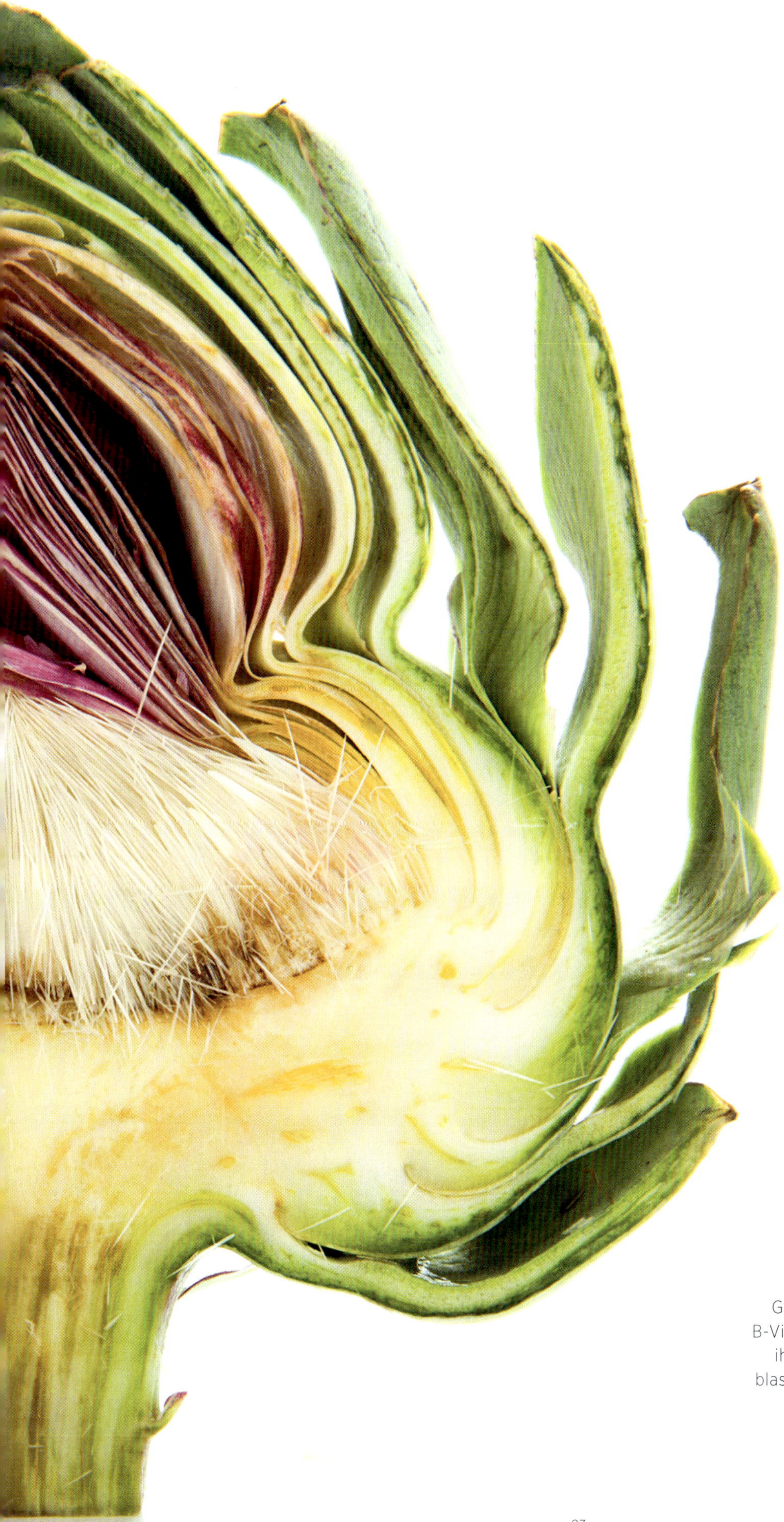

Der Boden und die fleischigen Hüllblätter der Artischockenblüte sind eine köstliche Vorspeise. Zudem bietet die distelartige Pflanze auch ernährungsphysiologisch viel Gutes: Sie versorgt unseren Körper mit B-Vitaminen und Eisen, unterstützt durch ihre Bitterstoffe die Arbeit von Gallenblase und Leber und senkt den Cholesterinspiegel. Der Mehrfachzucker Inulin macht sie zudem besonders geeignet für Diabetiker •

So gelingt *der Alltag*

Text: Ute Kehse
Fotos: Malte Jäger

Was gilt es beim **Verzicht auf tierische Produkte** zu beachten? Wie sollten **Vegetarier und Veganer** ihren Speiseplan zusammenstellen, damit sie mit allen **wichtigen Nährstoffen** gut versorgt sind? Und gibt es **pflanzliche Speisen**, die man eher meiden sollte?

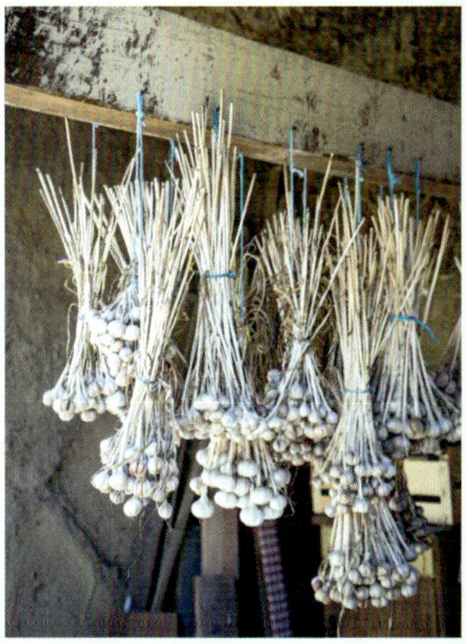

Frischkost

Die Bewohner des ökologischen Gemeinschaftsprojekts Sieben Linden in Sachsen-Anhalt bauen zahlreiche Feldfrüchte an, darunter Knoblauch, Karotten und Mangold. Der Fotograf Malte Jäger hat Mitglieder der Öko-Initiative bei der Arbeit begleitet

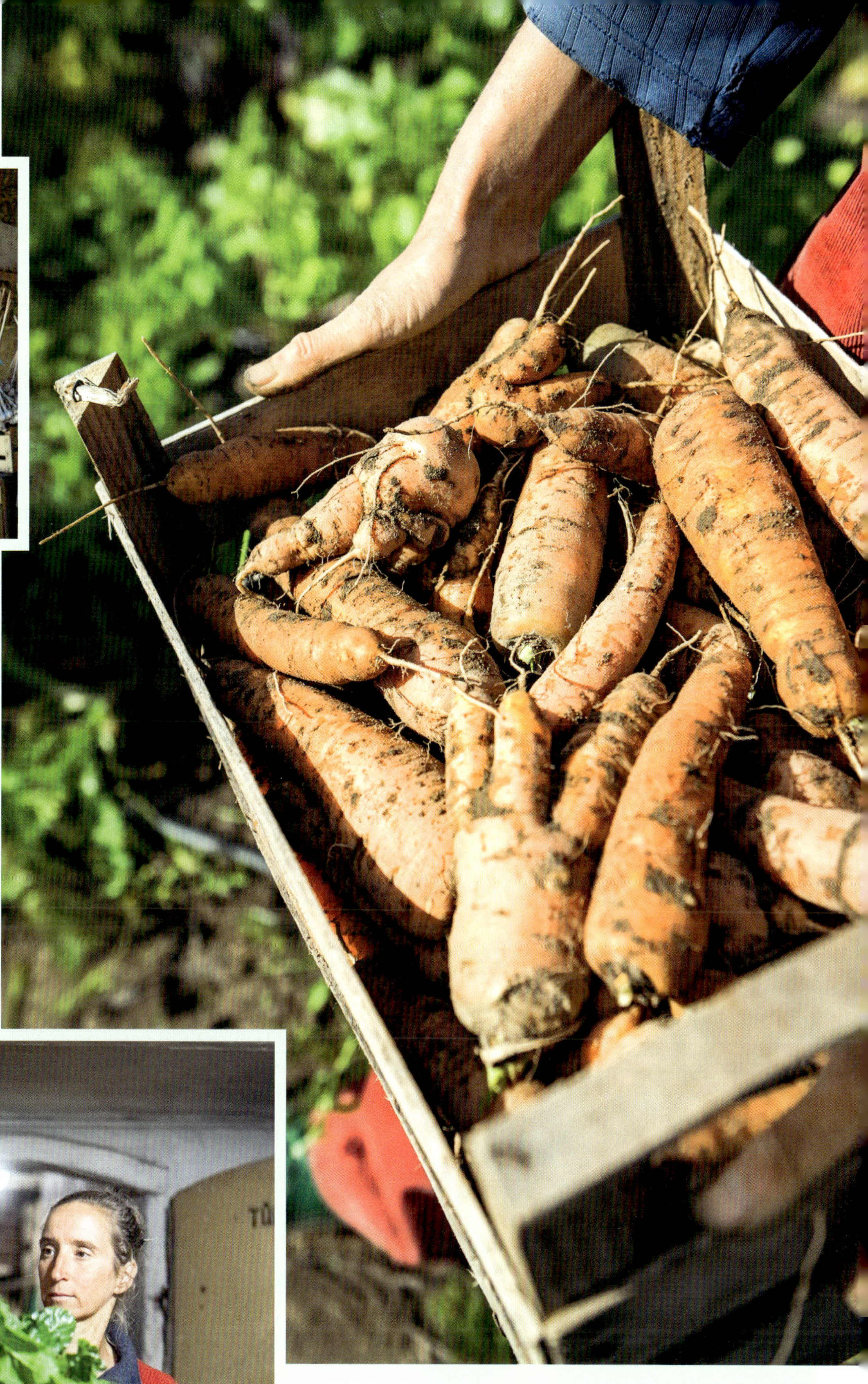

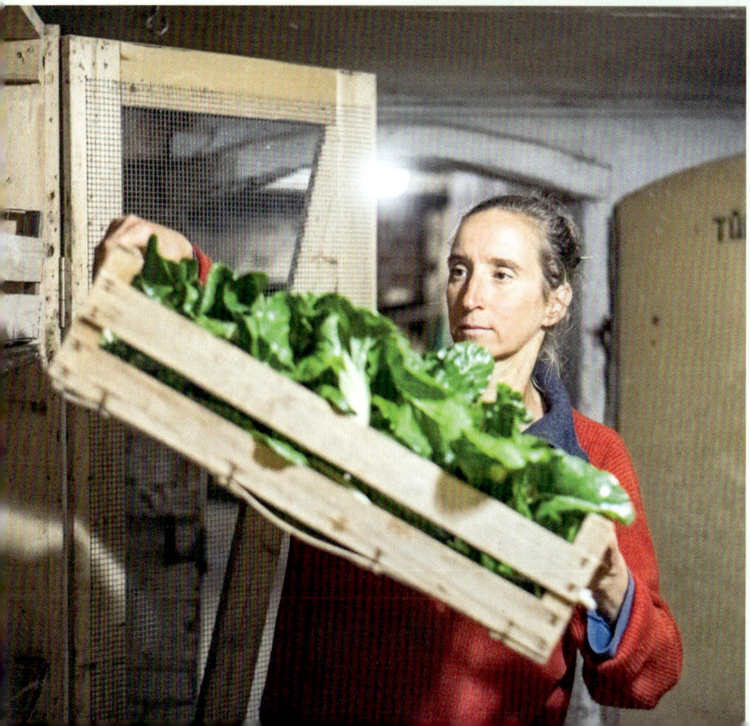

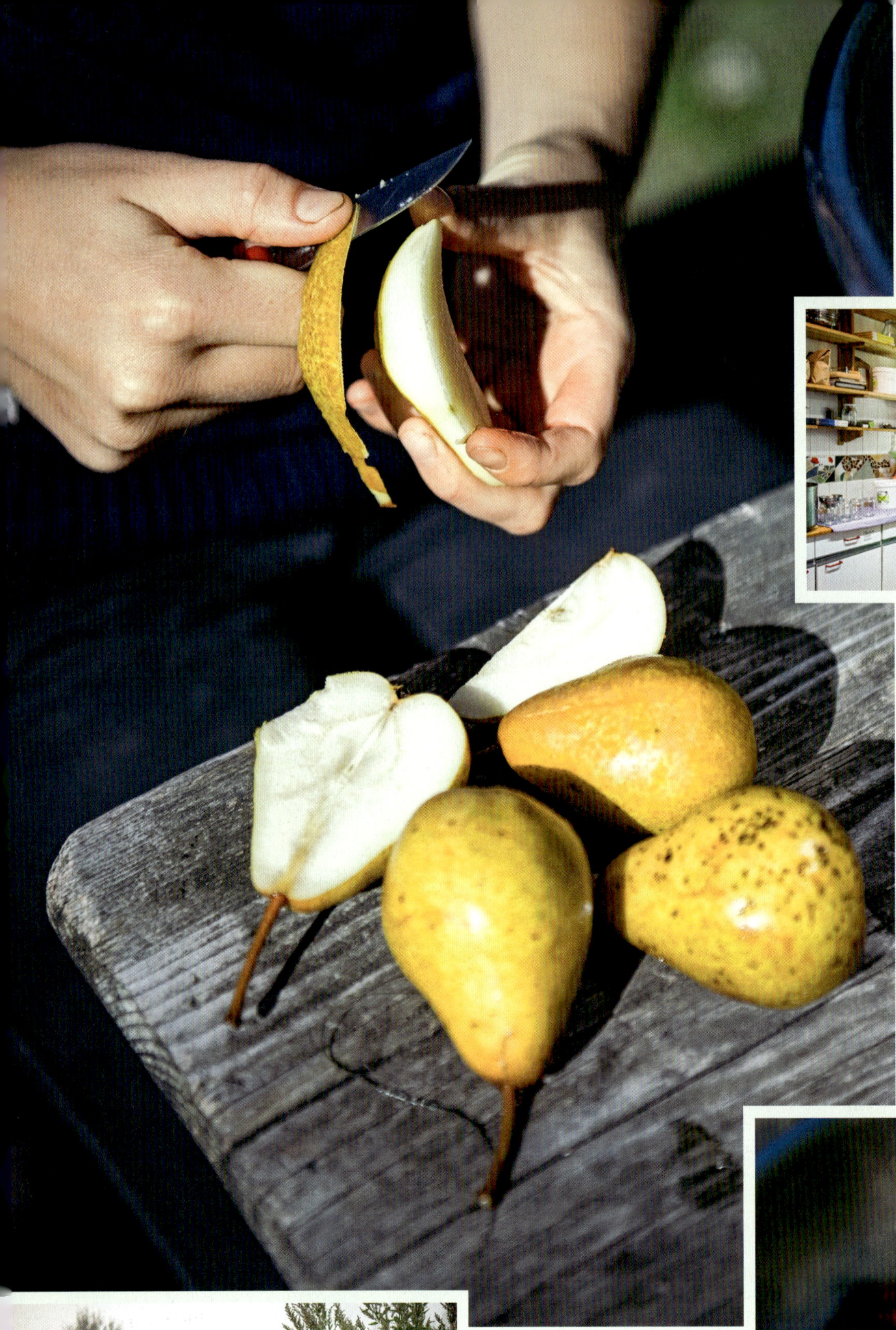

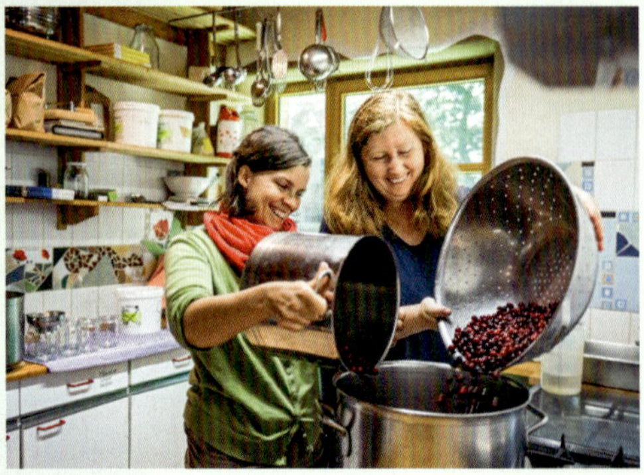

Obsternte

Frisch Gepflücktes birgt die meisten Nährstoffe. Birnen etwa sind reich an Kalium und enthalten Folsäure, Cranberries stecken voller Vitamin C. Zu Marmelade verkocht oder getrocknet, lassen sich die Früchte lange haltbar machen

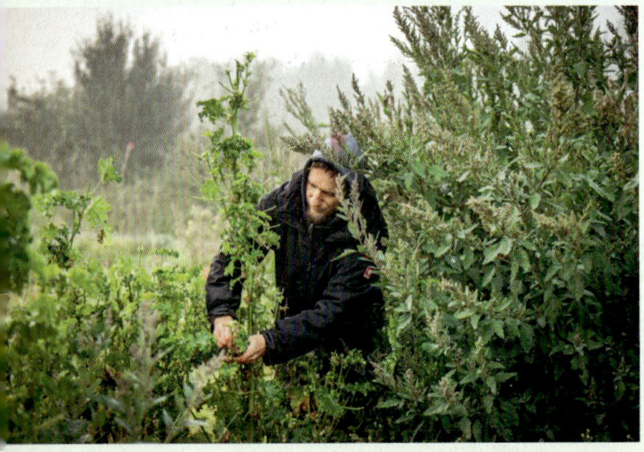

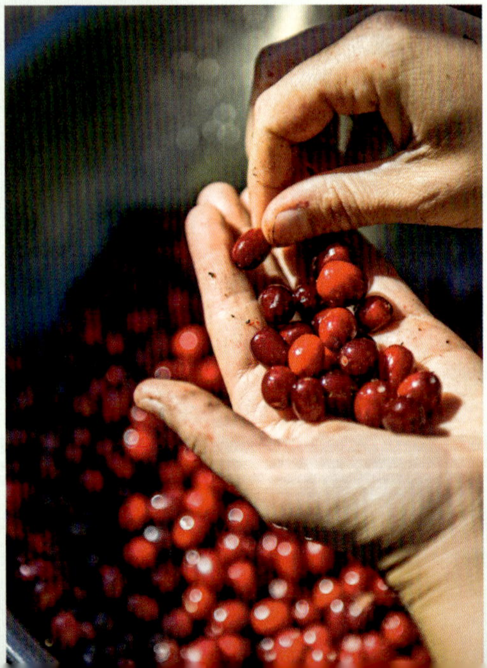

Wer vegetarisch oder vegan lebt, der konnte lange Zeit sicher sein, dass ihm irgendwann gut gemeinte Warnungen erteilt wurden. Eltern, Freunde oder Kollegen erklärten dann gern, dass all jene Menschen Mangel leiden, die auf Fleisch, Fisch und vielleicht auch noch auf Eier und Milchprodukte verzichten.

Dabei ist inzwischen längst erwiesen, dass sich gesunde Erwachsene durch vegetarische und vegane Kost problemlos mit allen nötigen Nährstoffen versorgen können – vorausgesetzt, ihr Speiseplan ist ausgewogen und sinnvoll zusammengestellt.

Die Bestandteile einer ausgewogenen, vollwertigen Ernährung lassen sich in fünf Gruppen aufteilen:

- Kohlenhydrate liefern Energie bei großen Anstrengungen,
- Fette dienen dem Körper als Langzeit-Brennstoff;
- Eiweiße ermöglichen es dem Organismus Gewebe aufzubauen und es zu reparieren;
- Vitamine sind als molekulare Werkzeuge unter anderem für den Stoffwechsel notwendig;
- Mineralstoffe werden etwa als Baustoffe für Biomoleküle gebraucht.

Studien zeigen inzwischen: Der Mensch ist für eine gesunde Versorgung auf Fleisch nicht angewiesen. Vegetarier, die sich richtig ernähren, sind mit vielen Vitaminen und Mineralen sogar besser versorgt als Fleischesser. Daher lohnt es, über die Funktion der Nährstoffgruppen und deren Vorkommen in Lebensmitteln Bescheid zu wissen. Dann ist eine ausgewogene und gesunde fleischlose Ernährung ohne Weiteres erreichbar.

I.
KOHLENHYDRATE

Die Grundlage jeder Ernährung

Kohlenhydrate sind die Hauptenergielieferanten für den menschlichen Organismus. Chemisch gesehen, handelt es sich dabei um Zuckermoleküle, die einzeln vorliegen können oder auch, miteinander verbunden, lange Ketten bilden (siehe Seite 30).

Diese Ketten werden im Darm in einzelne Zuckermoleküle zerlegt, die dann mit dem Blut direkt oder über Zwischenspeicher zu den Zellen gelangen, denen sie als Brennstoff dienen.

Speisen können verschiedene Formen von Kohlenhydraten enthalten. Schnell und kurzfristig gewinnen wir Energie aus einfachen Kohlenhydraten, die jeweils aus nur einem oder zwei Zuckermolekülen bestehen und in allen Obst- und manchen Gemüsearten vorkommen.

Auch Haushaltszucker zählt zu den einfachen Kohlenhydraten. Er besteht aus einem Molekül Glukose – darauf ist unser Körper als Energiequelle für viele biochemische Prozesse angewiesen – und einem Molekül Fruktose (die noch deutlich süßer schmeckt und etwa in Honig enthalten ist).

Komplexe Kohlenhydratketten werden dagegen langsamer und kontinuierlicher verwertet. Zu ihnen gehört die Stärke, die vor allem in Getreideprodukten, Kartoffeln und Hülsenfrüchten enthalten ist. Die aus der Stärke gewonnene Energie speichert unser Körper unter anderem in den Zellen von Leber und Muskeln.

Vegetariern wie Fleischessern empfehlen Ernährungswissenschaftler der Deutschen Gesellschaft für Ernährung, mehr als 50 Prozent ihrer benötigten Energie über Kohlenhydrate (die vor allem in pflanzlicher Kost vorkommen) aufzunehmen. Und zwar möglichst in ihrer komplexen Form.

Neben Obst und Gemüse sollten daher Vollkornprodukte, Hülsenfrüchte und Kartoffeln die Basis der Ernährung bilden – auch weil sie den Körper über die notwendigen Kalorien hinaus mit zahlreichen weiteren wichtigen Nährstoffen versorgen.

Dagegen bieten Produkte aus Weißmehl – etwa manche Brötchen und Toast – diesen Mehrwert nicht, denn sie bestehen aus vitamin- und mineralstoffarmem weißlichem Mehl.

Zum Teil noch weniger Nährstoffe liefern zuckerreiche Süßwaren. Forscher gehen davon aus, dass übersteigerter Zuckerkonsum ein Grund für viele weit verbreitete Zivilisationskrankheiten ist – etwa Diabetes Typ 2, Bluthochdruck, Herz- und Leberleiden.

Vor allem warnen die Wissenschaftler vor der Fruktose, die nicht nur in Haushaltszucker gebunden ist, sondern auch in dem Maissirup vorkommt, den gerade US-Hersteller oft ihren Produkten zusetzen – etwa Softdrinks oder Cornflakes. Verzehren wir

Weißmehlprodukte und Süßes **können zu Diabetes Typ 2 führen.** *Gesünder sind Hülsenfrüchte und Vollkorngetreide*

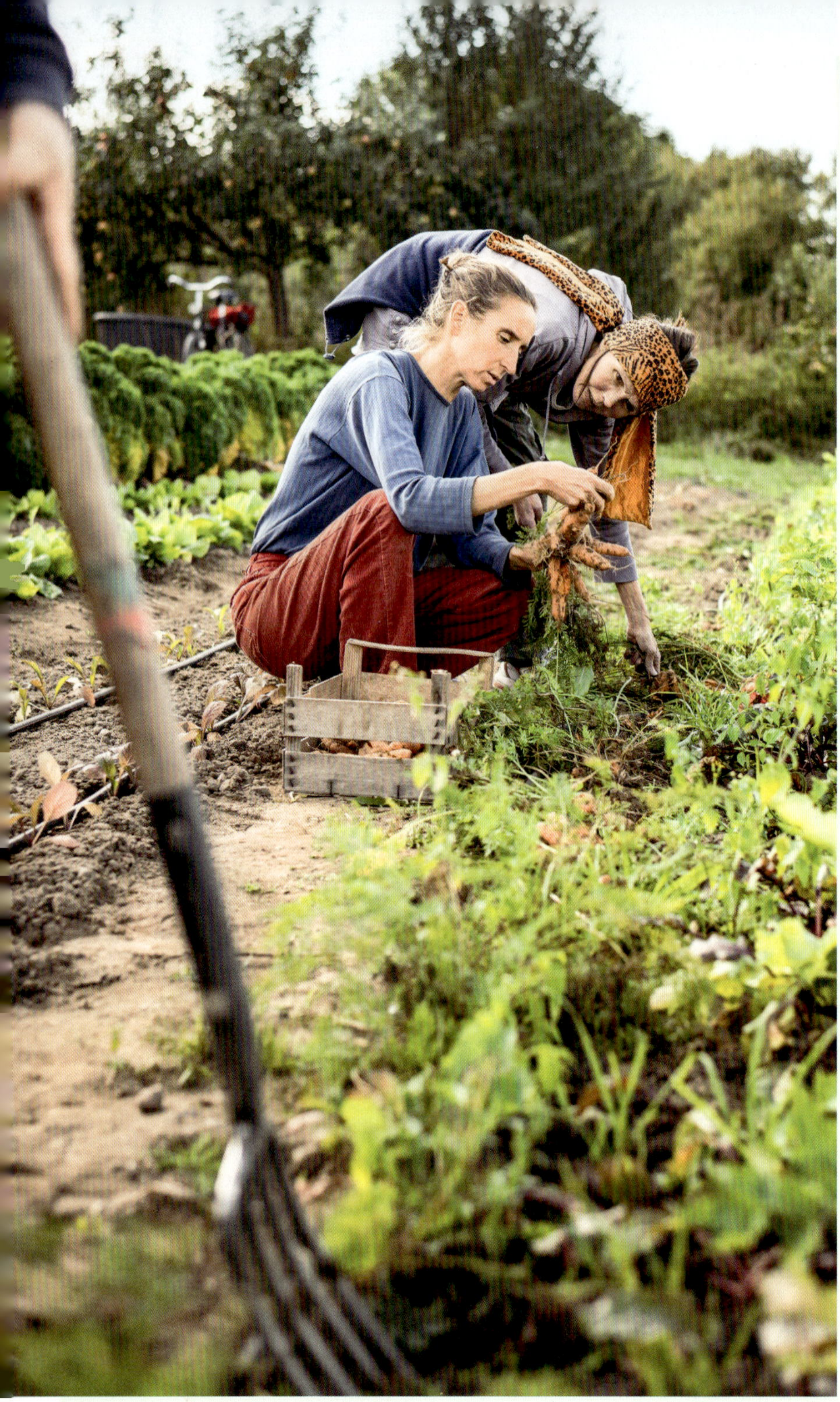

Wurzelgemüse

Karotten, Pastinaken, Topinambur: Einige Pflanzen stecken den Großteil ihrer Kraft in unterirdische Speicherorgane. Die sind daher deutlich nahrhafter als schnell wachsendes Blattgemüse – und besonders mineralstoffhaltig

in kurzer Zeit große Mengen an Fruktose, kann dies fatale Folgen haben: Denn während die Glukose von allen Körperzellen aufgenommen werden kann, wird Fruktose vor allem in der Leber verwertet. Doch mit hohen Dosen an Fruktose ist das Organ überfordert und lagert dann unter anderem – aufgrund einer komplexen Fehlsteuerung – Fett ab. Dauerhaft wird auf diese Weise die Leber geschädigt.

Alles in allem jedoch sind Vegetarier sehr gut mit nährstoffreichen Kohlenhydraten versorgt – das zeigen zahlreiche Untersuchungen.

Mehr noch: Eine besondere Gruppe von Kohlenhydraten, die Ballaststoffe, kommen vor allem in pflanzlichen Lebensmitteln vor, sodass Vegetarier – und insbesondere Veganer – einen deutlichen Vorteil haben.

Zwar liefern Ballaststoffe dem Körper keine Energie (der menschliche Organismus kann sie nicht verwerten), doch die in pflanzlichen Fasern enthaltenen Substanzen regen Darmflora und Verdauung an. Zudem mindern sie Studien zufolge das Risiko für Typ-2-Diabetes, Dickdarmkrebs und Herz-Kreislauf-Erkrankungen – und sind somit gut für die Gesundheit.

II.
FETTE

Die ergiebigen Kraftstoffe

Die zweite wichtige Energieressource für den Körper ist Fett. Es ist der bedeutendste Energiespeicher, hilft dem Organismus, manche Vitamine aufzunehmen, die er sonst nicht verwerten könnte, und dient auch als Baustoff für Zellmembranen und als Ausgangssubstanz für verschiedene Biosynthesen.

Doch sollten Menschen, die nur leichte oder mittelschwere Arbeit verrichten, laut den Experten der DGE nicht mehr als 30 Prozent ihrer Kalorien in Form von Fett zu sich nehmen. Das entspricht etwa 80 Gramm pro Tag (die meisten Deutschen essen deutlich mehr).

Veganer kommen dieser Empfehlung am nächsten. Vegetarier ernähren sich dagegen nicht unbedingt fett-

- ungesättigt > gesättigt
* Krankheiten vorbeugen

ärmer als Menschen, die Mischkost bevorzugen. Doch kommt es bei Fett ohnehin nicht nur auf die aufgenomme Menge, sondern auch auf dessen Zusammensetzung an.

Grundsätzlich sollte der Anteil bestimmter (gesättigter) Fettsäuren, die sich vor allem in tierischen Produkten finden, nicht zu hoch sein. Andere (nämlich bestimmte mehrfach ungesättigte) Fettsäuren gelten dagegen als gesünder. Sie beugen unter anderem Entzündungen und vermutlich auch Herz-Kreislauf-Erkrankungen vor.

Solche Fettsäuren sind zum Beispiel in Walnüssen, Leinsamen und Rapsöl enthalten. Daher sind Vegetarier und Veganer hier klar im Vorteil.

Eine reichhaltige Quelle für gesunde Fette lassen sich beide Gruppen allerdings entgehen: Fisch. Ernährungswissenschaftler diskutieren daher darüber, ob Vegetarier und Veganer nicht zu wenig von jenen Fettsäuren zu sich nehmen, die fast nur in bestimmten Fischarten vorkommen.

Diese mehrfach ungesättigten Omega-3-Fettsäuren mit komplizierten Namen wie Eicosapentaensäure (EPA) und Docosahexaensäure (DHA) tragen zu einer normalen Herz- und Gehirnfunktion bei.

Im Blut von Vegetariern und Veganern ist der Spiegel dieser Stoffe in der Regel niedriger als bei Mischköstlern. Ob das gesundheitliche Auswirkungen hat, ist derzeit noch unklar.

Kaltwasserfische, vor allem fettreiche Arten wie Lachs, Hering, Thunfisch oder Makrele, wären daher eine sinnvolle Ergänzung.

Allerdings: Wer häufig Lein- oder Rapsöl verwendet oder Walnüsse verzehrt, ist in der Regel auch mit diesen Fettsäuren ausreichend versorgt: Denn die Öle und Nüsse enthalten eine Substanz, aus der der Körper sowohl EPA als auch DHA herstellen kann.

Zusammenfassend gilt also: Vegetarier und Veganer, die sich abwechslungsreich und ausgewogen ernähren, sind in der Regel ausreichend mit Fetten versorgt.

Im Vergleich zu Mischköstlern, die oft zu viel energiereiche Stoffe zu sich nehmen, setzen sie im Mittel auch weniger eigenes Körperfett an. Und sind daher meist schlanker.

III. EIWEISS

Baustoff des Lebens

Haut und Haare, Fingernägel, Sehnen und Knorpel, Muskelfasern und Bindegewebe: All diese Teile des Körpers bestehen weitgehend aus Eiweiß.

Um die verschiedenen Gewebe aufbauen, reparieren und erneuern zu können, braucht der Organismus ständig Nachschub an Proteinen (die DGE empfiehlt Jugendlichen und Erwachsenen, 0,8 Gramm Eiweiß pro Kilo Körpergewicht aufzunehmen).

Ausgesprochen reichhaltige Quellen für Proteine sind Milchprodukte und Eier. Vegetarier haben daher keine Probleme mit Eiweißmangel, solange diese Lebensmittel bei ihnen regelmäßig auf den Tisch kommen. Sie sind dann ebenso gut versorgt wie Menschen, die Mischkost schätzen.

Bei Veganern kann die Proteinzufuhr dagegen kritisch sein, da sie oft nicht genügend Eiweiß zu sich nehmen. Auch wenn Folgeerscheinungen selten sind, kann der Mangel bei Betroffenen zu gestörter Wundheilung und einer geschwächten Immunabwehr führen. Eine rein pflanzliche Ernährung sollte daher zu einem hohen Anteil aus eiweißreichen Produkten bestehen, also viel Getreide und Hülsenfrüchte enthalten, vor allem Soja.

Eine entscheidende Rolle spielt dabei die Qualität der aufgenommenen Proteine. Denn die komplexen Moleküle bestehen aus insgesamt 21 verschiedenen Grundbausteinen, den Aminosäuren, und an keiner von ihnen sollte es auf Dauer mangeln.

Die Qualität eines Nahrungsmittels beschreiben Ernährungswissenschaftler mit dessen „biologischer Wertigkeit“: Je reicher eine Speise an Aminosäuren ist, die der menschliche Organismus verwerten kann, desto höher ihre Wertigkeit.

Besonders gut schneiden in diesem Punkt Eier ab sowie Molke, weil in ihnen alle wichtigen Aminosäuren im nahezu perfekten Mengenverhältnis vorkommen. Ebenfalls empfehlenswert sind Milch, Vollkorngetreide, Kartoffeln, Reis und Bohnen.

Das höchstwertige pflanzliche Protein steckt in Soja und daraus hergestellten Produkten wie Sojadrinks, Tofu oder Tempeh.

Zwar ist die biologische Wertigkeit einzelner pflanzlicher Nahrungsmittel in der Regel nicht ganz so hoch wie bei tierischen, jedoch können Veganer dies leicht ausgleichen, indem sie über den Tag verteilt möglichst viele unterschiedliche Eiweißquellen kombinieren. Auf diese Weise stellen sie sicher, dass sie mit allen essenziellen Aminosäuren versorgt sind.

Und solange der Organismus über alle Bausteine in ausreichender Menge verfügt, sind die Substanzen, die er daraus herstellt, völlig gleichwertig – egal, woher der Rohstoff stammt.

Auch wenn oft behauptet wird, dass die Eiweißversorgung für Vegetarier schwierig sei, ist es im Prinzip kein Problem, den Bedarf des Körpers an hochwertigem Protein aus pflanzlicher Nahrung zu decken – nur muss man eben auf die Vielfalt achten.

IV. VITAMINE

Unverzichtbare Helfer

Insgesamt 13 Vitamine braucht der Mensch zum Überleben: Diese molekularen Werkzeuge benötigt unser Körper, um Zellen, Blutkörperchen, Knochen und Zähne aufzubauen, sie sind aber auch für die Funktion des Immunsystems unentbehrlich, hemmen

Das höchstwertige **pflanzliche Protein** *verbirgt sich in Soja*

Biowissenschaft

Die Chemie des Essens

Welche Wirkung Nährstoffe entfalten, lässt sich auf die molekularen Eigenheiten der jeweiligen Substanzen zurückführen

• **Kohlenhydrate** sind aus Kohlenstoff (schwarz), Wasserstoff (weiß) und Sauerstoff (rot) zusammengesetzt und liefern unserem Körper schnelle Energie. In vielen Lebensmitteln liegen sie als Stärke vor: Das sind lange Ketten aus ringförmigen Molekülen (grau unterlegt), die im Darm zerlegt werden, damit sie in die Blutbahn gelangen können. Auch der süßliche Rohrzucker sowie der in Obst enthaltene Fruchtzucker gehören zu den Kohlenhydraten.

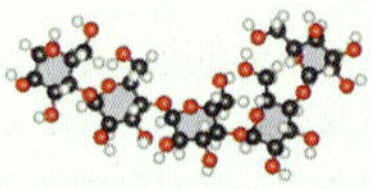

• **Fette** sind Verbindungen mit verschiedenen Fettsäuren: länglichen Molekülen, deren Grundgerüst meist aus 14 bis 20 Kohlenstoffatomen aufgebaut ist. Gesättigte Fettsäuren (1) sind gerade, ungesättigte (2) abgeknickt. Die mehrfach ungesättigten Moleküle (unter anderem in Walnüssen) gelten im Vergleich zu gesättigten Fettsäuren (die etwa in Butter oder Fleisch vorkommen) als gesünder.

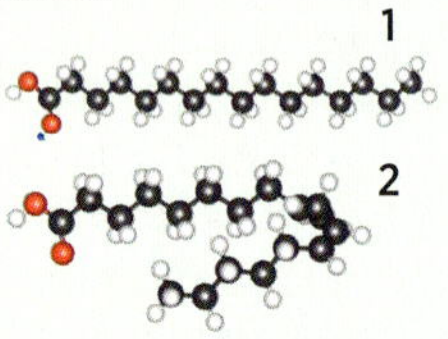

• **Proteine** sind hochkomplexe Gebilde, die meist aus einigen Hundert (mitunter aber auch Zehntausenden) kleineren Molekülen aufgebaut sind, den Aminosäuren. Die wiederum bestehen aus je zehn bis 40 Atomen und enthalten auch Stickstoff (blau). Eiweiße können als Hormonbestandteile, Enzyme oder auch als Muskelfasern fungieren. Hier im Bild: eine Kette aus fünf Aminosäuren.

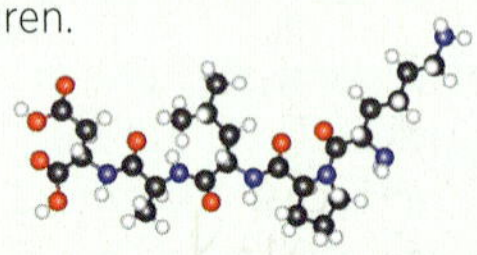

• **Vitamine** umfassen eine Gruppe sehr unterschiedlicher Biomoleküle. Manche von ihnen sind recht komplex, das abgebildete Vitamin C (unten) ist dagegen eher simpel. Es besteht aus sechs Kohlenstoff-, acht Wasserstoff- und sechs Sauerstoffatomen. Vitamine dienen im Organismus als molekulare Werkzeuge für die verschiedensten Aufgaben, helfen etwa bei der Immunabwehr.

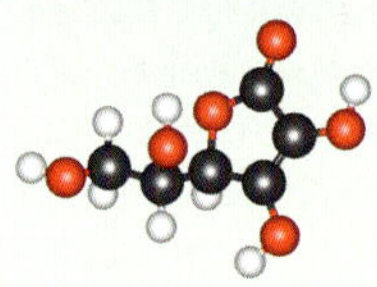

• **Mineralstoffe** wie Kalium, Kalzium oder Natrium sind oft in der Zellflüssigkeit von Früchten und Gemüse zu finden. Hier sind Natrium (violett) und Chlor (grün) abgebildet, die im menschlichen Flüssigkeitshaushalt wichtige Regelfunktionen übernehmen. Aus den beiden Substanzen können sich Kristalle bilden, in denen sie sehr regelmäßig angeordnet sind: Kochsalz.

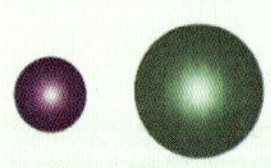

Entzündungen und regulieren den Hormonhaushalt.

Da pflanzliche Lebensmittel fast alle notwendigen Vitamine enthalten, sind Vegetarier und Veganer mit diesen Substanzen in der Regel besser versorgt als der Rest der Bevölkerung. So sind Karotten, Grünkohl oder Spinat reich an Provitamin A, das wichtig für die Funktionsweise der Augen ist und die Haut und Schleimhäute stärkt.

Sanddorn und Paprika, Kiwi und Preiselbeeren, Brokkoli und Zitrusfrüchte enthalten große Mengen Vitamin C, das unerlässlich für unser Bindegewebe ist. Und viele Pflanzenöle und Nüsse liefern ausreichend Vitamin E, das unter anderem Zellen vor aggressiven Molekülen schützt.

Allerdings gibt es einige wichtige Ausnahmen. So kann die Versorgung mit dem Vitamin B_2 mitunter zu niedrig sein. Veganer, die etwa Leistungssport treiben, sind mit dem Vitamin, das im Energiestoffwechsel verbraucht wird, manchmal unterversorgt. Ein leichter Mangel zeigt sich an Entzündungen im Mund oder an den Lippen sowie an Hautausschlägen.

Sich vegan ernährende Frauen und Männer sollten daher bewusst auf gute pflanzliche Vitamin-B_2-Quellen achten – dazu zählen vor allem Pilze, Hülsenfrüchte und Vollkorngetreide sowie Mandeln und Saaten (zum Beispiel Leinsamen und Kürbiskerne).

Auch die Menge von Vitamin D – einer Substanz, die das Skelett stärkt und wie ein Zentralschalter für zahlreiche Körperfunktionen wirkt – kann bei Fleischverächtern mitunter zu niedrig sein. Der Körper kann diesen Stoff selber produzieren, sobald die Haut mit UVB-Licht in Kontakt kommt. Einem Mangel kann man daher durch regelmäßige Aufenthalte im Freien vorbeugen – im Sommer genügen 15 bis 30 Minuten pro Tag. Wenn die körpereigenen Speicher in der hellen Jahreszeit gefüllt werden, reichen die Reserven in der Regel auch bis in den Winter.

Für Menschen, die selten draußen sind, können insbesondere in den Wintermonaten angereicherte Nahrungsmittel (etwa Margarine) oder Supplemente sinnvoll sein. Oder man greift ausnahmsweise auf fetten Salzwasserfisch wie Hering und Lachs zurück, da beide Arten Vitamin D in größeren Mengen enthalten.

Noch ein Vitamin kommt in pflanzlicher Ernährung praktisch nicht vor: B_{12}. Dieser Stoff ist für die Blutbildung wichtig. Vegetarier können in der Regel ausreichende Mengen über Milchprodukte und Eier aufnehmen (auch Fisch ist eine gute Quelle).

Für Veganer ist es sinnvoll, ihren Bedarf über angereicherte Lebensmittel oder entsprechende Supplemente zu decken – und zwar nicht erst, wenn ein Mangel festgestellt wird.

Denn der zeigt sich (etwa in Form von Anämie, allgemeiner Schwäche, Krämpfen und Konzentrationsstörungen) meist erst mehrere Jahre nach der Umstellung auf vegane Ernährung – nämlich dann, wenn die körpereigenen Reserven aufgebraucht sind.

Wer dauerhaft vegan lebt, sollte seine Vitamin-B_{12}-Versorgung daher regelmäßig vom Arzt untersuchen lassen. Denn im schlimmsten Fall drohen nach einiger Zeit irreversible neurologische Schäden.

Geeignete Vitamin-B_{12}-Quellen sind angereicherte Lebensmittel (beispielsweise viele Sorten von Sojadrinks) sowie spezielle Zahnpasta oder Tabletten. Die Pillen sollten allerdings ausschließlich Vitamin B_{12} enthalten (mit einer Tagesdosis von zehn Mikrogramm), Kombi-Präparate mit weiteren Nährstoffen sind dagegen in der Regel unnötig.

Immer wieder ist zu lesen, dass auch fermentierte pflanzliche Kost wie Sauerkraut Vitamin B_{12} enthält. Doch Experten warnen: Die darin nachgewiesenen Mengen sind verschwindend gering und können den menschlichen Bedarf keinesfalls decken.

Noch nicht abschließend geklärt ist, ob Veganer zur Deckung des B_{12}-Bedarfs auf bestimmte Algen oder daraus hergestellte Nahrungsergänzungsmittel zurückgreifen können, denn bislang ist wohl noch unklar, in welchem Maße diese für den Menschen verwertbar sind.

Fazit: Wer sich als Vegetarier abwechslungsreich ernährt, ist in aller Regel sehr gut mit Vitaminen versorgt (einzig Veganer sollten Vitamin B_{12} supplementieren) – schließlich sind Pflanzen unter allen Lebensmitteln die mit Abstand wichtigsten Lieferanten der unentbehrlichen Biostoffe.

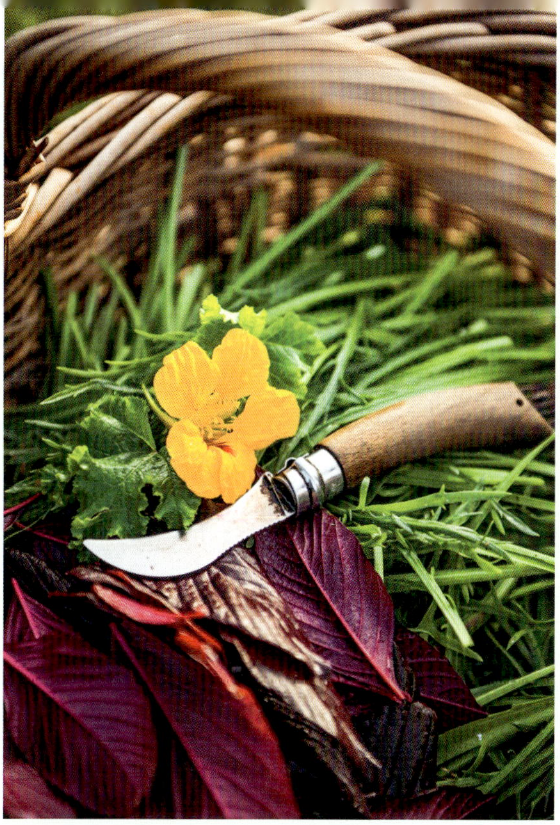

Wildsalat

Blüten und aromatische Blätter sind reich an sekundären Pflanzenstoffen. Diese Substanzen entfalten sehr unterschiedliche positive Wirkungen auf die Gesundheit

V.

MINERALSTOFFE

Die lebenswichtigen Elemente

Neben Vitaminen, Fetten, Eiweißen und Kohlenhydraten benötigt der menschliche Organismus noch eine Reihe unterschiedlicher Mineralstoffe für Aufbau und Unterhalt.

So sorgen beispielsweise Natrium, Chlor, Magnesium, Kalium, Phosphor und Kalzium dafür, dass unsere Zellen stets genug Flüssigkeit enthalten und dass sie elektrische Signale weiterleiten können. Kalzium ist darüber hinaus wichtig für die Stabilität von Knochen und Zähnen.

In winzigen Mengen benötigen wir zudem Spurenelemente wie beispielsweise Eisen, Jod, Fluor, Zink, Kupfer, Mangan und Selen. Sie sind unter anderem Bestandteil von Hormonen und Enzymen.

Vegetarisch oder vegan lebende Menschen sind mit den meisten dieser Mineralstoffe oft sogar besser versorgt als Mischköstler. Allerdings gibt es auch hier einzelne Substanzen, bei denen es zu Mangelerscheinungen kommen kann.

So ist bei Frauen und Vorschulkindern ein Eisenmangel relativ weit verbreitet (doch anders als viele denken, sind davon auch Mischköstler betroffen). Daher sollten Vegetarierinnen oft pflanzliche Lebensmittel verzehren, die als besonders gute Eisenquellen gelten: Vollkorn, Hülsenfrüchte, Ölsamen, Trockenfrüchte und Nüsse. Außerdem Fenchel, Feldsalat, Rauke, Zucchini, Erbsen und Spinat.

Grundsätzlich kann der Körper Eisen aus pflanzlicher Nahrung (sowie aus Milch und Eiern) nicht ganz so gut verwerten wie Eisen aus Fleisch. In

Eine der besten **pflanzlichen Quellen** *für gesundes Fett ist Leinöl*

Gut zu wissen

KOHLENHYDRATE

Mehr als 50 Prozent der Energie, so Experten der DGE, sollten Vegetarier in Form von Kohlenhydraten aufnehmen.

FETTE

Fachleute empfehlen auch, den Anteil der Fett-Kalorien auf 30 Prozent zu beschränken.

EIWEISS

Bei rein pflanzlicher Ernährung ist es ratsam, proteinreiche Produkte (etwa Soja) miteinander zu kombinieren.

VITAMINE

Wer dauerhaft vegan lebt, sollte seine Vitamin-B_{12}-Versorgung regelmäßig überprüfen lassen.

MINERALSTOFFE

Eisenmangel kann auftreten. Gute Quellen sind Vollkorn, Hülsenfrüchte, Nüsse, Fenchel.

Kombination mit Tee, Kaffee, Milch oder Soja verstärkt sich dieses Problem noch. Vitamin C, Fruchtsäuren und fermentierte Produkte wie Sauerkraut dagegen können dem Körper die Aufnahme von Eisen erleichtern.

Wichtig ist in diesem Zusammenhang: Eisenpräparate als Nahrungsergänzungsmittel sollten nie prophylaktisch eingenommen werden, sondern nur nach Absprache mit einem Arzt, da eine zu hohe Zufuhr schaden kann.

Ebenso wie Mischköstler nehmen Vegetarier und Veganer oft wenig Jod zu sich. Ein Mangel führt zu einer vergrößerten Schilddrüse und langfristig zu einer Stoffwechselstörung, die trockene Haut verursacht oder sich durch Kälteempfindlichkeit äußert.

Da Veganer keine Eier und Milchprodukte essen, sollten sie auf ihre Versorgung mit Jod achten und stets jodiertes Speisesalz verwenden oder Produkte bevorzugen, die damit hergestellt wurden, etwa Brot. Darüber hinaus können unter anderem Champignons, Brokkoli, Spinat und Erdnüsse zur Jodversorgung beitragen, bei Vegetariern auch Milch und Eier. Empfehlenswert sind zudem Nori-Algen.

Doch Vorsicht: Andere Meeresalgen wie Arame, Kombu, Wakame und Hijiki enthalten wiederum derart viel Jod, dass bei hohem Verzehr eine schädliche Überversorgung droht.

Nicht selten sind Veganer auch mit Kalzium unterversorgt. Denn wichtige Quellen hierfür sind Milch und Milchprodukte (weshalb Vegetarier in der Regel damit nicht schlechter versorgt sind als der Bevölkerungsdurchschnitt). Wer auf tierische Lebensmittel verzichtet, sollte daher unbedingt die wichtigsten alternativen Kalziumlieferanten kennen: Das sind zum einen dunkelgrüne Gemüse- oder Salatsorten wie Rauke, Grünkohl und Spinat, aber auch Sesamsamen.

Zum anderen ist es: Wasser.

Denn der Kalziumgehalt mancher Mineralwässer ist deutlich höher als der von Kuhmilch (der etwa 120 Milligramm pro 100 Milliliter beträgt).

Ein genauer Blick auf das Etikett lohnt sich also. Dann ist auch für Veganer eine ausreichende Kalziumzufuhr problemlos möglich.

PFLANZLICHE PRODUKTE sind für immer mehr Menschen die Speise der Wahl: beispielsweise aus ethischen Gründen oder weil es ihnen besser schmeckt – oder weil sie ihrer Gesundheit etwas Gutes tun wollen. Und tatsächlich zeigt sich: Die Grundlage einer jeden ausgewogenen Ernährung ist pflanzlich; sie basiert auf den Verzehr von Obst, Gemüse, Hülsenfrüchten, Kartoffeln und Vollkorngetreide.

Tierische Produkte können zwar eine durchaus sinnvolle Ergänzung zu dieser Kost sein (allerdings nur in Maßen genossen).

Doch wer bei seinen Mahlzeiten auf die richtige Mischung achtet, darf gern auf sie verzichten – und mit gutem Gewissen die überaus reiche Vielfalt pflanzlicher Aromen genießen. •

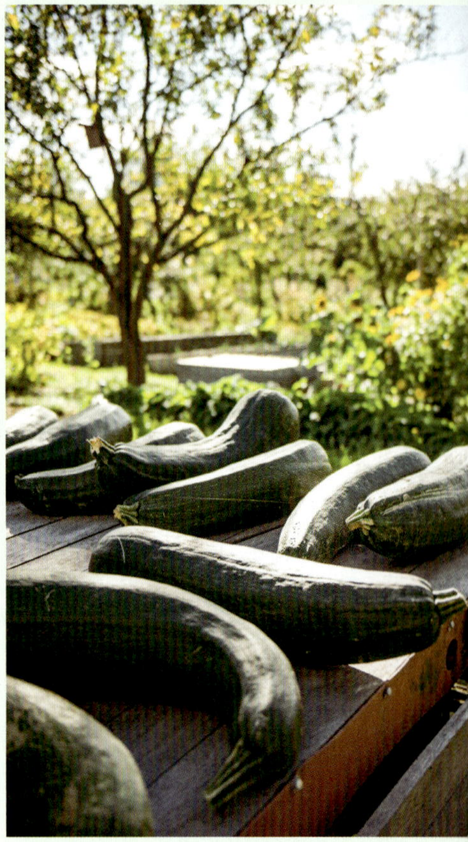

Schlankmacher

Weil Zucchini kalorienarm und nährstoffreich sind, schätzen auch Nicht-Vegetarier sie als Diätgemüse

Vegetarier sind mit **Mineralstoffen oft besser** *versorgt als Menschen, die auf Mischkost setzen*

UTE KEHSE, Jg. 1969, ist Wissenschaftsjournalistin in Delmenhorst. Der Fotograf **MALTE JÄGER**, Jg. 1977, lebt in Berlin.

Was bewirkt Pflanzenkost?

Sich vegetarisch zu ernähren ist gesünder als lange gedacht: Es kann etlichen Krankheiten vorbeugen

Lange galt fleischlose Ernährung als schädlich – doch inzwischen ist diese Einschätzung veraltet. So nehmen Vegetarier oftmals weniger Nahrungsenergie, Eiweiß und Fett zu sich. Das schützt vor Übergewicht und krankhafter Fettleibigkeit.

Entscheidend ist aber nicht allein der Fleischverzicht – Vegetarier profitieren auch davon, dass sie in der Regel mehr Obst, Gemüse und Vollkornprodukte verzehren als Fleischesser. So vermindert eine gute Versorgung mit Vitamin C das Schlaganfallrisiko. Die Mineralstoffe Magnesium und Kalium, die vor allem in grünem Gemüse und Kohl enthalten sind, wirken blutdrucksenkend. Und ein hoher Verzehr von Vollkornprodukten kann die Anfälligkeit für Herz-Kreislauf-Erkrankungen und Diabetes mindern.

Weniger eindeutig sind die Studienergebnisse bei Krebserkrankungen. Nur für Dickdarmkrebs lässt sich bislang nachweisen, dass der Verzehr von verarbeitetem Fleisch das Krankheitsrisiko erhöht. Dass ein Zusammenhang zwischen Ernährung und Erkrankung für die meisten anderen Krebsarten bislang nicht belegt werden konnte, liegt vermutlich daran, dass die Ernährung weitaus weniger Einfluss auf das Krebsrisiko hat als mitunter angenommen.

Ohnehin tun sich Forscher schwer damit, genau zu ermessen, wie stark allein der Verzicht auf Fleisch langfristig die Gesundheit beeinflusst. Denn die Effekte der Ernährung lassen sich nur schwer vom – ohnehin meist gesünderen – Lebensstil der Vegetarier trennen: Sie rauchen seltener, trinken weniger Alkohol, treiben regelmäßiger Sport.

Wenn Neuvegetarier also von einem völlig neuen Körpergefühl schwärmen – dann ist der Fleischverzicht dafür womöglich nur indirekt oder nur zum Teil verantwortlich.

Regeln für bestimmte Lebenslagen

Schwangere, stillende Mütter und Kinder haben einen erhöhten Nährstoffbedarf. Vegetarier und besonders Veganer aus diesen Gruppen müssen auf eine gute Nährstoffversorgung achten. Das ist nicht immer leicht

• **Schwangere.** Für das Wohl von Mutter und Kind ist in der Schwangerschaft eine ausreichende Versorgung mit den Vitaminen A, D, B_6, B_{12} und Folsäure sowie mit den Mineralstoffen Eisen, Jod, Kalzium und Zink besonders wichtig. Mit den meisten dieser Nährstoffe sind Vegetarierinnen im Schnitt gut versorgt. Nur von Vitamin-B_{12}-Mangel sind sie etwas häufiger betroffen, was gefährlich ist, da ein Zuwenig an Vitamin B_{12} zu Geburtskomplikationen und schweren Schäden beim Baby führen kann. Daher sollten Betroffene entsprechende Nahrungsergänzungsmittel einnehmen.

Das gilt ohnehin für Veganerinnen, die auf Vitamin-B_{12}-Supplemente nicht verzichten dürfen und womöglich auch sonst mit ihren Nährstoffreserven Probleme bekommen können. Sie sollten daher schon vor Beginn einer Schwangerschaft mit einem Arzt klären, ob sie ihre Ernährung verändern und gegebenenfalls Supplemente einnehmen sollten.

• **Stillende.** Bei ihnen können Engpässe bei Vitamin D, Eisen, Jod und Zink auftreten – die sich mit einer vegetarischen Ernährung aber ausgleichen lassen. Bei Veganerinnen können zusätzlich Nahrungsenergie, Protein, Vitamin B_2, B_6 und B_{12} sowie Kalzium knapp werden. Babys, die daran Mangel leiden, wachsen mitunter langsamer heran und sind anfälliger für Infekte. Mangelt es an Jod oder Vitamin-B_{12}, kann es zu schweren Entwicklungsstörungen kommen.

• **Säuglinge.** Mütter, die nicht stillen, sollten beachten, dass Säuglinge noch keine rein pflanzliche Kost vertragen. Die Babys sollten mit Ersatzprodukten auf Kuhmilchbasis gefüttert werden, die alle wichtigen Nährstoffe im richtigen Verhältnis enthalten. Pflanzliche Milchersatznahrungen enthalten oft zu wenig Kalzium, fettlösliche Vitamine und Protein. Einige Produkte belasten außerdem Magen und Darm der Babys durch komplexe Kohlenhydrate wie Stärke.

• **Kinder.** Eine abwechslungsreiche vegetarische Kost halten die meisten Experten für unproblematisch. Je einseitiger die Ernährung und je jünger das Kind, desto größer ist die Gefahr eines Nährstoffmangels. Klar ist: Kinder benötigen größere Mengen an Nährstoffen als Erwachsene. Vitamine und Minerale, Eiweiße und manche Fettsäuren sind für Wachstum und Entwicklung ungemein wichtig. Bei einem Mangel können sie nachhaltig beeinträchtigt werden. So berichten Ärzte von vegan ernährten Kleinkindern mit Hirnschäden aufgrund von Vitamin-B_{12}-Mangel.

• **Veganer.** Eine streng vegane Ernährung ist in Schwangerschaft, Stillzeit und Kindheit (teils bis zur Jugend) schwierig. Durch den erhöhten Nährstoffbedarf können Versorgungslücken entstehen, die mitunter schwerwiegende Folgen haben. Viele Experten raten daher in diesen Lebensphasen davon ab. Damit das Wohl der Tiere nicht am Ende zulasten der eigenen Gesundheit oder der des Kindes geht.

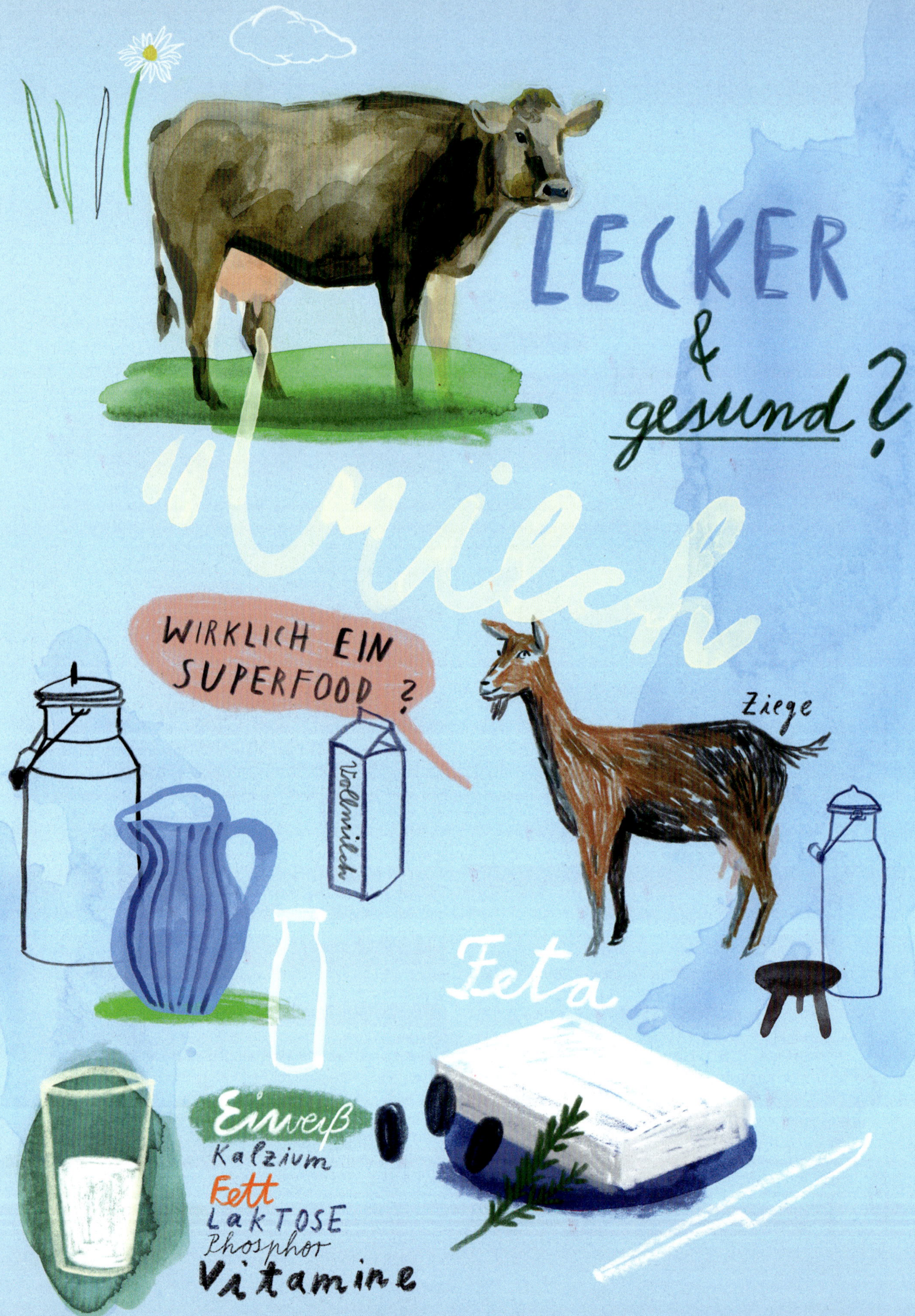
LECKER
&
gesund?
"Milch
WIRKLICH EIN SUPERFOOD?
Vollmilch
Ziege
Feta
Eiweiß
Kalzium
Fett
LAKTOSE
Phosphor
Vitamine

Streitfall Milch

Lange Zeit galt Milch als rundum gesundes Nahrungsmittel. Doch neuere Studien zeigen, dass ihr Verzehr vermutlich auch Risiken birgt. Für wen ist sie geeignet? Und wer sollte besser darauf verzichten?

Text: Christian Schwägerl

Illustrationen: Rinah Lang
exklusiv für GEO WISSEN ERNÄHRUNG

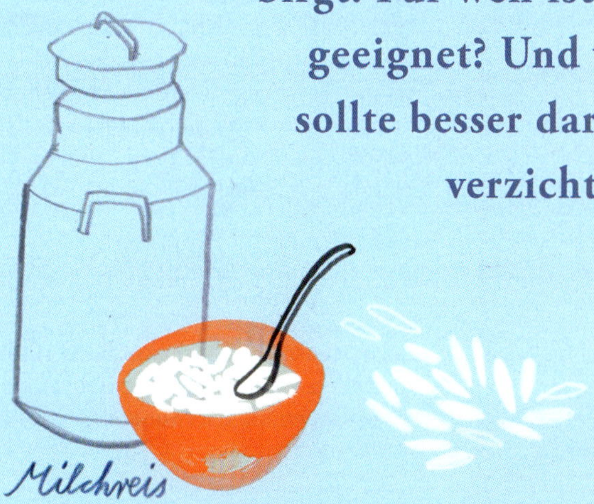

TIERISCHE PRODUKTE

Bauern nutzen nicht nur die Milch von Kühen, um etwa Käse zu erzeugen, sondern auch die von Ziegen, Schafen und sogar Kamelen. Sie enthält in allen Fällen zahlreiche Nährstoffe und Vitamine

Seit Jahrmillionen ist Milch eine Lebensgrundlage für den Nachwuchs Tausender Säugetierarten. Ob Mensch, Maus, Elch oder Elefant – stets versorgen die Mütter ihre Neugeborenen mit dieser Substanz, die alles für eine gesunde Entwicklung bietet.

Auch für uns Menschen ist die Milch der ideale Nährstoffmix: Neben Kohlenhydraten, Fett und Eiweiß enthält sie fast alle wichtigen Vitamine und Mineralstoffe – und in optimaler Zusammensetzung. Sie ist ein Produkt, das Lebensmittelchemiker nicht besser hätten erschaffen können.

Doch der Mensch ist die einzige Spezies, bei der Erwachsene noch Milch trinken – allerdings von anderen Arten: Kühen, Schafen, Ziegen, Eseln und Kamelen.

Mehr als sechs Milliarden Erdenbürger nehmen regelmäßig Tiermilch und Milchprodukte zu sich. Über 270 Millionen Kühe werden weltweit gemolken, pro Mensch produzieren sie rund 111 Liter im Jahr.

Ob nun flüssig oder weiterverarbeitet zu Joghurt, Quark, Butter, Sahne, Schmand, Kefir oder Käse: Die Milch ist ein alltägliches Nahrungsmittel. Infrage gestellt wurden ihre Produkte über viele Generationen nicht. Im Gegenteil: Lange Zeit galten sie besonders hierzulande als wichtiger Bestandteil unseres Speiseplans – und als rundum gesund.

Viele Deutsche erinnern sich noch an den Werbespruch „Milch macht müde Männer munter“.

Und tatsächlich enthält sie viele wertvolle Nährstoffe: Sie versorgt uns mit Energie in Form von Zucker und Fett und mit Eiweiß, dem wichtigsten Baustoff für fast sämtliche Körperzellen, sowie mit zahlreichen Mineralstoffen und Vitaminen.

So enthält sie etwa Vitamin D (das der Mensch nur bei ausreichend Sonneneinstrahlung selbst herstellen kann) und hilft so, uns vor Mangelkrankheiten – gerade in den dunklen Wintern Nordeuropas – zu schützen. Überdies enthält sie viel Kalzium, unverzichtbar für stabile Knochen und Zähne, sowie Kalium, Magnesium und die Vitamine A, B_2, und B_{12}.

Daher empfehlen nach wie vor viele Ernährungswissenschaftler ausgiebigen Milchkonsum.

Doch inzwischen mehren sich die Zweifel, ob Milch tatsächlich so gut ist wie oft behauptet, ob also ihr Verzehr nach wie vor uneingeschränkt empfohlen werden kann.

Einige Forscher geben etwa zu bedenken, dass erhöhter Milchkonsum unerwünschte Nebenwirkungen haben kann: So zeigen Untersuchungen, dass dies mitunter zu Übergewicht und dem Ausbruch von Akne führt.

Milch macht Knochen vielleicht sogar etwas brüchiger

Neuere Studien liefern zudem Hinweise darauf, dass selbst manche der hochgelobten Effekte womöglich ausbleiben – oder sogar genau das Gegenteil eintritt: dass Milch beispielsweise Knochen nicht stabiler macht, sondern womöglich brüchiger. Vielleicht ist ein Zuviel des Getränks sogar für bestimmte Krebsarten mitverantwortlich und führt zu einem früheren Tod.

Ist Milch also (über das Säuglingsalter hinaus) gar nicht so gesund, wie wir gemeinhin annehmen?

Sollten wir weniger konsumieren – oder sogar ganz damit aufhören? Ist es von Bedeutung, ob wir die Milch pur trinken oder in Form von Joghurt, Käse und Quark verzehren? Welchen Unterschied macht es, ob wir zu Frischmilch, H-Milch oder Bio-Milch greifen? Und wieso vertragen viele Verbraucher (hierzulande etwa jeder Siebte, weltweit mehr als die Hälfte der Bevölkerung) gar keine Milch?

Dass Menschen überhaupt fähig sind, die Milch auch jenseits der Babyjahre zu verdauen, ist alles andere als selbst-

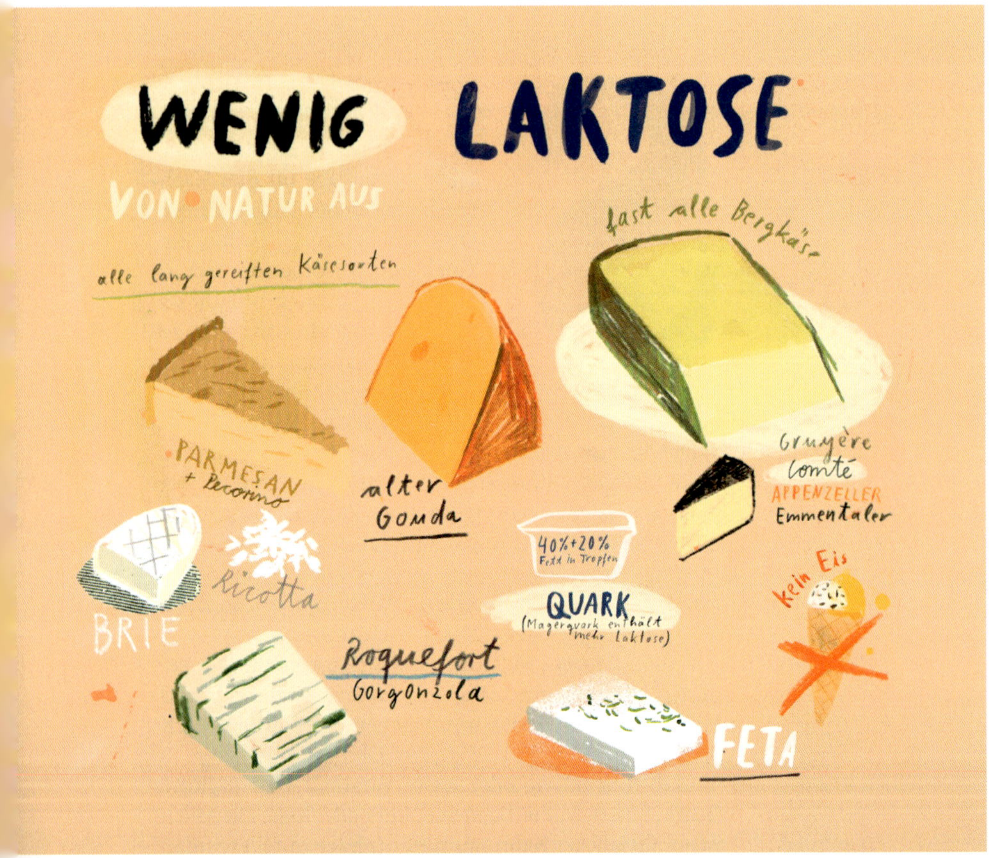
WENIG LAKTOSE
VON NATUR AUS
alle lang gereiften Käsesorten
fast alle Bergkäse
PARMESAN + Pecorino
alter Gouda
Gruyère
Comté
APPENZELLER
Emmentaler
40%+20% Fett in Tropfen
QUARK (Magerquark enthält mehr Laktose)
Kein Eis
BRIE
Ricotta
Roquefort
Gorgonzola
FETA

KÄSE-VIELFALT

Die zahlreichen Sorten unterscheiden sich – neben dem Geschmack – auch durch ihren Laktosegehalt: Je länger ein Käse gereift ist, desto weniger Milchzucker enthält er

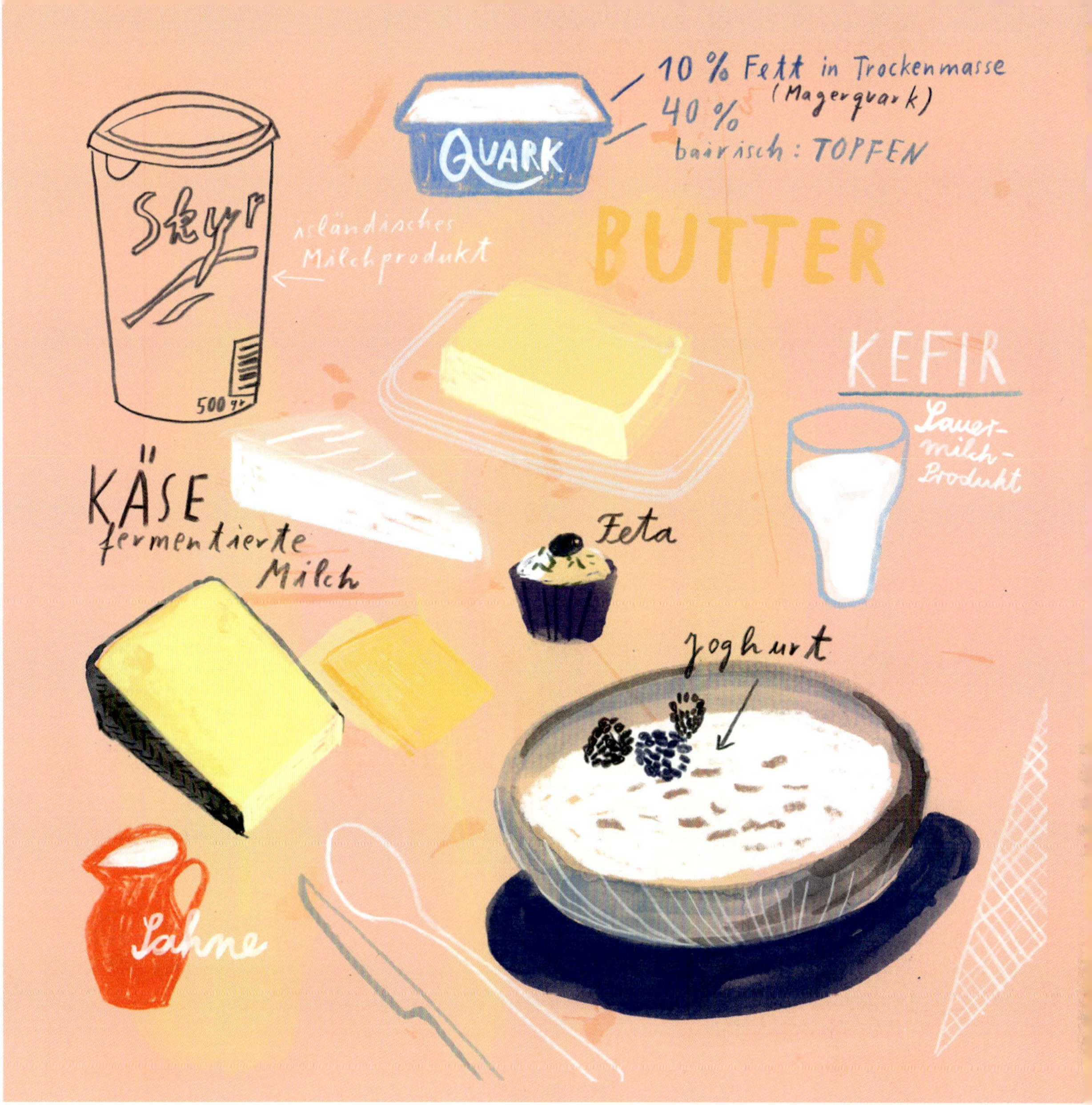

KULTURELLE VERFEINERUNG

Mithilfe spezieller Bakterien lässt sich Milch vielfältig weiterverarbeiten – etwa zu Skyr, einem traditionellen isländischen Erzeugnis mit hohem Eiweiß- und geringem Fettgehalt

verständlich. Denn bis vor rund 7500 Jahren war die Flüssigkeit vermutlich für nahezu alle Erwachsenen unverträglich. Wer sie trank, bekam starke Blähungen und mitunter lebensbedrohlichen Durchfall.

Auslöser war die Laktose – eine besondere Zuckerart, die (bis auf sehr wenige Ausnahmen) nur in Milch vorkommt und auch heute noch vielen Menschen Probleme bereitet.

Sie ist aus zwei Zuckern zusammengesetzt, Glukose und Galaktose, und der Mensch kann sie nur dann verwerten, wenn sie zuvor in die beiden Einzelbestandteile gespalten wird. Für kleine Kinder ist das kein Problem: Sie verfügen im Dünndarm über das Enzym Laktase, das diese Aufgabe übernimmt – schließlich ist ja auch die Muttermilch reich an Laktose.

Nach der Stillzeit wird dieses milchzuckerspaltende Enzym aber nicht mehr benötigt – und daher bei vielen Menschen auch nicht mehr zur Genüge hergestellt.

Nehmen sie dennoch Milch zu sich, gelangt die Laktose ungespalten in den Dickdarm. Dort entzieht sie einerseits der Darmschleimhaut Wasser, was zu Durchfall führt, und wird andererseits von Bakterien zersetzt – die dabei unter anderem Kohlendioxid, Wasserstoff und Methan produzieren; das erklärt die Blähungen.

Erst eine genetische Veränderung, zu der es vor rund 7500 Jahren in Südosteuropa kam, verhalf der Milch zu ihrem Durchbruch als Grundnahrungsmittel: Eine Mutation im Erbgut bewirkte, dass einige Menschen das Enzym für den Laktose-Abbau auch über

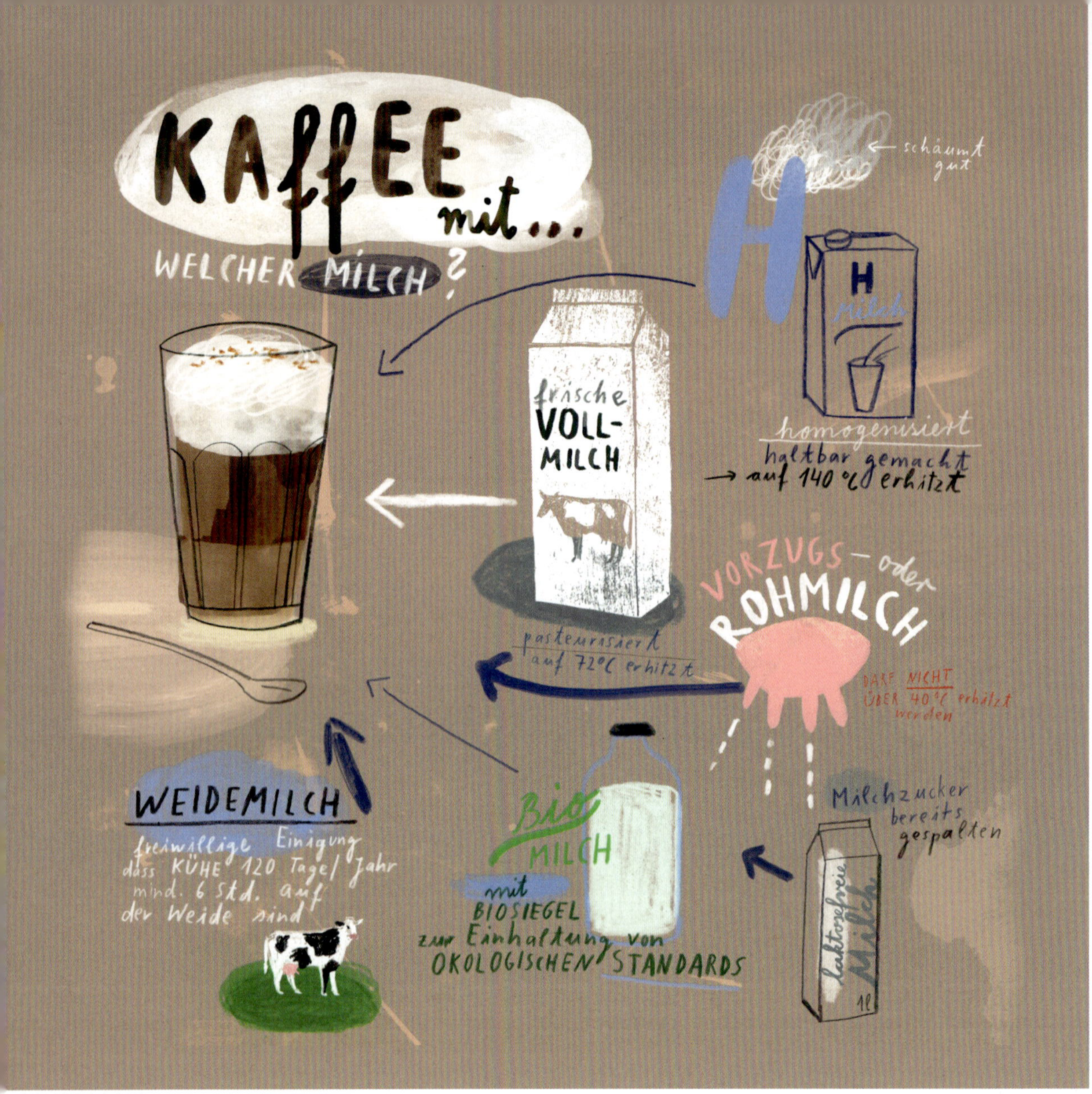
KAFFEE mit...
WELCHER MILCH?
schäumt gut
H
H
Milch
homogenisiert
haltbar gemacht
→ auf 140 °C erhitzt
frische
VOLL-
MILCH
pasteurisiert
auf 72 °C erhitzt
VORZUGS- oder
ROHMILCH
DARF NICHT
ÜBER 40 °C erhitzt
werden
Milchzucker
bereits
gespalten
laktosefreie
Milch
1l
WEIDEMILCH
freiwillige Einigung
dass KÜHE 120 Tage/Jahr
mind. 6 Std. auf
der Weide sind
Bio
MILCH
mit
BIOSIEGEL
zur Einhaltung von
OKOLOGISCHEN STANDARDS

WEISSE VARIATIONEN

Milch ist nicht gleich Milch: Bio-Ware zeichnet sich durch ein besonders gesundes Fettsäuremuster aus, Rohmilch darf nur kurz gelagert werden, H-Milch hält sich hingegen viele Monate

das Kleinkindalter hinaus produzierten. Sie konnten plötzlich problemlos Milch von Schafen, Ziegen und Kühen verzehren.

Weitgehend unabhängig von Wetter und Jahreszeit verfügten die Milchtrinker fortan über eine Quelle äußerst nahrhafter Kost. In Zeiten unsicherer Getreideernten war das ein Überlebensvorteil. Und so vererbten sie die Fähigkeit, Milch verdauen zu können, an ihre Nachkommen weiter.

Mit der Zeit prägte dieses Lebensmittel ganze Landschaften, von den alpinen Almen bis zu den norddeutschen Weiden. Dass immer mehr Milch zur Verfügung stand, inspirierte die Menschen zunehmend dazu, eines der komplexesten Handwerke nach und nach zu verfeinern: die Herstellung von Milchprodukten.

i

Immer genauer lernten die Menschen, wie verschiedene Zusätze, das Klima und die Lagerungsbedingungen das Endprodukt verändern. Sie erkannten beispielsweise, unter welchen Voraussetzungen die Milch zu Joghurt, Kefir oder Dickmilch gerinnt – nämlich wenn spezielle Bakterien diesen Veränderungsprozess mit auslösen.

Auch fanden sie heraus, dass sich eine andere, festere Textur bildet, wenn sie die Milch in ungereinigten Tiermägen lagern (die früher oft als Transportgefäße benutzt wurden). Ein in den Mägen noch vorhandenes spezielles Enzymgemisch regt das Milcheiweiß zu einem anderen Gerinnungsprozess an – und Käse entsteht. Durch weitere Verarbeitungsschritte machten die Menschen diesen Rohkäse noch haltbarer und schmackhafter.

Im Verlauf der Jahrtausende wurden so die vielen wertvollen Milchbestandteile auch für jene Menschen zugänglich, die nach wie vor keine Laktose vertrugen.

Denn gerade die lang gereiften Käsesorten enthalten oft nur noch winzige Spuren des Milchzuckers. Der Energiespender Fett, der Baustoff Eiweiß sowie die gesunden Vitamine und Mineralstoffe bleiben dagegen größtenteils erhalten.

Käse spiegelt den unglaublichen Einfallsreichtum des Menschen wider: Weltweit sind bis heute mehr als 4000 Sorten entstanden. Jede wird auf eigene Art erzeugt, vom milden Butterkäse aus Norddeutschland bis zum hocharomatischen Époisses aus dem französischen Burgund.

d

Doch auch Milch ist durchaus nicht gleich Milch. In den Kühlregalen der Supermärkte werden heutzutage überaus unterschiedliche Sorten Kuhmilch angeboten.

Nur wenige Verbraucher aber kennen die einzelnen Besonderheiten und wissen, was sich hinter den jeweiligen Bezeichnungen verbirgt.

Nahezu immer ist Milch pasteurisiert. Dazu wird sie nach dem Melken in der Regel für 15 bis 30 Sekunden auf 72 Grad Celsius erwärmt und sofort wieder abgekühlt.

Das Verfahren geht auf den französischen Naturforscher Louis Pasteur zurück. Der entdeckte um das Jahr 1850, dass auf diese Weise Mikroben abgetötet werden, die Milch schnell verderben lassen, zudem Magen-Darm-Infektionen verursachen und gefährliche Krankheiten wie Tuberkulose, Scharlach und Typhus vom Rind auf Menschen übertragen können.

Der Verkauf von unpasteurisierter Milch – die manche Menschen auch heute noch zu sich nehmen, weil sie sich besonders natürliche und vermeintlich gesundheitsförderliche Inhaltsstoffe versprechen – ist daher heutzutage streng geregelt.

Nur speziell kontrollierte Betriebe dürfen sie unter der Bezeichnung „Vorzugsmilch" in den Handel bringen.

Dabei muss sichergestellt sein, dass das Produkt nie wärmer wird als acht Grad Celsius und man es binnen einer Frist von 96 Stunden nach der Gewinnung verzehrt.

Trotzdem bleibt ein gewisses Restrisiko; daher sollten Schwangere und Kleinkinder vorsichtshalber auf den Genuss von Rohmilch und daraus gewonnenem Käse verzichten.

Experten raten außerdem dazu, sowohl Rohmilch vom Bauern als auch Vorzugsmilch aus dem Supermarkt nur abgekocht zu trinken. Manche Verfechter der naturbelassenen Milch behaupten zwar, die Pasteurisierung zerstöre vieles, was gesund sei an der Milch. Und tatsächlich sinkt der Gehalt mancher Vitamine – aber nur minimal.

Neben der klassischen Wärmebehandlung haben Forscher weitere Konservierungsmethoden entwickelt, die

Selbst in H-Milch sind zahlreiche Mikronährstoffe noch enthalten

Keime abtöten. Je rigoroser man dabei vorgeht, desto stärker verändert sich die Milch.

In deutschen Supermärkten werden vor allem drei wärmebehandelte Sorten angeboten (als konventionelle wie auch als Bio-Milch):

- Die Verpackungen mit der Aufschrift „traditionell hergestellt" stehen für Frischmilch, die auf die ursprüngliche Weise pasteurisiert worden ist. Ungeöffnet und gekühlt gilt sie für rund zehn Tage als genießbar.
- Unter der Bezeichnung „länger haltbar" wird Milch verkauft, die verschlossen im Kühlschrank rund drei Wochen haltbar ist und sich in Geschmack und Nährstoffgehalt kaum von der klassisch pasteurisierten unterscheidet. In der Regel ist sie in der Molkerei für wenige Sekunden auf bis zu 127 Grad Celsius erhitzt worden.
- „H-Milch" (für „haltbar") lässt sich bis zu sechs Monate lang ungeöffnet und ungekühlt lagern. Sie wird auf mehr als 135 Grad erhitzt, was einen deutlichen Eigengeschmack erzeugt, den man auch von gekochter Milch kennt. Die hohe Temperatur setzt den Vitaminen etwas stärker zu, der Großteil der Mikronährstoffe aber bleibt auch bei diesem Verfahren erhalten.

f

Für welche Haltbarkeitsstufe man sich entscheidet ist also vor allem eine Frage von Geschmack und Bequemlichkeit – für die Gesundheit macht es offenbar keinen großen Unterschied. Merklichen Einfluss könnte allerdings eine andere Behandlung haben, auf die heute nur noch wenige Hersteller verzichten: die Homogenisierung.

Dabei pumpt man die Milch meist unter Hochdruck durch engmaschige Filter, um so zu verhindern, dass das Milchfett, der Grundstoff für Butter und Sahne, verklumpt und obenauf schwimmt.

Bei diesem Verfahren werden größere Fettansammlungen zerkleinert, und es entsteht eine gleichmäßige (homogene) Wasser-Fett-Mischung. Die meisten Verbraucher haben sich so sehr daran gewöhnt, dass sie es heutzutage in der Regel als einen Makel empfinden, wenn in ihrer Milch sichtbare Klumpen schwimmen.

Manche Mediziner kritisieren allerdings, dass homogenisiertes Milchfett direkter in die Blutbahn gelangt und so zu Übergewicht beiträgt (allerdings fehlen hierfür eindeutige Belege).

Zudem könnte die gleichmäßige Konsistenz unsere Gewohnheiten verändert haben: Milch ist Säften und Wasser immer ähnlicher geworden – das lädt heutzutage leicht zu übermäßigem Konsum ein.

d

Das Problem dabei: Milch ist sehr energiereich. In Deutschland wird der Fettgehalt wird zumeist auf 1,5 oder 3,5 Prozent eingestellt (bei roher Kuhmilch liegt er bei etwa 3,7 Prozent).

200 Milliliter der fettarmen Variante enthalten rund zehn Gramm Milchzucker sowie drei Gramm Fett – und damit insgesamt mehr Kalorien als die gleiche Menge Cola.

Reine Vollmilch liefert sogar noch einmal ein Drittel mehr Energie.

Überdies besteht Milchfett zu großen Teilen aus gesättigten Fettsäuren, die Medizinern in größerer Menge als problematisch gelten, weil sie wahrscheinlich Ablagerungen in den Blutgefäßen fördern und so Herzinfarkte und Schlaganfälle begünstigen.

Bei der Fett-Zusammensetzung gibt es aber offenbar Unterschiede zwischen konventionell hergestellter Milch und Bio-Produkten, so neuere Forschungen.

In Öko-Betrieben haben die Tiere mehr Auslauf und fressen viel frisches Gras und Heu – was sich unter anderem in den Inhaltsstoffen der Milch niederschlägt und insbesondere für mehr gesundheitsförderliche ungesättigte Fette sorgt.

Eine Studie hat ergeben, dass Bio-Milch im Vergleich zu konventionell hergestellter einen um bis zu 50 Prozent höheren Anteil gesunder Omega-3-Fettsäuren enthält.

Für welche der vielen verschiedenen Milchsorten wir uns entscheiden, könnte für die Gesundheit also tatsächlich einen Unterschied machen – wenn auch nur einen kleinen.

g

Geklärt ist inzwischen aber auch, dass die Milch und ihre Produkte für uns nicht überlebenswichtig sind.

Wir haben viele andere Möglichkeiten, so wichtige Nährstoffe wie Kalzium und Eiweiß aufzunehmen. Wer keine Milch verträgt oder aus ethischen Gründen darauf verzichtet, kann seinen Bedarf beispielsweise mit kalziumreichem Wasser sowie mit Gemüse (etwa Grünkohl, Spinat und Brokkoli) oder eiweißhaltigen Getreideprodukten und Hülsenfrüchten decken.

Je stärker die individuellen Einschränkungen sind, desto wahrscheinlicher werden allerdings Mangelerscheinungen. Daher sollten beispielsweise Veganer unbedingt darauf achten, sinnvolle Alternativen zu wählen (siehe auch Seite 24).

Doch auch wer sich für Milch entscheidet, lebt nicht automatisch gesund. Und ein übertriebener Konsum könnte, darauf weisen mittlerweile mehrere Untersuchungen hin, sogar alles andere als förderlich sein.

Eine groß angelegte Studie der Universität Uppsala in Schweden hat beispielsweise vor einiger Zeit ergeben, dass mit hohem Milchkonsum das Risiko für Knochenbrüche nicht etwa sinkt – wie lange angenommen –, sondern bei den Probanden sogar anstieg.

Bei Frauen, die über viele Jahre statt eines Glases drei oder mehr Gläser Milch pro Tag tranken, nahm zudem das allgemeine Sterblichkeitsrisiko um 93 Prozent zu, bei Männern um immerhin zehn Prozent.

Grundlage der Untersuchung waren Daten, die über einen langen Zeitraum von rund 61 000 Frauen im Alter von 39 bis 74 Jahren sowie mehr als 45 000 Männern zwischen 45 und 79 Jahren erhoben wurden.

Auslöser dieser Effekte ist möglicherweise die Galaktose, ein Abbauprodukt des Milchzuckers, so die Theorie der Wissenschaftler. In Tierversuchen hat dieser Stoff unter anderem Entzündungen ausgelöst und die Alterung beschleunigt. Das schwächt vermutlich den Körper und macht so Brüche wahrscheinlicher.

Hierzu passt eine weitere Beobachtung der schwedischen Forscher: Ein hoher Verzehr von Käse oder Joghurt wirkte sich nicht negativ auf die Gesundheitsrisiken der Probanden in Uppsala aus.

Diese Produkte enthalten weniger oder sogar gar keine Laktose, weil Bakterien sie bei der Reifung zu Milchsäure umwandeln. (Laktosefreie Kuhmilch, die neuerdings in Supermärkten erhältlich ist, würde das Problem indes nicht lösen. Deren Zucker wird bei ihrer Herstellung lediglich gespalten – unter anderem in Galaktose.)

Doch die Wissenschaftler warnen vor zu weitreichenden Schlussfolgerungen. Denn die Studie belegt zwar

Gut zu wissen

GENETIK

Menschen jenseits der Babyjahre vertragen Milch erst seit wenigen Tausend Jahren; eine zufällige Mutation im Erbgut machte es möglich.

INFEKTIONSGEFAHR

Bei unpasteurisierter Milch bleibt ein Restrisiko – Schwangere und Kleinkinder sollten auf Rohmilch und daraus gewonnenen Käse verzichten.

EMPFEHLUNG

Die Deutsche Gesellschaft für Ernährung rät, 200 bis 250 Gramm Milch und Milchprodukte sowie zwei Scheiben Käse am Tag zu sich zu nehmen.

VIELFALT

Mehr als 4000 Sorten Käse sind bis heute entwickelt worden; viele davon können auch Menschen essen, die keine Laktose vertragen.

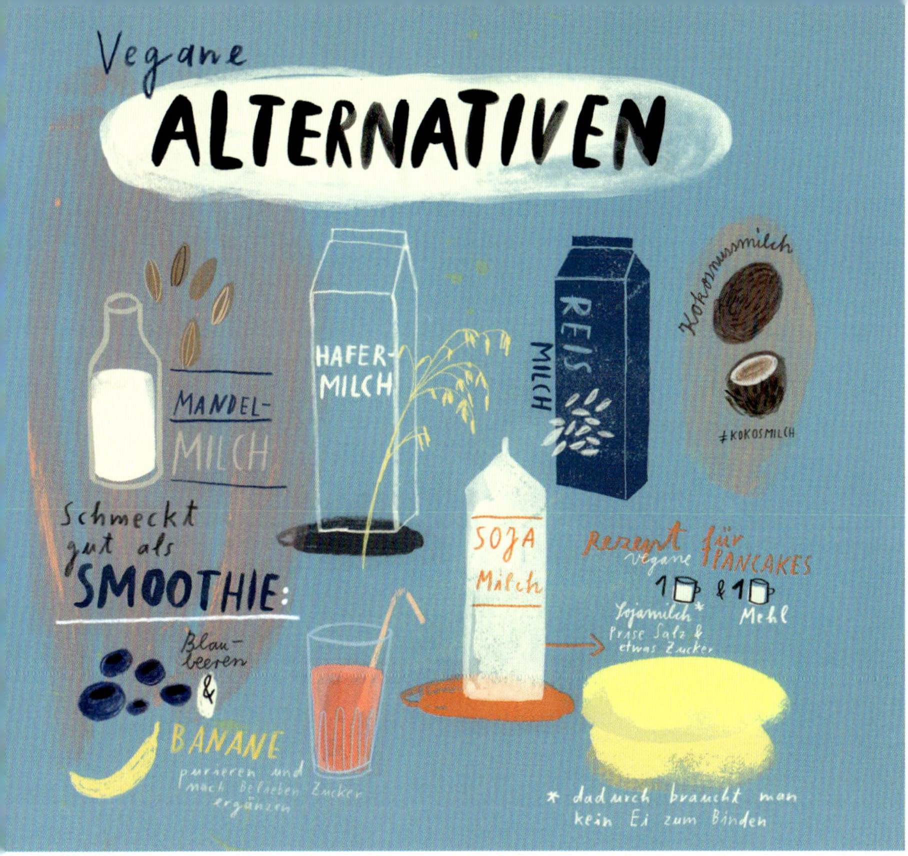
Vegane
ALTERNATIVEN
MANDEL-
MILCH
HAFER-
MILCH
REIS
MILCH
Kokosnussmilch
#KOKOSMILCH
SOJA
Milch
Schmeckt
gut als
SMOOTHIE:
Blau-
beeren
&
BANANE
pürieren und
nach Belieben Zucker
ergänzen
Rezept für
vegane PANCAKES
1 & 1
Sojamilch*
Mehl
Prise Salz &
etwas Zucker
* dadurch braucht man
kein Ei zum Binden

MILCH-ERSATZ

Für Veganer sind sie Pflicht, aber auch zahlreiche andere Konsumenten nutzen bereits pflanzliche Alternativen zu Milch auf der Basis von Hafer, Soja, Mandeln oder Kokos

einen Zusammenhang zwischen Milchkonsum und gewissen Gesundheitsproblemen, kann aber nicht erklären, was Ursache ist und was Wirkung.

So ist es beispielsweise denkbar, dass Frauen mit einem ohnehin erhöhten Osteoporose-Risiko von sich aus verstärkt zu Milch greifen, weil sie glauben, auf diese Weise Knochenbrüchen vorbeugen zu können.

Andere Studien lieferten Hinweise darauf, dass Geschlechtshormone wie Östrogen und Progesteron, die von den häufig schwangeren Kühen stammen, bei Menschen, die viel Milch trinken, möglicherweise das Risiko erhöhen, an Prostata- oder an Eierstockkrebs zu erkranken.

Das deutsche Bundesamt für Risikobewertung stuft die Wahrscheinlichkeit, dass dies eintritt, allerdings als „sehr gering" ein.

Denn die ohnehin winzigen Mengen der Hormone werden im menschlichen Körper sehr schnell über die Leber abgebaut und anschließend über die Niere ausgeschieden.

Doch auch andere Milchbestandteile stehen im Verdacht, das Krebsrisiko zu erhöhen, etwa Kalzium.

In Maßen ist der Mineralstoff ohne Zweifel gesund, ja sogar lebensnotwendig. Doch Kalzium verursacht möglicherweise Probleme, wenn man es in sehr großen Mengen zu sich nimmt – ganz gleich, ob es aus Milch, anderen Speisen und Getränken oder Nahrungsergänzungsmitteln stammt.

e

Ein endgültiges, dem Laien Orientierung vermittelndes Fazit lässt sich aus den Studien noch nicht ziehen.

Keine Untersuchung ist aussagekräftig genug, um Alarm auszulösen, den Milchkonsum grundsätzlich infrage zu stellen und das Getränk als ungesund oder gar gefährlich zu verteufeln.

Allerdings liegt der Schluss nahe, dass die meisten von uns schlicht zu viel Milch trinken. Und dazu verführt uns nicht zuletzt ihr Image als überaus gesundes Lebensmittel. Wir sollten uns fragen, ob sie wirklich so gut für uns ist, wie die Werbung behauptet.

Gerade der Energiezuschuss der Milch, der für unsere Vorfahren so wichtig war, kann für moderne Menschen Risiken bergen – vor allem deshalb, weil die Lebensumstände sich verändert haben: Unsere Ahnen waren ständig in Bewegung, zugleich waren Kalorien knapp. Heute sind die Regale der Supermärkte dagegen voller Produkte – während gleichzeitig Kinder wie Erwachsene einen großen Teil des Tages sitzend verbringen.

Daher raten Experten, Milch eher als festes Nahrungsmittel anzusehen, statt damit seinen Flüssigkeitsbedarf zu decken. Milch ist etwas völlig anderes als Wasser und taugt nicht als ständiger Durstlöscher. In vielen Studien werden drei Gläser Milch täglich bereits als „stark erhöhter Konsum" mit womöglich ungesunden Folgen eingestuft. Diese Menge ist schnell erreicht, wenn man etwa mehrmals am Tag Café au Lait, Kakao oder Müsli mit Milch zu sich nimmt.

Und so empfiehlt die Deutsche Gesellschaft für Ernährung auch eine deutlich geringere Menge: 200 bis 250 Gramm Milch und Milchprodukte, also etwa ein Glas Milch oder ein Becher Joghurt, sowie zwei Scheiben Käse sollte man pro Tag zu sich nehmen.

Wer sich daran hält, hat nach dem aktuellen Stand der Forschung keine negativen Folgen zu befürchten.

Es mag helfen, sich hin und wieder an den Ursprung der Milch und an ihre natürliche Funktion zu erinnern: Sie ist eine hochkomplexe, energiereiche Flüssigkeit, die in Jahrmillionen der Evolution bei jeder Spezies dafür optimiert wurde, Neugeborene reichlich mit Nährstoffen zu versorgen und sie schnell wachsen zu lassen.

Sie ist kein weißes Mineralwasser und – als Muttermilch– von der Natur uneingeschränkt für nur eine Gruppe konzipiert: Säuglinge. •

CHRISTIAN SCHWÄGERL, Jg. 1968, ist Wissenschaftsjournalist in Berlin. Dort erarbeitet auch die Illustratorin **RINAH LANG**, Jg. 1975, ihre Aquarelle.

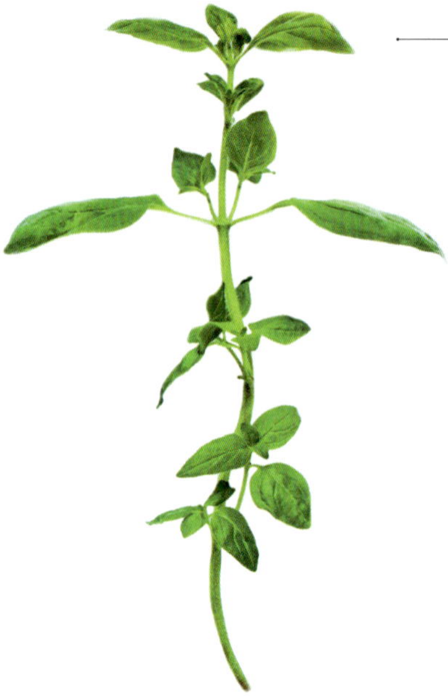

Oregano

Ein wenig erdig und dennoch frisch, verleiht Oregano Suppen, Antipasti und Grillgemüse ein mediterranes Flair. Getrocknet verstärkt sich seine Würzkraft

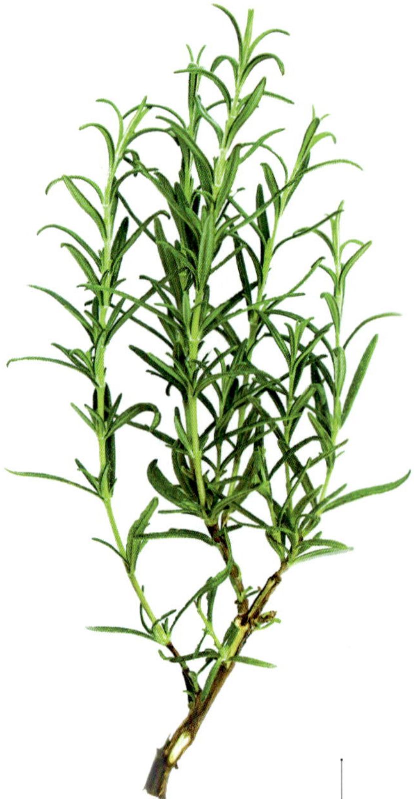

Rosmarin

Der harzig-rauchige Duft der nadelförmigen Blättchen würzt Suppen oder weiße Bohnen und lässt sich sogar mit Aprikosen kombinieren

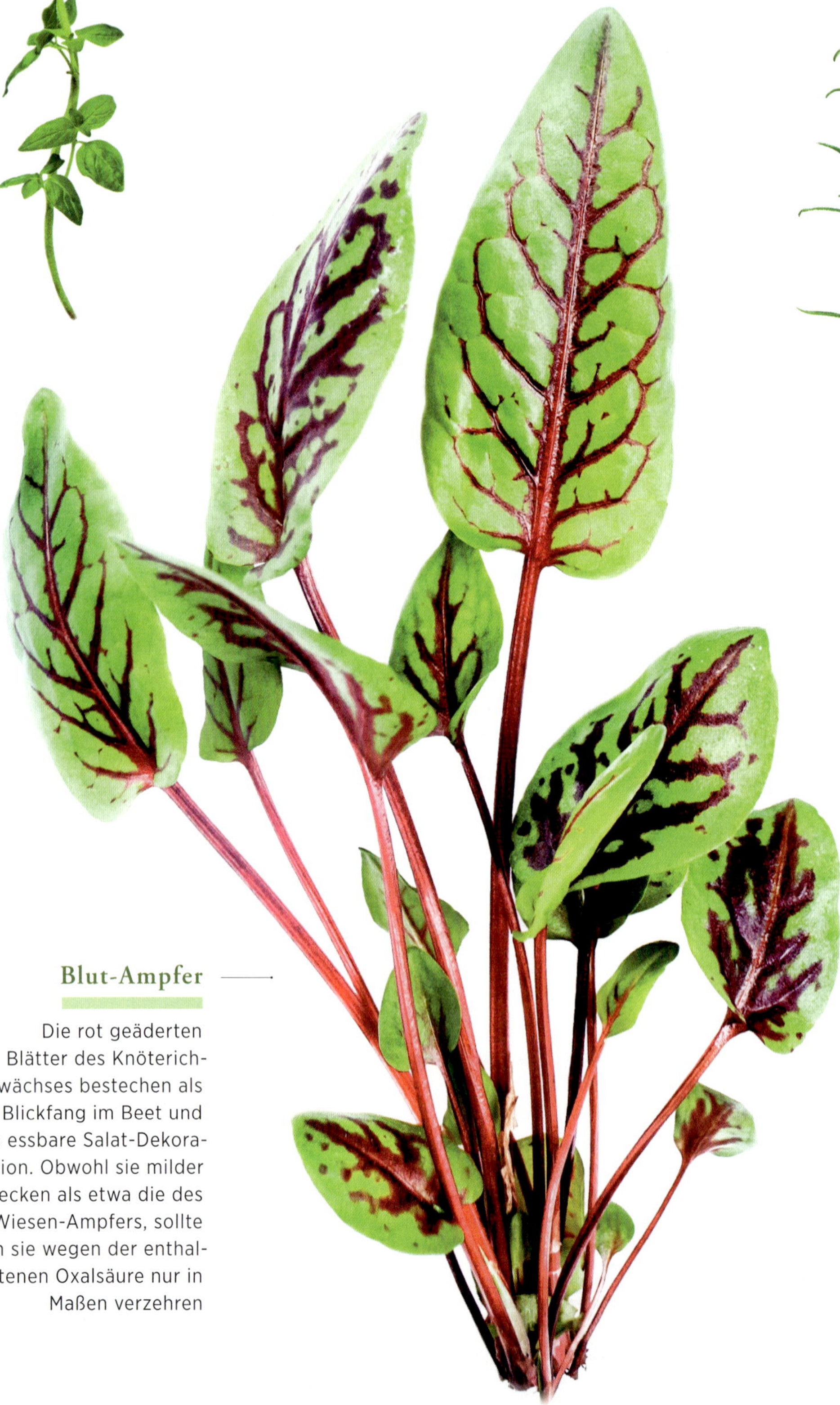

Blut-Ampfer

Die rot geäderten Blätter des Knöterichgewächses bestechen als Blickfang im Beet und als essbare Salat-Dekoration. Obwohl sie milder schmecken als etwa die des Wiesen-Ampfers, sollte man sie wegen der enthaltenen Oxalsäure nur in Maßen verzehren

Glatte Petersilie

Die glattblättrige Variante des Küchenkrauts ist geschmacksintensiver als ihre bekanntere krause Verwandte. Sie eignet sich für Eintöpfe, Gemüsepfannen, Salat, Pesto und Kräuterquark

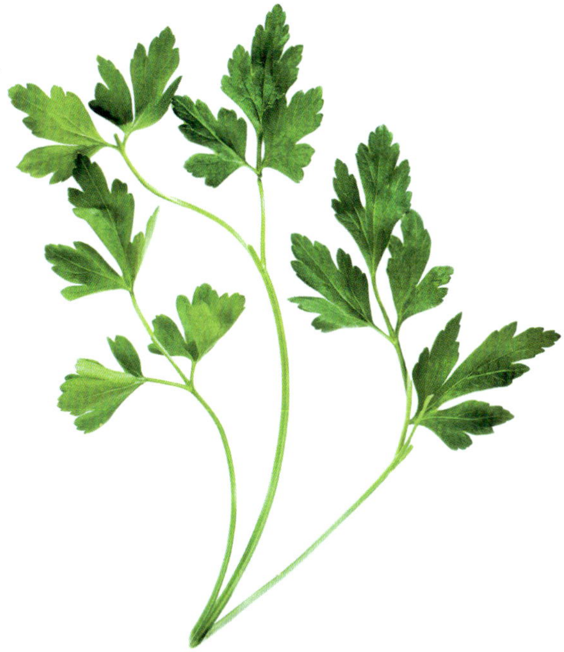

Zitronen-Thymian

Die intensiv nach Zitrone duftenden Blätter passen zur leichten Mittelmeerküche, etwa gegrilltem Feta und Salaten. Auch Gelees veredeln sie – und als Tee aufgebrüht, helfen sie bei Erkältungen

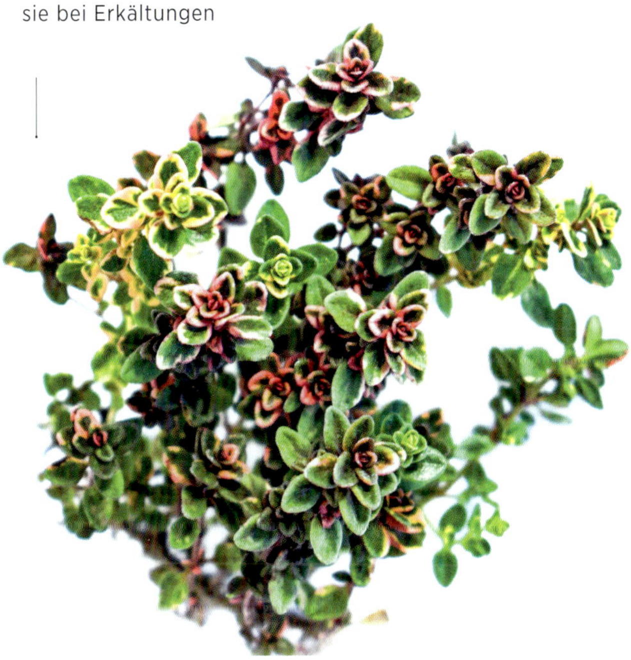

Kräuter machen aus **faden Speisen unverwechselbare Gerichte.** Geht man mit den feinen Blättern jedoch falsch um, verlieren sie innerhalb kürzester Zeit ihr Aroma

Gesunde Geschmacksverstärker

Text: Martin Schlak   Fotos: Anne Mason-Hoerter

exklusiv für GEO WISSEN ERNÄHRUNG

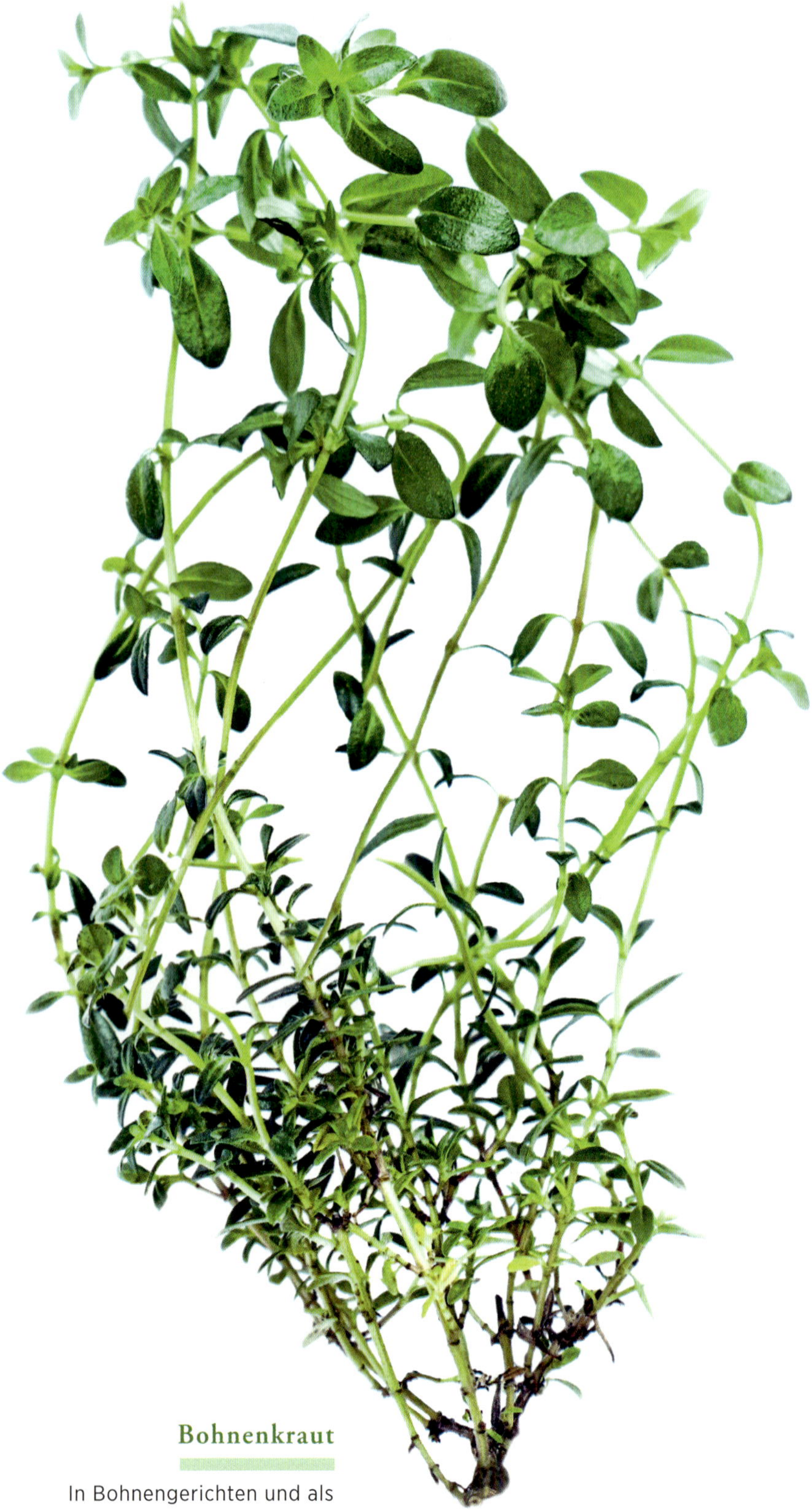

Bohnenkraut

In Bohnengerichten und als Würzmittel für andere deftige Speisen sorgt das Küchenkraut für eine pikante Pfeffernote und gute Bekömmlichkeit. Vorsichtig dosieren – Bohnenkraut dominiert schnell

K

Kräuter haben dank der starken sinnlichen Eindrücke, die sie hervorrufen, die Macht, Gefühle in uns zu wecken. Sie verleihen Speisen jene unverwechselbaren Noten, die uns, haben wir einmal davon gekostet, mitunter nicht mehr aus dem Sinn gehen.

Die Küche ganzer Regionen verbinden wir mit ihren charakteristischen Kräutern: Basilikum etwa mit dem Pesto alla Genovese Italiens, Koriander mit den Sommerrollen Vietnams, Petersilie und Minze mit den Taboulés des Libanon.

Und auf dem Gewürzbrett vieler Küchen, oft zwischen Pfeffer und Curry, steht eine Dose, die nicht weniger verspricht als eine Reise ans Mittelmeer. Auf dem Etikett steht „Herbes de Provence". Allein der verführerische Name ruft Bilder wach von wogenden Rosmarinfeldern in der Nachmittagssonne, weckt Erinnerungen an die Würze von Thymian und Majoran, den frischen Duft von Basilikum und Lavendel.

Überall auf der Welt schätzen Menschen seit jeher die Blätter ausgewählter Gewächse als Würzmittel für Speisen. Kräuter sind – neben Gewürzen – jene Zutat, die vielen nahrhaften, aber eigentlich recht faden Gerichten aus Reis oder Couscous, Nudeln oder Teig ihren charakteristischen und vielfältigen Geschmack verleiht.

Sie machen mit ihrem intensiven Aroma den Unterschied zwischen einer langweiligen Beilage und einem wohlschmeckenden Gemüsegericht.

Köche ziehen zwischen Kräutern und Gewürzen eine scharfe Trennlinie: Gewürze sind getrocknete Samen, Rinden oder Wurzeln; unter Kräutern verstehen sie hingegen die Blätter bestimmter Pflanzen.

Das mag recht theoretisch klingen, hat für den eigenen Haushalt aber eine entscheidende Konsequenz: Im Unterschied zu Gewürzen – wie etwa Safran, Vanille, Pfeffer oder Kardamom – lassen sich Kräuter meist auch von Laien in den klimatisch gemäßigten Breiten Europas recht einfach heranziehen, verarbeiten und konservieren. Das macht sie für die Küche besonders wertvoll.

Wer die Kraft der Kräuter nutzen will, kommt aber um ein wenig Sachkenntnis nicht umhin. Er muss etwa wissen, welche Bedürfnisse die Gewächse beim Anbau haben und, vielleicht am wichtigsten: wie man die Blätter lagert und beim Kochen verwendet (siehe Seite 47).

WAS DER MENSCH als spezifischen Duft von Thymian, Basilikum oder Dill wahrnimmt, ist jeweils eine Kombination vieler unterschiedlicher Moleküle. Jedes Kraut verströmt eine ganz eigene Mischung, die den Geruch, und damit auch den Geschmack, einzigartig macht.

Chemiker können das Aroma einer Pflanze in seine Einzelteile zerlegen. Die meisten Duftmoleküle in Kräutern zählen zu den Terpenen oder Phenolen; beides sind flüchtige Kohlenstoff-Verbindungen (im Umgangsdeutsch: „ätherische Öle“).

Terpene wecken in uns meist Erinnerungen an duftende Baumnadeln, erdigen Waldboden, saftige Zitrusfrüchte oder frische Blätter. Die äußerst vielfältigen Phenole fügen den jeweiligen Kräutern ihr spezifisches Aroma hinzu. Thymian etwa erhält seinen unverwechselbaren Geruch und Geschmack vor allem durch eine Verbindung namens Thymol.

Die Pflanzen speichern diese Duftstoffe unter anderem in speziellen Drüsenzellen im Blattgewebe. Von dort aus können die extrem leichten Moleküle von feinsten Bewegungen der Luft davongetragen werden.

Auf diese Weise senden die Pflanzen gewissermaßen Botschaften in die Welt hinaus. Sie signalisieren Fressfeinden beispielsweise, dass sie ungenießbar sind, vielleicht sogar beißend schmecken, reizen, betäuben.

Pur genossen, sind viele Kräuter für den Menschen nicht besonders wohlschmeckend, sie können mitunter sogar giftig sein. So enthält das ätherische Öl des Wermuts die Substanz Thujon, die – in zu großen Mengen – zu Krämpfen oder Wahrnehmungsstörungen führen kann.

Lange Zeit war daher Absinth, ein Branntwein mit hohem Wermutgehalt, in Deutschland verboten. Heute gelten für die Thujon-Konzentration in Absinth strenge Grenzen.

Wie bei vielen Heilmitteln gilt deshalb auch für den Umgang mit Kräutern in der Küche: Es kommt auf die Dosis an. In kleinen Mengen können sie ein Gericht veredeln, in zu großer Dosierung machen sie bisweilen eine Speise bitter, ungenießbar, gar unbekömmlich.

W

Wie kräftig ein Kraut würzt, hängt aber nicht nur von der Menge ab – auch die Bedingungen des Anbaus, die Art der Verarbeitung und Lagerung beeinflussen, wie viele Aromastoffe die Blätter produzieren.

Und wie viel davon erhalten bleibt.

Denn häufig soll es in der Küche ja schnell gehen; der Supermarkt bietet dafür eine verlockende Auswahl an getrockneten Kräutern an. Doch mit dem ursprünglichen Aroma der frischen Blätter haben die feinen Brösel oft nicht mehr viel gemein.

Ein großer Teil der ätherischen Öle geht bei den meisten Kräutern bereits beim Trocknen verloren; sie verflüchtigen sich sogar schneller als das Wasser. Je kleiner die Blätter dann geschnitten werden, desto größer ist

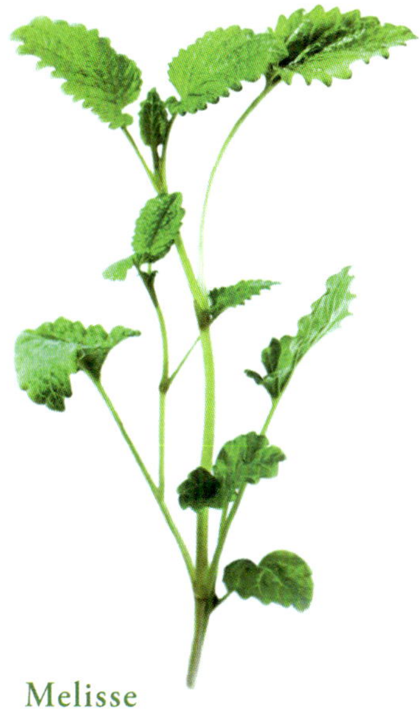

Melisse

Einen belebenden, zitronenartigen Hauch von Frische verleiht die duftende Melisse beispielsweise Salatmarinaden, Obstsalaten und Sommerbowlen. Die möglichst erntefrisch abgezupften Blätter sind zudem überaus dekorativ

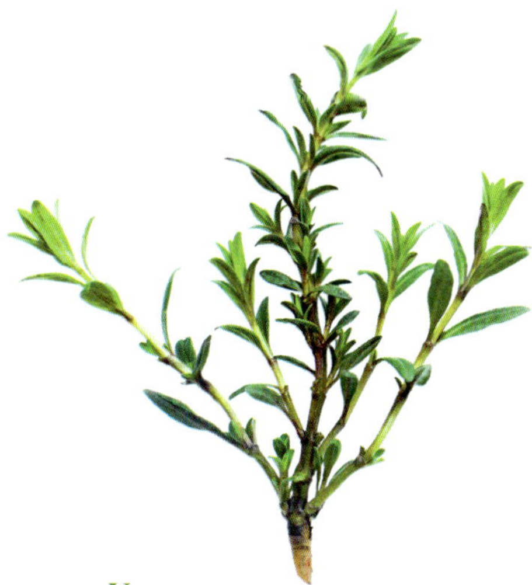

Ysop

Karl der Große soll diese aus dem Mittelmeerraum stammende Würz- und Heilpflanze einst mit nach Deutschland gebracht haben. Die dezent bitteren Triebspitzen aromatisieren Soßen, Salate, Kräuteröle und Liköre

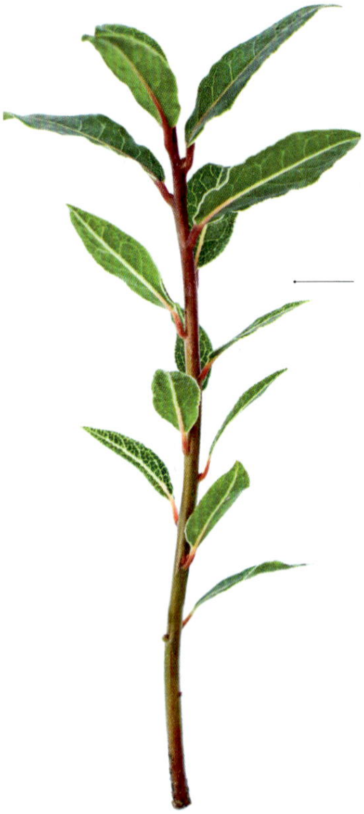

Lorbeer

Ob als Basiswürze für Eintöpfe und Soßen oder Zutat beim Einlegen von Sommergemüse: Die getrockneten Blätter (vor dem Servieren entfernen) sorgen durch Gerbstoffe und ätherische Öle für herzhaften Genuss

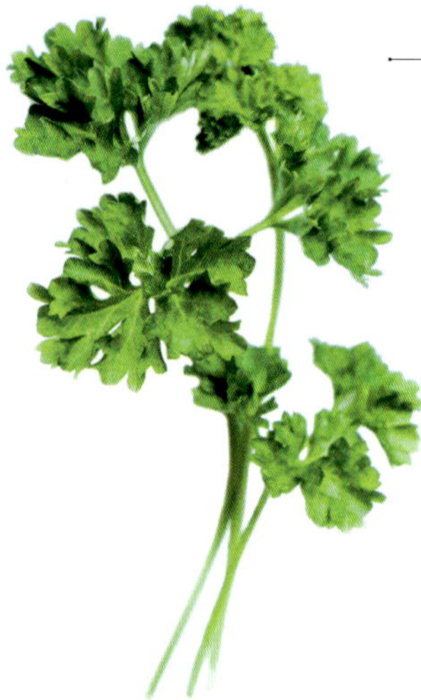

Krause Petersilie

Der Vitamin-C-Gehalt von Petersilie übertrifft mit 133 Milligramm je 100 Gramm sogar den von Zitronen. Mit den frischen Blättern garniert man Speisen kurz vor dem Servieren – so bewahrt man gesunde Inhaltsstoffe und Aroma

Vietnamesischer Koriander

Mildpfeffrig, zitronig und ein wenig blumig: Das südostasiatische Würzkraut verleiht scharfen Thai-Salaten, aber auch klassischen Gemüsegerichten und sogar schlichtem Kartoffelbrei eine raffinierte Note

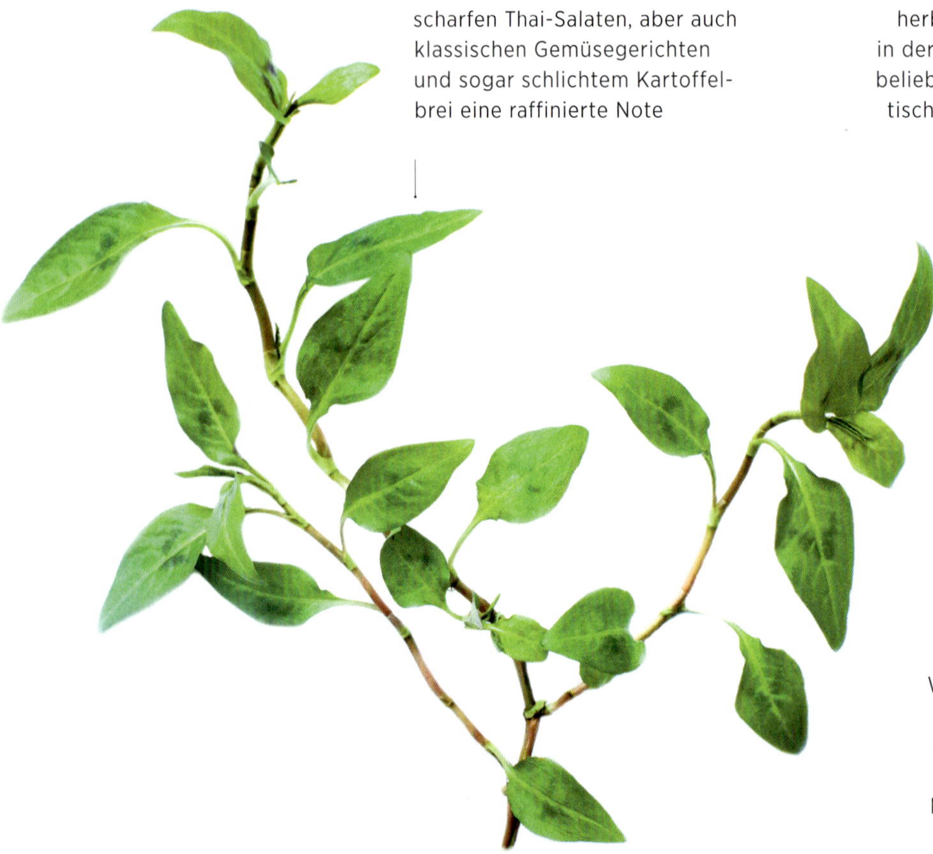

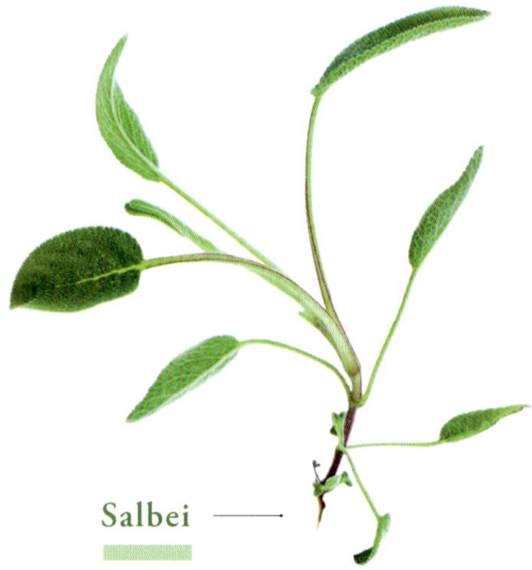

Salbei

Die graugrünen, länglichen Blätter mit ihrem bitterherben Geschmack sind in der italienischen Küche beliebt. Besonders aromatisch sind sie knusprig in Öl ausgebacken

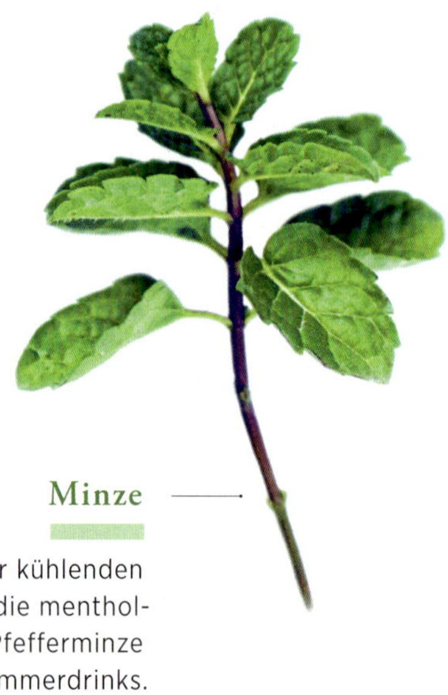

Minze

Mit ihrer kühlenden Wirkung ist die mentholhaltige Pfefferminze ideal für Sommerdrinks. Fruchtig-mildere Minzen verfeinern Salate und Desserts

ihre Oberfläche – und desto schneller verlieren sie während der Lagerung im Supermarkt und in der Küche an Geschmack. Zurück bleibt ein grasiger Geruch von Heu, ganz gleich, welches Gewürz man vor sich hat.

Nur einige mediterrane Arten bilden da eine Ausnahme: Sie haben sich an ihre Umwelt angepasst und Aromastoffe hervorgebracht, die auch Trockenheit und Hitze weitgehend unbeschadet überstehen. Dazu zählen etwa Lorbeer, Salbei, Majoran, Bohnenkraut, Oregano, Thymian und Rosmarin – also auch die Hauptbestandteile in den „Herbes de Provence".

Empfindlichere Kräuter können ihr Aroma indes nur dann voll entfalten, wenn sie frisch verarbeitet werden. Viele Supermärkte bieten die gängigsten Sorten in kleinen Töpfchen oder als abgepackte Bündel an.

Im Freien gedeihen Kräuter meist am besten, nur dort bekommen sie genug Licht

Allerdings ist die Auswahl beschränkt, die empfindliche Ware vergleichsweise teuer – und was man nicht sofort beim Kochen verwendet, vergeht meist rasch.

Am besten lässt sich die Kraft der Kräuter daher nutzen, wenn man sie selbst anbaut. Schon ein kleines Beet reicht aus, um Küchenkräuter stets frisch und nur in der benötigten Menge ernten zu können. Für jeden Standort gibt es die passenden Arten; Gärtner oder Händler auf dem Wochenmarkt können Tipps geben.

Mittelmeerkräuter etwa wachsen am besten in der prallen Sonne: Thymian, Salbei, Lavendel, Weinraute, Ysop, Römischer Wermut brauchen hohe Temperaturen und wenig Wasser. Für Halbschatten bis Schatten bieten sich Kräuter wie etwa Pfefferminze oder Bärlauch an. Wichtig für ein üppi-

Küchenpraxis

So bleibt das Aroma erhalten

Die ätherischen Öle in ihren Blättern sind äußerst flüchtig. Wer jedoch einige Regeln beachtet, bewahrt den frischen Geschmack von Kräutern – bis das Gericht serviert ist

Für das eigene Kräuterbeet sollte man die Arten entsprechend den Lichtverhältnissen auswählen und platzieren. Mediterrane Kräuter wie Thymian, Oregano oder Salbei benötigen viel Licht und Wärme, um ihre Aromastoffe zu bilden. Im Halbschatten, also bei einigen Stunden Sonne am Tag, wachsen Schnittlauch, Liebstöckel, Petersilie und manche Basilikum-Varianten besonders gut. Bärlauch und Knoblauchsrauke gedeihen sogar im Schatten. Wer keinen Garten hat, kann Kräuter auch gut in Töpfen auf dem Balkon züchten.

Frisch gekaufte Blätter und Zweige aus der Gemüseabteilung oder vom Wochenmarkt behalten ihr Aroma am besten im Kühlschrank. Gewaschen, getrocknet, in ein Tuch eingewickelt und von einer leicht geöffneten Plastiktüte umhüllt, halten sich die Mittelmeerkräuter bis zu zwei Wochen. Ein Sonderfall ist das Basilikum. Es bleibt, mit den Stielen im Wasser, am längsten bei Raumtemperatur frisch.

Zum Trocknen eignen sich nur Kräuter, die an heißes Klima angepasst sind. Das sind vor allem Thymian, Lorbeer, Bohnenkraut, Majoran, Salbei, Oregano und Rosmarin. Ihre Aromen überstehen den Flüssigkeitsentzug weitgehend unversehrt – und bleiben selbst bei längerer Lagerung erhalten. Alle anderen Arten sollte man besser frisch verwenden.

Beim Kochen gilt generell: Je feiner die Blätter geschnitten sind, desto schneller gehen ihre Aromastoffe in die Speise über. Bei einem schnellen Gericht mag das wünschenswert sein. Wer aber einen Eintopf oder eine Suppe kocht, erreicht mit ganzen Blättern und Zweigen, dass sich das Aroma erst nach und nach löst. Sobald die Stoffe das schützende Blatt verlassen haben, reagieren sie mit Sauerstoff. Dabei verändert sich ihr ursprünglicher Geschmack. Zarte Blätter kann man auch kurz vor dem Servieren über den Teller streuen. Die Aromastoffe entfalten sich dann erst zum spätestmöglichen Zeitpunkt: beim Kauen.

Weitere Informationen zu Anbau, Lagerung und Verwendung findet man verständlich aufbereitet in: »Kräuter. Das Praxishandbuch« von Burkhard Bohne (Kosmos).

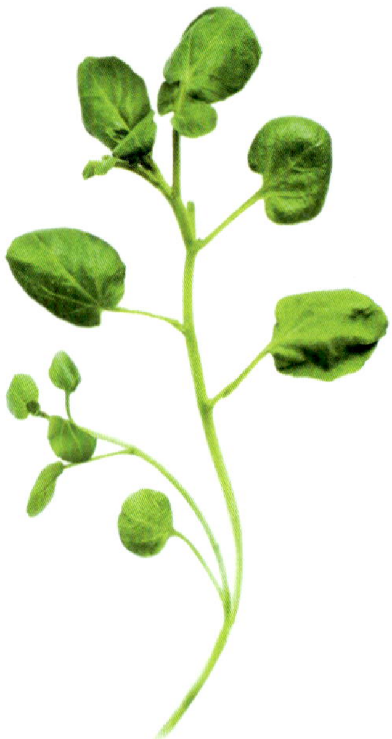

Brunnenkresse

Die vitaminreichen jungen Blätter wirken – frisch verwendet – vermutlich entgiftend. Die leichte Schärfe ihrer Senföle kommt in Salat, Kräuterbutter oder in Smoothies fein zur Geltung

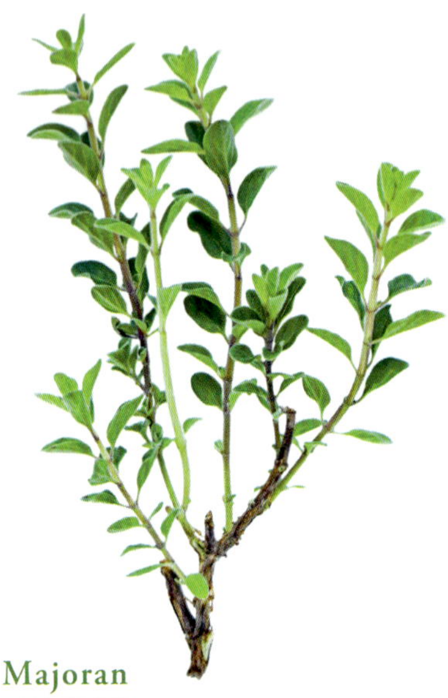

Majoran

Die Blätter machen deftige Kartoffelgerichte, aber auch schwerer verdauliche Speisen aus Hülsenfrüchten ein wenig bekömmlicher. Majorankraut sollte erst zum Ende der Garzeit hinzugegeben werden

ges Wachstum ist der richtige Boden. Viele mediterrane Arten gedeihen am besten auf sandigem, eher mineralarmem Untergrund. Heimische Kräuter brauchen dagegen meist mehr Nährstoffe, insbesondere Stickstoff.

Auch bereits eingetopfte Pflanzen aus dem Supermarkt können in einem Kräutergarten gedeihen. Doch meist lohnt sich der Gang zu einer Gärtnerei oder einem Kräuterfachhändler.

Denn in den Lebensmittelhandel gelangen meist Gewächse, die zwar besonders schnell wachsen, grün und saftig aussehen – aber nur wenig Widerstandskraft gegen Schädlinge, Trockenheit oder Feuchte entwickeln.

W

Wer von den Supermarktkräutern länger etwas haben möchte, sollte sofort nach dem Kauf die Erde auswechseln und die Töpfe nach draußen stellen – in der ersten Woche allerdings nicht in die pralle Sonne: Im Schatten können sich die Pflanzen nach der Zeit in Gewächshaus und Supermarkt allmählich an das grelle Licht und das unbeständige Wetter gewöhnen.

Grundsätzlich sind Kräuter im Freien am besten aufgehoben: Nur dort bekommen sie so viel Sonnenlicht, wie sie brauchen, um all ihre Geschmacksstoffe zu produzieren. Die Innenfensterbank der Küche ist dagegen weniger gut geeignet, meist ist es dort nicht hell genug.

Um die volle Würze der Blätter zu erhalten, gilt es auch zu bedenken, wann man sie pflückt. In der Mittagshitze verdunstet ein Teil der ätherischen Öle, die Pflanzen schmecken also etwas weniger intensiv.

Erst über Nacht werden die Öle vom pflanzlichen Stoffwechsel neu gebildet. Daher eignen sich besonders die frühen Morgenstunden zur Ernte.

Frische Mittelmeerkräuter (ob aus dem Garten oder Supermarkt) legt man nach dem Waschen am besten in ein Küchentuch, das Wasser aufsaugt und so verhindert, dass sich auf den feuchten Blättern Mikroben ansiedeln.

Anschließend sollte man das Bündel in einem leicht geöffneten Plastikbeutel im Kühlschrank verwahren.

Die Stängel zarter Kräuter wie Minze, Petersilie oder Koriander lassen sich in einem Marmeladenglas mit etwas Wasser konservieren, ebenfalls im Kühlschrank, mit einer übergestülpten Tüte. So aufbewahrt, bleiben die meisten würzigen Blätter mehr als zwei Wochen frisch.

Wer eine große Menge Kräuter verarbeiten oder einen Vorrat für die Winterzeit anlegen möchte, hat verschiedene Möglichkeiten, sie haltbar zu machen.

Dafür geeignete Sorten wie Lavendel oder Thymian kann man ohne viel Aufwand selbst trocknen. Dazu hängt man die Stiele kopfüber an einem luftigen und schattigen Ort auf.

Auch eine Mikrowelle eignet sich recht gut zum Trocknen: Sie erhitzt und verdampft nur die Wassermoleküle in den Blättern und verschont die ätherischen Öle. Auf diese Weise bleibt ein Großteil des Aromas erhal-

Gut zu wissen

DUFTSPEICHER

In speziellen Drüsen etwa im Blattgewebe produzieren Kräuter die für sie charakteristische Kombination aromatischer Moleküle.

FLÜCHTIGE SUBSTANZEN

Die Duftstoffe sind so leicht, dass sie schnell von der Luft fortgetragen werden – und das Aroma verfliegt.

KRÄUTERGARTEN

Für jeden Standort gibt es passende Arten. Die Pflanzen benötigen an ihre Bedürfnisse angepasste Erde.

ERNTE

Gepflückt werden sollten die Blätter vor der Blüte und frühmorgens. Dann ist ihr Geschmack am intensivsten.

ten, während die Blätter brüchig und trocken werden.

Viele Kräuter lassen sich überdies recht gut einfrieren. Dazu eignet sich ein Eiswürfelgefäß, in das die Blätter portionsweise in Wasser oder Öl eingelegt werden. Sobald sie tiefgefroren sind, gibt man sie in einen Plastikbeutel und kann sie über Monate im Tiefkühlfach aufbewahren.

Tiefgefrorene Kräuter eignen sich allerdings nur zum Kochen, weniger zum Würzen oder Garnieren von rohen Speisen. Denn beim Gefrieren und Auftauen verlieren die Blätter ihre Form. Zurück bleibt meist eine unansehnliche, grüne Masse – die allerdings immer noch fast so intensiv schmeckt wie frisch gepflückt.

Und schließlich lassen sich viele Kräuter auch zu gleichermaßen haltbaren wie geschmackvollen Soßen verarbeiten: So lässt sich beispielsweise Pesto nicht nur – wie üblich – aus Basilikum herstellen, sondern auch aus Bärlauch, Petersilie oder Salbei.

OB GETROCKNET, tiefgefroren oder frisch: Wer den Umgang mit Kräutern beherrscht, kann ihre Aromen das ganze Jahr über genießen.

Der kann sie, je nach Rezept, klein geschnitten in Eintöpfe oder Pfannengerichte geben, Soßen damit würzen, Suppen veredeln, süße Desserts mit einer pikanten Note versehen.

Die Menschen der Antike, die von der Chemie der Aromastoffe noch nicht viel verstanden, sahen in dem Duft von Kräuterblättern einen Hauch des Himmels, dachten gar, in ihnen würden unsichtbare Zauberkräfte wirken. Zwar haben die Naturwissenschaftler manches Rätsel der Würzblätter inzwischen gelöst.

Doch die Vielfalt ihrer Aromen erscheint immer noch jedes Mal aufs Neue wie ein kleines Wunder. •

MARTIN SCHLAK, Jg. 1988, ist Wissenschaftsjournalist in Hamburg. **ANNE MASON-HOERTER,** Jg. 1965, arbeitet als Fotografin in München und Kanada. Fachberatung: Gärtnermeister **BURKHARD BOHNE**.

IMPRESSUM

Gruner + Jahr GmbH
Am Baumwall 11, 20459 Hamburg
Postanschrift der Redaktion:
Brieffach 24, 20444 Hamburg
Telefon 040/37 03-0, Telefax 040/37 03 56 48
Internet: www.geo-wissen.de

CHEFREDAKTEUR
Michael Schaper
STELLVERTRETENDE CHEFREDAKTEURE
Claus Peter Simon; Rainer Harf
ART DIRECTION
Torsten Laaker
TEXTREDAKTION
Tilman Botzenhardt, Maria Kirady, Bertram Weiß, Sebastian Witte
BILDREDAKTION
Carolin Küst; Ulrike Jürgens, Jochen Raiß
VERIFIKATION
Susanne Gilges; Regina Franke, Dr. Götz Froeschke, Stefan Sedlmair, Bettina Süssemilch
LAYOUT
Lena Uphoff
CHEF VOM DIENST/ SCHLUSSREDAKTION
Ralf Schulte; Mitarbeit: Ricarda Gerhardt
TECHNISCHER CHEF VOM DIENST
Rainer Droste
REDAKTIONSASSISTENZ
Ümmük Arslan; Anastasia Mattern, Thomas Rost
HONORARE/SPESEN
Angelika Györffy
GESCHÄFTSFÜHRENDE REDAKTEURIN
Maike Köhler
VERANTWORTLICH FÜR DEN REDAKTIONELLEN INHALT
Michael Schaper

PUBLISHER
Dr. Gerd Brüne, Frank Thomsen
EXECUTIVE DIRECTOR DIRECT SALES
Heiko Hager, G+J Media Sales
VERANTWORTLICH FÜR DEN ANZEIGENTEIL
Daniela Porrmann, Director Brand Solutions, G+J e|MS, Am Baumwall 11, 20459 Hamburg
Es gilt die jeweils aktuelle Preisliste.
Infos hierzu unter: www.gujmedia.de
SALES DIRECTOR
Franziska Bauske, DPV Deutscher Pressevertrieb
MARKETING
Pascale Victoir
HERSTELLUNG
G+J Herstellung, Heiko Belitz (Ltg.), Oliver Fehling
Litho: Peter Becker GmbH, Würzburg
Druck: Neef+Stumme premium printing, Wittingen

BANKVERBINDUNG:
Deutsche Bank AG Hamburg,
IBAN DE30200700000032280000,
BIC DEUTDEHH.
Heft-Preis: 9,50 Euro (mit DVD: 16,50 Euro),
ISBN 978-3-652-00897-6 (978-3-652-00898-3)
ISSN 2367-4199

USA: GEO WISSEN is published by Gruner + Jahr GmbH. K.O.P.: German Language Pub., 153 S Dean St, Englewood NJ 07631. Periodicals Postage is paid at Paramus NJ 07652. Postmaster: Send address changes to GEO WISSEN, GLP, PO Box 9868, Englewood NJ 07631.
KANADA: Sunrise News, 47 Silver Shadow Path, Toronto, ON, M9C 4Y2, Tel.: +1 647-219-5205, E-Mail: sunriseorders@post.com

Der Export der Zeitschrift GEO WISSEN ERNÄHRUNG und deren Vertrieb im Ausland sind nur mit Genehmigung des Verlages statthaft. GEO WISSEN ERNÄHRUNG darf nur mit Genehmigung des Verlages in Lesezirkeln geführt werden.

GEO-LESERSERVICE

Fragen an die Redaktion
Tel.: 040/37 03 20 84 Fax: 040/37 03 56 48
E-Mail: briefe@geo.de

Einzelheftbestellung
Online-Kundenservice: www.geo.de/kundenservice
Postanschrift: GEO WISSEN-Kundenservice, 20080 Hamburg
Tel.: 0049/40/55 55 89 90
Service-Zeiten: Mo–Fr 7.30–20 Uhr, Sa 9–14 Uhr.

Bestelladresse für GEO-Bücher, GEO-Kalender, Schuber etc.:
GEO-Versand-Service, 74569 Blaufelden
Tel.: 0049/40/422 36 427
E-Mail: guj@sigloch.de

BILDNACHWEIS/COPYRIGHT-VERMERKE

Anordnung im Layout: l. = links, r. = rechts, o. = oben, m. = Mitte, u. = unten

TITEL
Stephan Pflug für GEO WISSEN
EDITORIAL
Benne Ochs für GEO WISSEN: 3 o.
INHALT
siehe entsprechende Seiten
VEGETARISCHE VIELFALT
Stefan Abtmeyer: 6–23
SO GELINGT DER ALLTAG
Malte Jäger/laif: 25–32; Illustrationen: Christian Harf: 30
STREITFALL MILCH
Illustrationen: Rinah Lang für GEO WISSEN: 34–41
GESUNDE GESCHMACKSVERSTÄRKER
Anne Mason-Hoerter für GEO WISSEN: 42–48
10 SUPPEN UND SALATE
Julia Hoersch: 51, 56–59; Thorsten Suedfels: 52–55, 62–64; Anna Brauns: 60, 61; Ulrich Hoppe: 65; Foodstyling: Katja Graumann: 51, 65; Meike Stüber: 52, 53, 60–64; Dörthe Schenk: 54, 55; Hanna Charlotte Erhorn: 56, 58, 59; Meike Graf: 57; Rezepte: Michael Wolken: 51, 53, 56, 59, 61, 64; Jürgen Büngener: 55, 65; Anne Haupt: 57; Hege Marie Köster: 63
SAUER ODER BASISCH
Illustrationen: Enya Todd/Ikon Images: 66–68
DIE KUNST DES FERMENTIERENS
Johann Cohrs/Birgit Stöver Photographers: 70–79; Foodstyling: Marcel Stut: 70–79; Rezepte: Marcel Stut: 72, 75, 77, 79
DER WÄCHTER DER REBEN
Jonas Fredwall Karlsson/Trunk Archive: 82/83; Le Vin-en-Direct, Photography Jan Bartelsmann: 85 (3), 86 u. l., 88/89 u., 89 u., 90–94; Olivier Roux/Sagaphotos/Studio X: 86 o., Raphael Trape: 86 u. m.; Prignet/Le Figaro Magazine/laif: 86/87 u.; Christophe Lepetit/Only France/Studio X: 89 o.
DIE KRAFT AUS DEN HÜLSEN
Stefan Abtmeyer: 96–103
DAS GEHEIMNIS DER ZÜCHTUNG
Alfredo Cáliz/Panos Pictures/Visum: 104/105, 107, 108, 111; Jim Richardson/National Geographic Creative: 106 o., 109 o., 109 u., 110 u.; Gerd Guenther/Science Photo Library: 106 m., 109 m., 110 o., 110 m.; viktoriya89/stock.adobe.com: 106 u.
10 MAL PASTA UND RAGOUT
Ulrich Hoppe: 113; Julia Hoersch: 114, 115, 118, 119; Thorsten Suedfels: 120, 121; Janne Peters: 122, 123, 126, 127; Ulrike Holsten: 116, 117, 124, 125; Foodstyling: Katja Graumann: 113; Hanna Charlotte Erhorn: 114, 115; Isabel de la Fuente: 116, 117; Katrin Heinatz: 118, 119, 124, 125; Krisztina Zombori: 120; Meike Stüber: 121; Anne Beckwilm: 122, 123, 126, 127; Rezepte: Susanne Walter: 113; Michael Wolken: 115; Kay-Henner Menge: 117, 119; Adam Koor: 120; Hege Marie Köster: 121; Jürgen Büngener: 123, 125, 126, 127
DIE ENERGIE AUS DEN KERNEN
Reinhard Hunger für GEO WISSEN: 128–135
DER LANGE WEG ZUM EDLEN ÖL
Monica Gumm/laif: 136–142
NAHRUNG IN KAPSELN
Jana Leon/Getty Images: 144; 145 v. l. n. r.: Andreas Achmann/StockFood; Le Figaro Magazine/laif; StockFood; Karl Newedel/StockFood; 146–147 v. l. n. r.: Susan Trigg/Getty Images; Le Figaro Magazine/laif; Ziva_K/Getty Images; Ted Morrison/StockFood; Eising Studio/StockFood; StockFood; Elenathewise/Getty Images; Akepong Srichaichana/EyeEm/Getty Images; Otmar Diez/StockFood
DIE SCHÄTZE AM WEGESRAND
Hans-Peter Siffert, AT Verlag/www.at-verlag.ch: 148–155, außer: Gaby Wojciech/Plainpicture: 155 u.
»GÄNSEBLÜMCHEN SIND ÄUSSERST SCHMACKHAFT«
Solvin Zankl für GEO WISSEN: 156

10 Suppen *und* Salate

Sie lassen sich vor dem Hauptgang genießen oder als kleine Mahlzeit: Die hier vorgestellten Speisen zeichnen sich alle durch erstklassige Zutaten aus – und durch Fette und Kohlenhydrate, die gut sind für den Körper

Rezepte: Jürgen Büngener, Anne Haupt, Hege Marie Köster und Michael Wolken

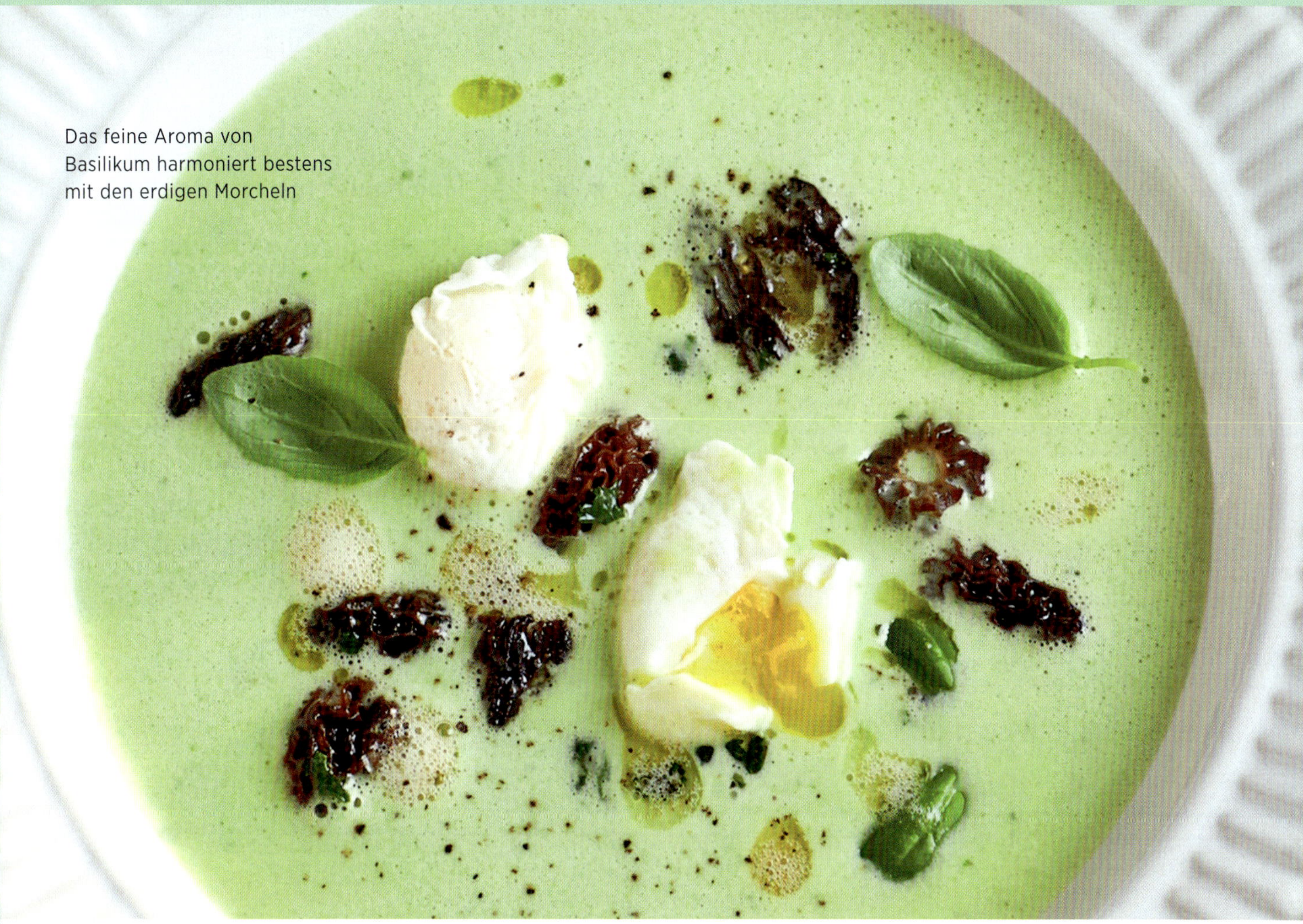

Das feine Aroma von Basilikum harmoniert bestens mit den erdigen Morcheln

Basilikumsuppe mit Morcheln

für 4 Personen

20 g kleine getrocknete Morcheln,
30 g Basilikum,
100 g feine TK-Erbsen,
130 g Kartoffeln,
80 g Schalotten, 30 g Butter,
100 ml trockener Wermut,
200 ml Milch,
450 ml Gemüsefond,
1 EL mittelscharfer Senf,
1/2 Bund Schnittlauch,
150 ml Weißweinessig,
8 Wachteleier,
100–150 ml Schlagsahne,
Olivenöl, Salz, Pfeffer

1. Morcheln in 100 ml lauwarmem Wasser 15 Minuten einweichen, in ein Sieb geben, abspülen, gut abtropfen lassen und leicht ausdrücken. Basilikumblätter von den Stielen zupfen, eine Handvoll kleinere Blätter in kaltes Wasser legen. Restliches Basilikum mit den Erbsen 30 Sekunden in kochendem Salzwasser blanchieren, in ein Sieb gießen, abschrecken und gut abtropfen lassen. Kartoffeln schälen und in feine Scheiben schneiden. Schalotten in feine Streifen schneiden.

2. 20 g Butter in einem Topf schmelzen, Schalotten darin bei mittlerer Hitze 2 Minuten andünsten. Kartoffeln zugeben und 2 Minuten mitdünsten. Mit Wermut auffüllen und auf die Hälfte einkochen lassen. Milch und Fond zugießen und zugedeckt bei milder Hitze 15 Minuten garen. Mit dem Schneidstab fein pürieren, in ein feines Sieb gießen und gut durchdrücken. Senf unterrühren, aufkochen, mit Salz würzen.

3. Schnittlauch in feine Röllchen schneiden. Restliche Butter in einer Pfanne schmelzen, Morcheln darin bei mittlerer Hitze 2–3 Minuten braten, mit Salz und Pfeffer würzen. Pfanne beiseitestellen, Morcheln mit Schnittlauch bestreuen.

4. 1 l Wasser mit dem Essig in einem kleinen Topf einmal aufkochen. Wachteleier mit einer Rasierklinge leicht anpiksen, mit der Klinge aufschneiden und vorsichtig aus der Schale schräg in je einen Becher gleiten lassen. Mit dem Holzlöffel im kochenden Essigwasser einen Wirbel aufrühren. Eier nacheinander vorsichtig hineingleiten lassen und etwa 30 Sekunden garen. Mit der Schaumkelle herausnehmen, auf Küchenpapier abtropfen lassen, überschüssiges Eiweiß abschneiden.

5. Kurz vor dem Servieren Sahne, Basilikum und Erbsen zur Suppe geben und so lange pürieren, bis die Suppe schön grün ist. Durch ein feines Sieb in einen Topf gießen, dabei gut durchdrücken. Die Suppe erneut aufkochen und mit dem Schneidstab aufmixen. In vier vorgewärmte Suppenteller füllen, mit Morcheln, je zwei Wachteleiern, dem restlichen Basilikum, etwas Olivenöl und frisch gemahlenem Pfeffer servieren.

Zubereitungszeit: 50 Minuten

Pro Portion 11 g E (Eiweiß), 23 g F (Fett), 14 g KH (Kohlenhydrate) = 337 kcal (1410 kJ)

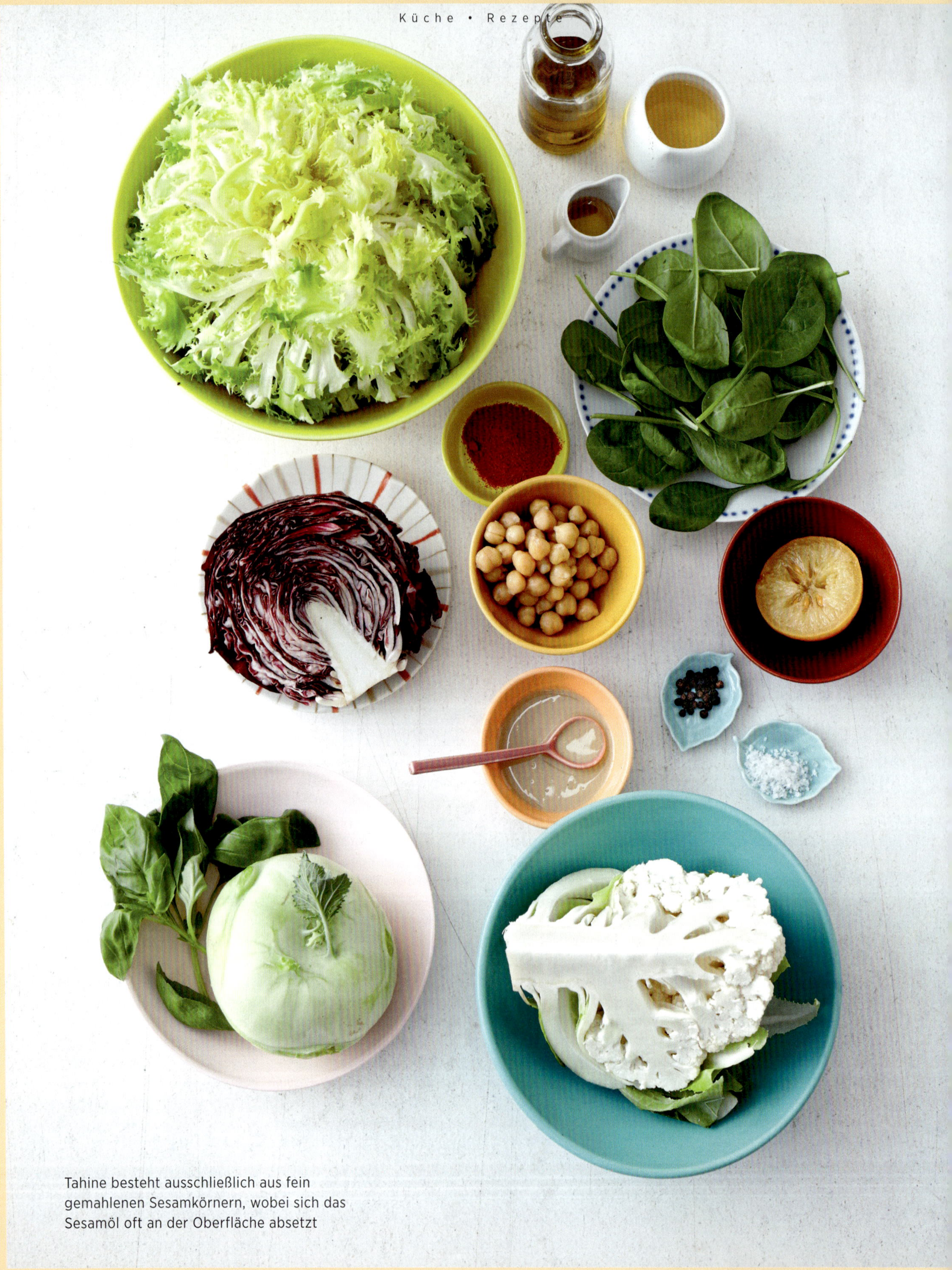

Tahine besteht ausschließlich aus fein gemahlenen Sesamkörnern, wobei sich das Sesamöl oft an der Oberfläche absetzt

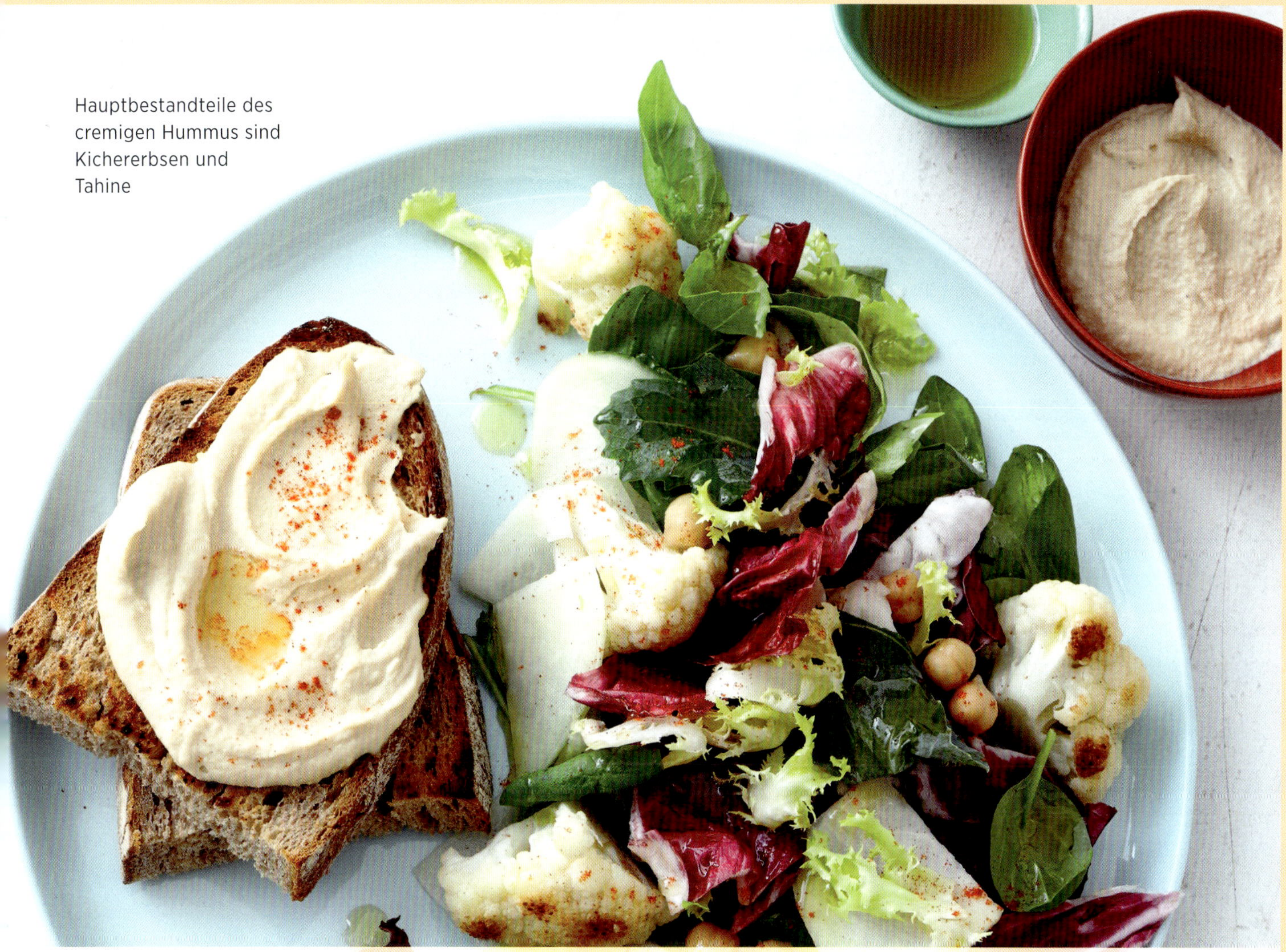

Hauptbestandteile des cremigen Hummus sind Kichererbsen und Tahine

vegan

Arabischer Salat

für 4 Personen

1 Kohlrabi mit Grün (ca. 300 g),
500 g Blumenkohl,
8 EL Olivenöl, Salz,
180 g Radicchio,
40 g Frisée-Salat,
60 g Baby-Spinat,
1 Dose Kichererbsen (310 g),
1/2 Salzzitrone,
1–2 EL Zitronensaft,
3–4 EL Sesamöl,
40 g Tahine (Sesampaste),
1 Messerspitze edelsüßes Paprikapulver,
2–3 EL Weißweinessig,
Pfeffer,
4 Scheiben Bauernbrot,
einige Basilikumblätter zum Garnieren

1. Kohlrabi putzen, die kleinen Blätter abzupfen und in einer Schale mit Wasser beiseitestellen. Kohlrabi schälen, halbieren, quer in feine Scheiben schneiden, feucht abgedeckt stehen lassen. Blumenkohl putzen, Strunk und dickere Stiele entfernen, Kohl in kleine Röschen teilen. 2 EL Olivenöl in einer Sauteuse (oder einem kleinen Topf) erhitzen, den Blumenkohl darin bei mittlerer bis starker Hitze 2 bis 3 Minuten leicht goldbraun rösten, mit Salz würzen.

2. Radicchio putzen, äußere Blätter entfernen, längs halbieren und den Strunk entfernen. In mundgerechte Stücke zupfen. Vom Frisée das Gelbe und Hellgrüne abzupfen. Den Spinat putzen und verlesen. Radicchio, Frisée, Spinat und Kohlrabiblätter waschen, trocken schleudern und feucht abgedeckt beiseitestellen.

3. Für den Hummus Kichererbsen in einem Sieb abgießen, gut abspülen und abtropfen lassen. Salzzitrone klein schneiden, die Kerne entfernen. 200 g Kichererbsen mit Salzzitrone, Zitronensaft, 2 bis 3 EL Sesamöl, Tahine, 3 bis 4 EL kaltem Wasser und Paprikapulver im Mixer fein pürieren und leicht mit Salz würzen (beim Nachwürzen auf die Salzzitrone achten!).

4. Für das Dressing Essig und etwas Salz in einer Schüssel verrühren. Restliches Oliven- und Sesamöl unterrühren, mit Salz und Pfeffer würzen. Kohlrabi, Blumenkohl und restliche Kichererbsen zugeben, 5 Minuten marinieren. Inzwischen Brote in einer Pfanne (oder unter dem Backofengrill) goldbraun rösten.

5. Salate und Kohlrabi-Blumenkohl-Mischung in der Schüssel vermengen, mit Brot und Hummus auf Teller geben, nach Belieben mit Basilikum garnieren, mit Paprika bestäuben und sofort servieren. Das restliche Hummus dazu servieren.

Zubereitungszeit: 40 Minuten

Pro Portion 13 g E, 34 g F, 38 g KH = 523 kcal (2188 kJ)

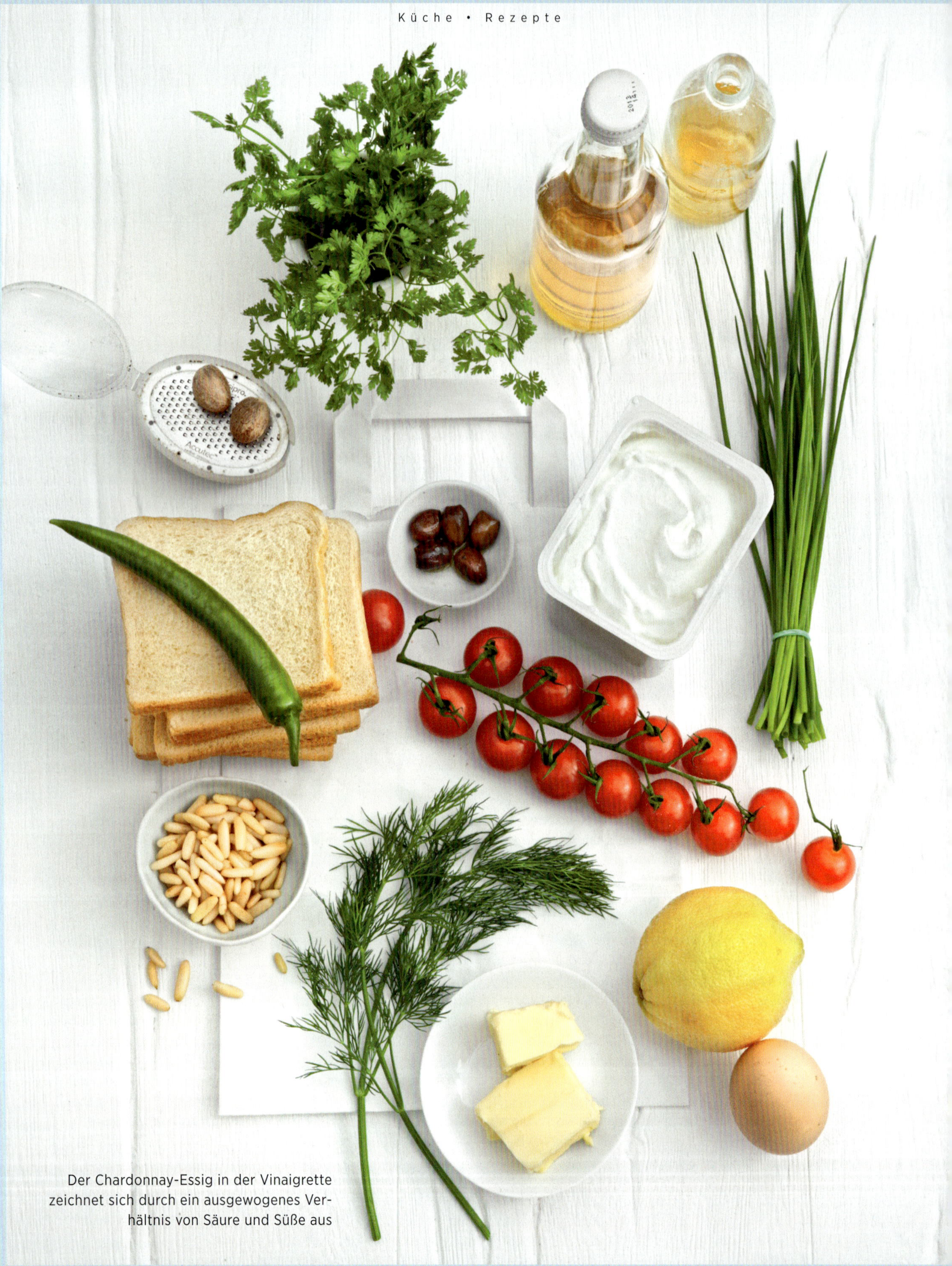

Der Chardonnay-Essig in der Vinaigrette zeichnet sich durch ein ausgewogenes Verhältnis von Säure und Süße aus

Kräuter-Quark-Knödel mit Tomatensalat

für 4 Personen

1 kleines Bund Kerbel (ca. 30 Stiele),
2 Stiele Dill,
1 kleines Bund Schnittlauch,
500 g Magerquark,
6 Scheiben Toastbrot,
40 g Butter (weich),
1 Eigelb (Kl. M),
Salz, Pfeffer,
Muskat,
1 TL fein abgeriebene Bio-Zitronenschale,
3 EL Pinienkerne,
1 grüne Pfefferschote,
5 schwarze Oliven (ohne Stein),
5 EL Chardonnay-Essig (ersatzweise Weißweinessig),
5 EL Olivenöl,
250 g Kirschtomaten;
außerdem: Mulltuch

1. Die Hälfte des Kerbels mit den zarten Stielen fein schneiden. Dillspitzen von den Stielen zupfen und ebenfalls fein schneiden. Schnittlauch in feine Röllchen schneiden.

2. Quark in einem Mulltuch gut ausdrücken und in eine Schale geben. Toastbrot entrinden und im Blitzhacker sehr fein zerkleinern. Butter und Eigelb zum Quark geben und mit den Quirlen eines Handrührers in 2 bis 3 Minuten cremig rühren. Mit Salz, Pfeffer, etwas Muskat und Zitronenschale würzen. Brösel und geschnittene Kräuter unterarbeiten. Abgedeckt 1 Stunde kalt stellen. Pinienkerne ohne Fett in einer Pfanne hellbraun rösten, abkühlen lassen, fein hacken.

3. Pfefferschote entkernen und in feine Würfel schneiden. Oliven fein schneiden. Essig mit 4 EL Wasser und Olivenöl verrühren, mit Salz und Pfeffer würzen. Pfefferschote und Oliven sowie geviertelte Tomaten hinzugeben. Beiseitestellen und ziehen lassen.

4. Reichlich leicht gesalzenes Wasser in einem großen breiten Topf aufkochen. Quarkmasse in 8 gleich große Portionen teilen. Je 1 Portion in die angefeuchteten Hände nehmen und zu einem Knödel formen. Vorbereitete Knödel in das leicht siedende Wasser geben (sie müssen alle nebeneinander Platz haben, sonst in 2 Portionen garen) und in 10 Minuten bei mittlerer Hitze gar ziehen lassen.

5. Knödel mit der Schaumkelle aus dem Wasser heben und auf einem tiefen Teller mit dem Tomatensalat anrichten. Mit den Pinienkernen bestreuen und mit dem restlichen Kerbel garnieren. Sofort servieren.

Zubereitungszeit: 1 Stunde, plus Kühlzeit 1 Stunde

Pro Portion 22 g E, 25 g F, 25 g KH = 420 kcal (1757 kJ)

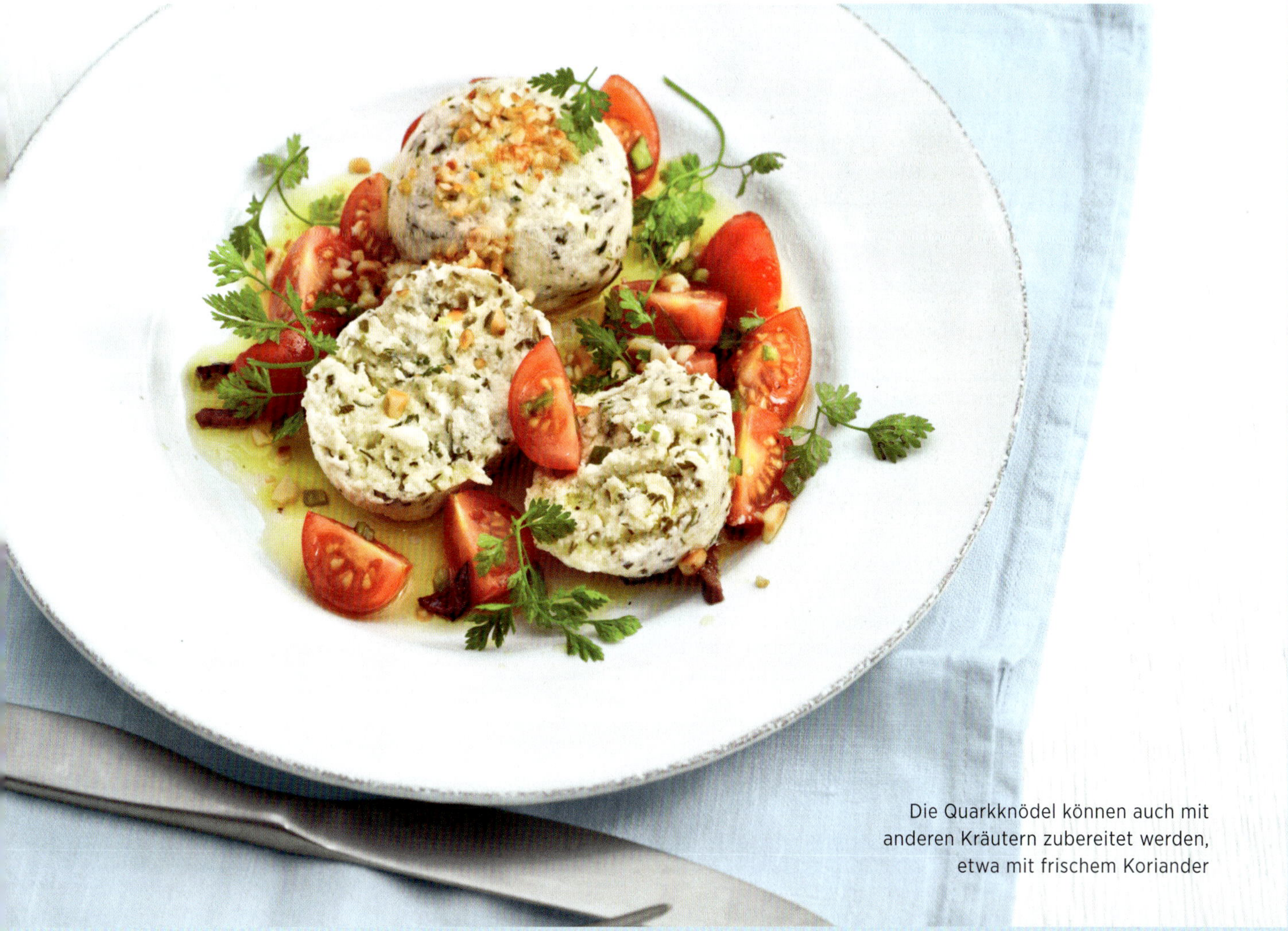

Die Quarkknödel können auch mit anderen Kräutern zubereitet werden, etwa mit frischem Koriander

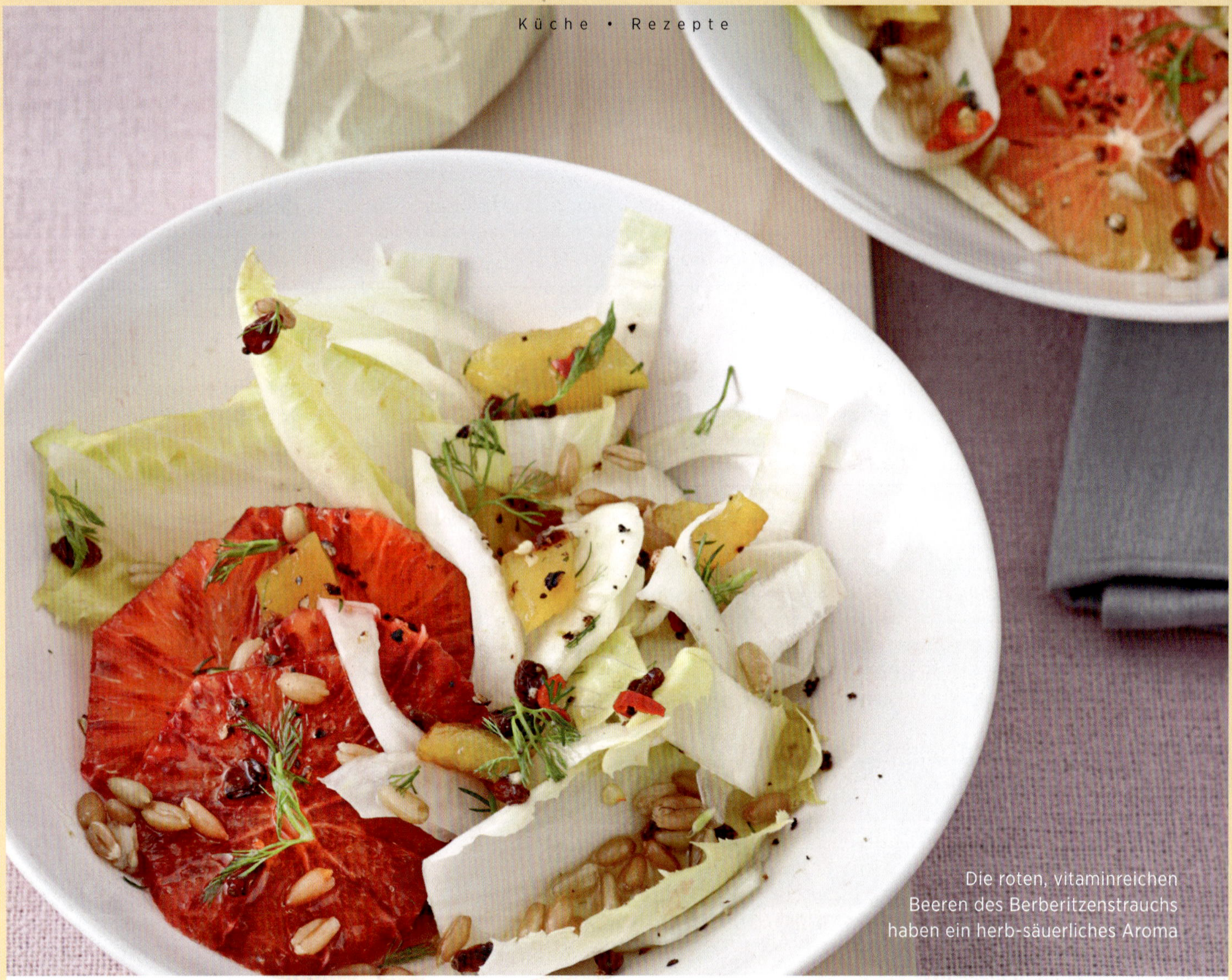
Die roten, vitaminreichen Beeren des Berberitzenstrauchs haben ein herb-säuerliches Aroma

vegan

Grünkernsalat mit Fenchel

für 4 Personen

10 g getrocknete Berberitzen,
(türkischer oder persischer Laden; ersatzweise Cranberrys),
120 g Grünkern,
Salz, Pfeffer,
1 Chicorée (ca. 180 g),
1 gelbe Paprikaschote (ca. 260 g),
1 Fenchel mit Grün (ca. 400 g),
2 Blutorangen (à ca. 180 g),
1 rote Chilischote,
2 EL Weißweinessig,
6 EL Walnussöl,
4 Stiele Dill

1. Berberitzen in 100 ml warmem Wasser ca. 30 Minuten einweichen. Grünkern in kochendem leicht gesalzenem Wasser etwa 40 Minuten garen, in ein Sieb gießen und gut abtropfen lassen (Körner sollten leicht aufplatzen).

2. Chicorée putzen, Blätter vom Strunk schneiden. Chicorée waschen und trocken schleudern. Paprika putzen, vierteln und entkernen. Die Stücke mit der Hautseite nach oben auf ein Backblech legen und unter dem vorgeheizten Backofengrill 6 bis 8 Minuten grillen, bis die Haut schwarze Blasen wirft. Paprika herausnehmen, in einem Gefrierbeutel 5 Minuten ausdämpfen lassen, häuten und in 1 cm große Würfel schneiden. Fenchel putzen, Fenchelgrün in kaltes Wasser legen, den Strunk keilförmig herausschneiden. Fenchel halbieren und quer in sehr feine Scheiben schneiden. Orangen so schälen, dass die weiße Haut vollständig entfernt ist, und quer in dünne Scheiben schneiden. Die Chilischote putzen, entkernen und in feine Ringe schneiden.

3. In einer Schüssel Essig mit Salz verrühren, Öl unterrühren. Fenchelgrün aus dem Wasser nehmen, abtupfen und grob schneiden. Die Dillspitzen abzupfen und fein schneiden. Berberitzen in einem Sieb abtropfen lassen.

4. Berberitzen, Grünkern, Chili, Paprika und Fenchel in die Salatsoße geben, leicht mit Salz und Pfeffer würzen und 5 Minuten ziehen lassen. Kurz vor dem Servieren Chicorée, Orangen, Fenchelgrün und Dill unterheben. Den Grünkernsalat sofort servieren.

Zubereitungszeit: 1:20 Stunden, plus Einweichzeit 30 Minuten

Pro Portion 6 g E, 16 g F, 31 g KH = 304 kcal (1272 kJ)

Paprika-Feigen-Salat

für 4 Personen

4 gelbe Paprikaschoten,
4 Feigen,
100 g Babyleaf-Salatmischung,
2 Frühlingszwiebeln,
30 g Sonnenblumenkerne,
80 g Gorgonzola,
100 ml Schlagsahne,
200 ml Milch,
2–3 EL Zitronensaft,
Salz, Pfeffer,
1/2 Topf Basilikum

1. Paprika vierteln, entkernen und mit der Hautseite nach oben auf ein Backblech legen. Unter dem vorgeheizten Backofengrill bei 250 Grad auf der zweiten Schiene von oben 7 bis 8 Minuten rösten, bis die Haut schwarze Blasen wirft. In einem verschlossenem Gefrierbeutel 5 Minuten ausdämpfen lassen.

2. Feigen putzen und in Spalten schneiden. Salat waschen und trocken schleudern. Frühlingszwiebeln putzen, das Weiße und Hellgrüne in feine Ringe schneiden.

3. Sonnenblumenkerne in einer Pfanne ohne Fett anrösten und abkühlen lassen. Paprika häuten und in große Stücke schneiden. Gorgonzola zerkrümeln, mit Sahne, Milch und 2 EL Zitronensaft mit dem Schneidstab fein pürieren, mit Salz, Pfeffer und nach Belieben mit Zitronensaft abschmecken. Basilikumblätter von den Stielen zupfen und mit Salat, Feigen und Paprika anrichten. Etwas Soße darüber verteilen. Mit Sonnenblumenkernen bestreuen. Die restliche Soße dazu servieren.

Zubereitungszeit: 40 Minuten

Pro Portion 11 g E, 18 g F, 20 g KH = 298 kcal (1247 kJ)

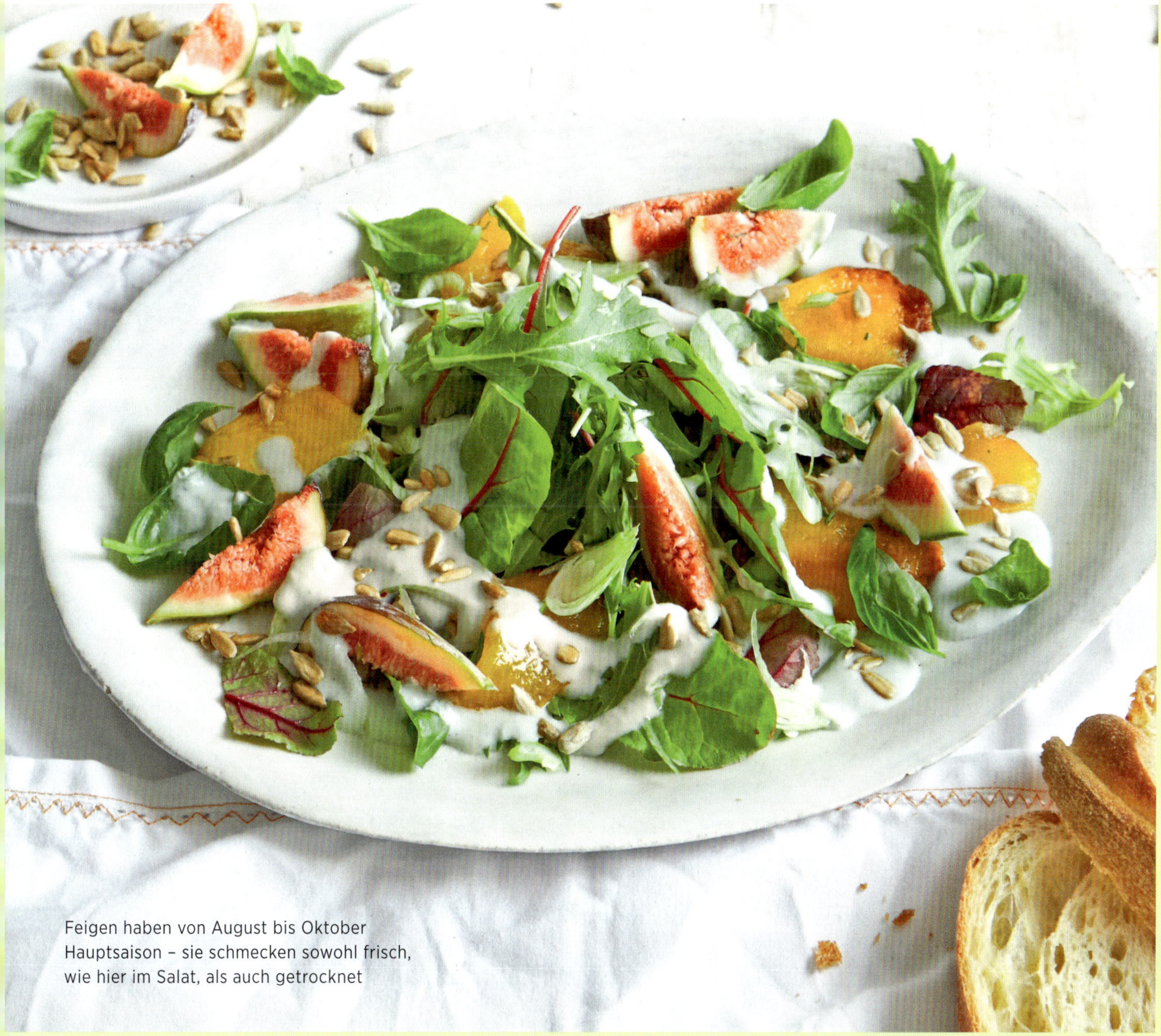

Feigen haben von August bis Oktober Hauptsaison – sie schmecken sowohl frisch, wie hier im Salat, als auch getrocknet

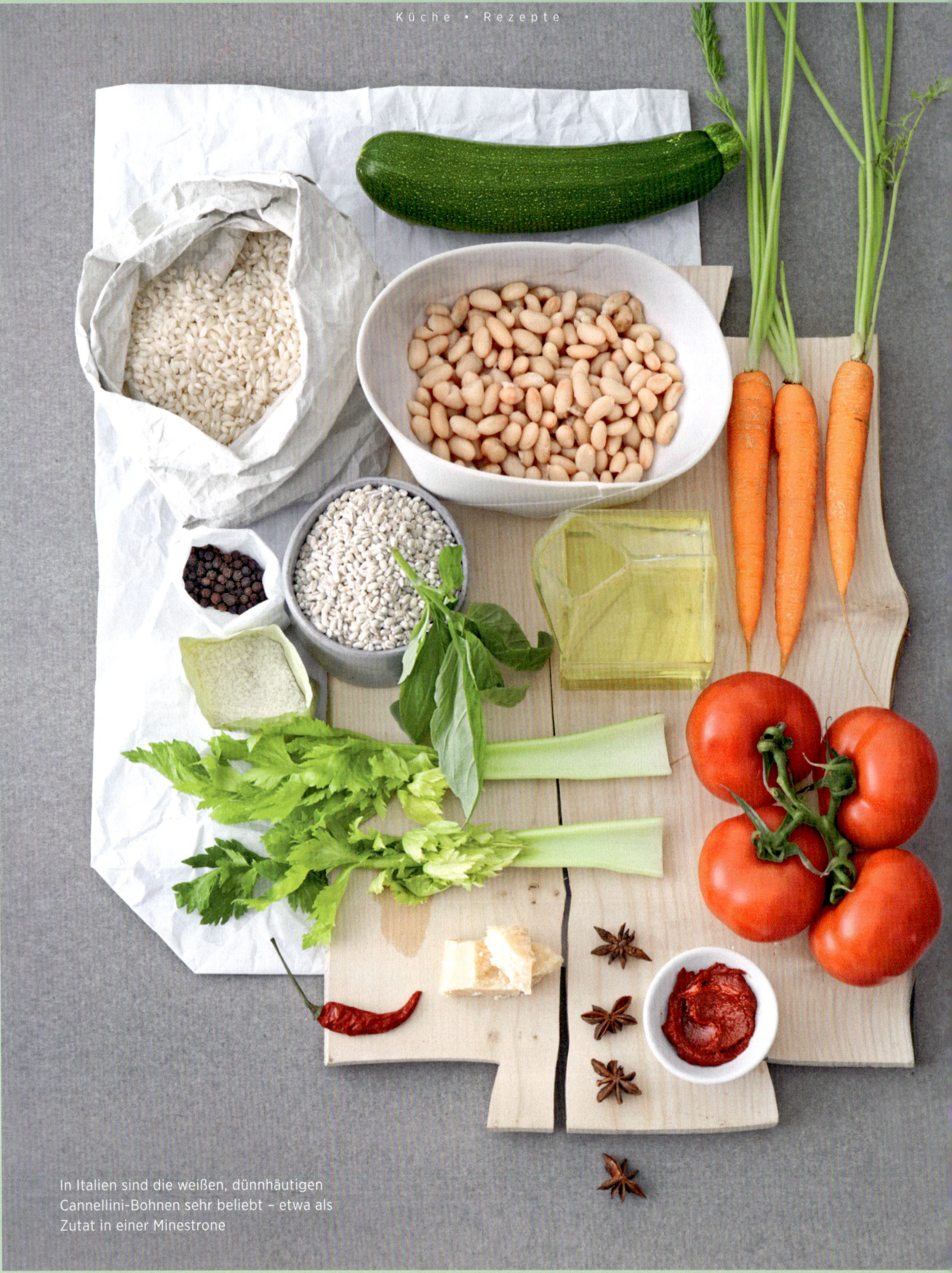

In Italien sind die weißen, dünnhäutigen Cannellini-Bohnen sehr beliebt – etwa als Zutat in einer Minestrone

Graupen-Tomaten-Minestrone

für 6 bis 8 Personen

150 g mittelgroße Graupen,
Salz,
20 g Basilikum,
80–100 ml Traubenkernöl,
Pfeffer,
10 g italienischer Hartkäse,
500 g Strauchtomaten,
120 g Staudensellerie,
180 g Bundmöhren,
1 kleine Zucchini (ca. 150 g),
1 rote Chilischote,
1 kleine Dose Cannellini-Bohnen (400 g; ersatzweise kleine weiße Bohnen),
6 EL Olivenöl,
1 EL Fenchelsaat,
60 g Risotto-Reis (z. B. Arborio),
1–2 EL Tomatenmark,
2 Sternanis

1. Graupen in einem Sieb gut abspülen, abtropfen lassen und in reichlich kochendem Salzwasser ca. 20 Minuten weich garen. Graupen in ein Sieb gießen, abschrecken und gut abtropfen lassen. Basilikumblätter von den Stielen zupfen, in kochendem Salzwasser blanchieren, in einem Sieb abschrecken und gut ausdrücken. Basilikum im Rührbecher mit dem Traubenkernöl fein pürieren, mit Salz und Pfeffer würzen. Käse unterrühren. Basilikum-Pesto beiseitestellen.

2. Stielansatz aus den Tomaten schneiden, Tomaten grob schneiden. Sellerie putzen, entfädeln und in kleine Würfel schneiden. Selleriegrün in kaltem Wasser beiseitestellen. Möhren putzen, schälen und in kleine Würfel schneiden. Zucchini putzen, längs in Achtel, dann in kleine Würfel schneiden. Chili putzen und in feine Ringe schneiden. Bohnen in ein Sieb gießen, abspülen und gut abtropfen lassen.

3. 3 EL Olivenöl in einem Topf erhitzen, Fenchelsaat und Chili darin bei mittlerer Hitze 2 Minuten dünsten. Tomaten und Reis zugeben, 5 Minuten garen. Tomatenmark zugeben und 30 Sekunden unter Rühren anrösten. Mit 1 l kaltem Wasser verrühren und zugedeckt bei mittlerer Hitze 20 Minuten kochen.

4. Tomatenfond durch ein feines Sieb in einen Topf gießen und gut durchstreichen. Restliches Öl erhitzen, Sellerie, Möhren und Zucchini darin bei mittlerer Hitze 2 bis 3 Minuten dünsten, mit Salz würzen. Tomatenfond und Anis zugeben und zugedeckt ca. 15 Minuten bei milder Hitze kochen. Anis entfernen. Selleriegrün abtropfen lassen, mit Graupen und Bohnen zur Minestrone geben, einmal aufkochen. Mit dem Pesto servieren.

Zubereitungszeit: 1:30 Stunden

Pro Portion (bei 8 Portionen)
7 g E, 18 g F, 28 g KH = 308 kcal (1289 kJ)

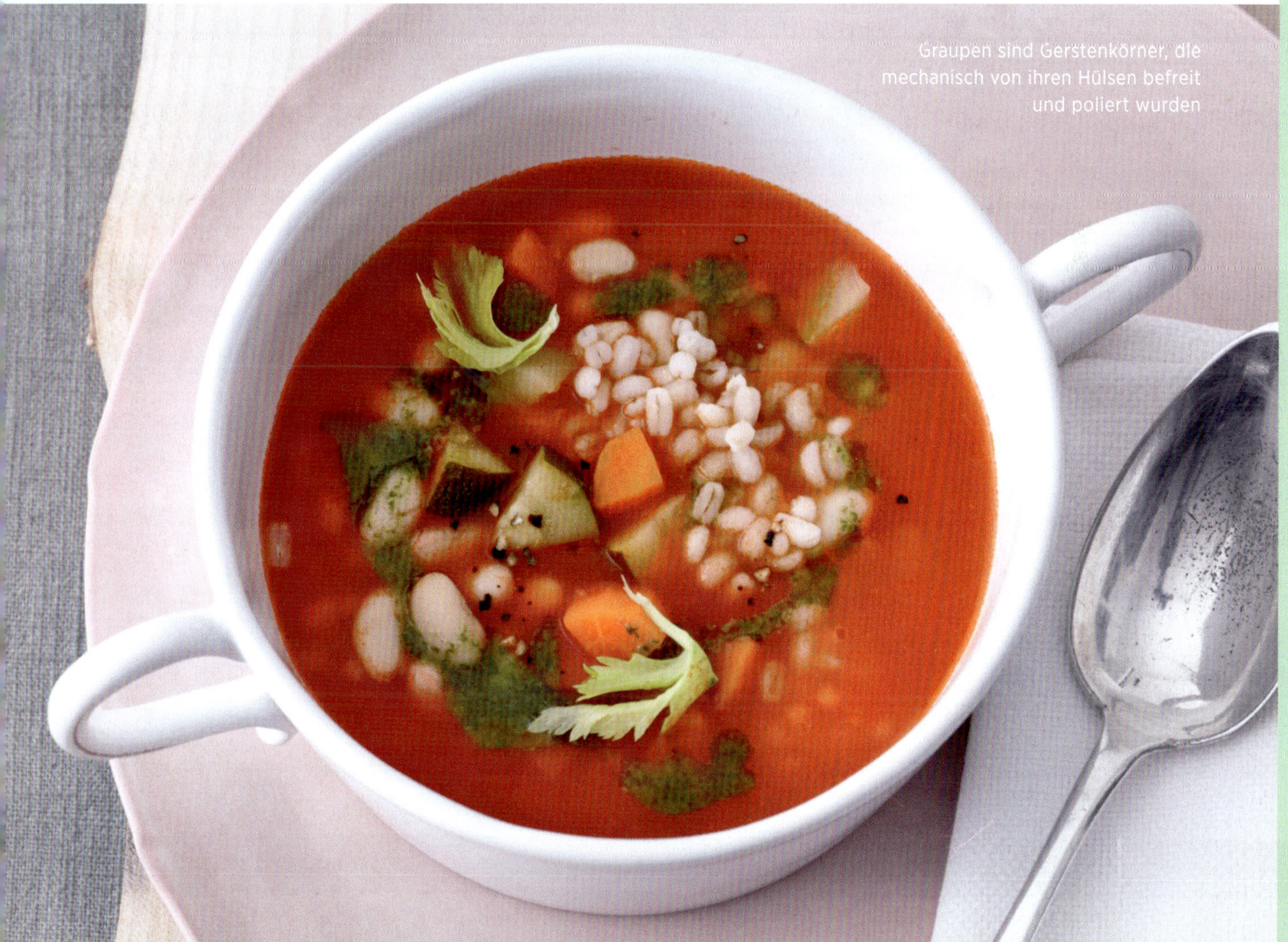

Graupen sind Gerstenkörner, die mechanisch von ihren Hülsen befreit und poliert wurden

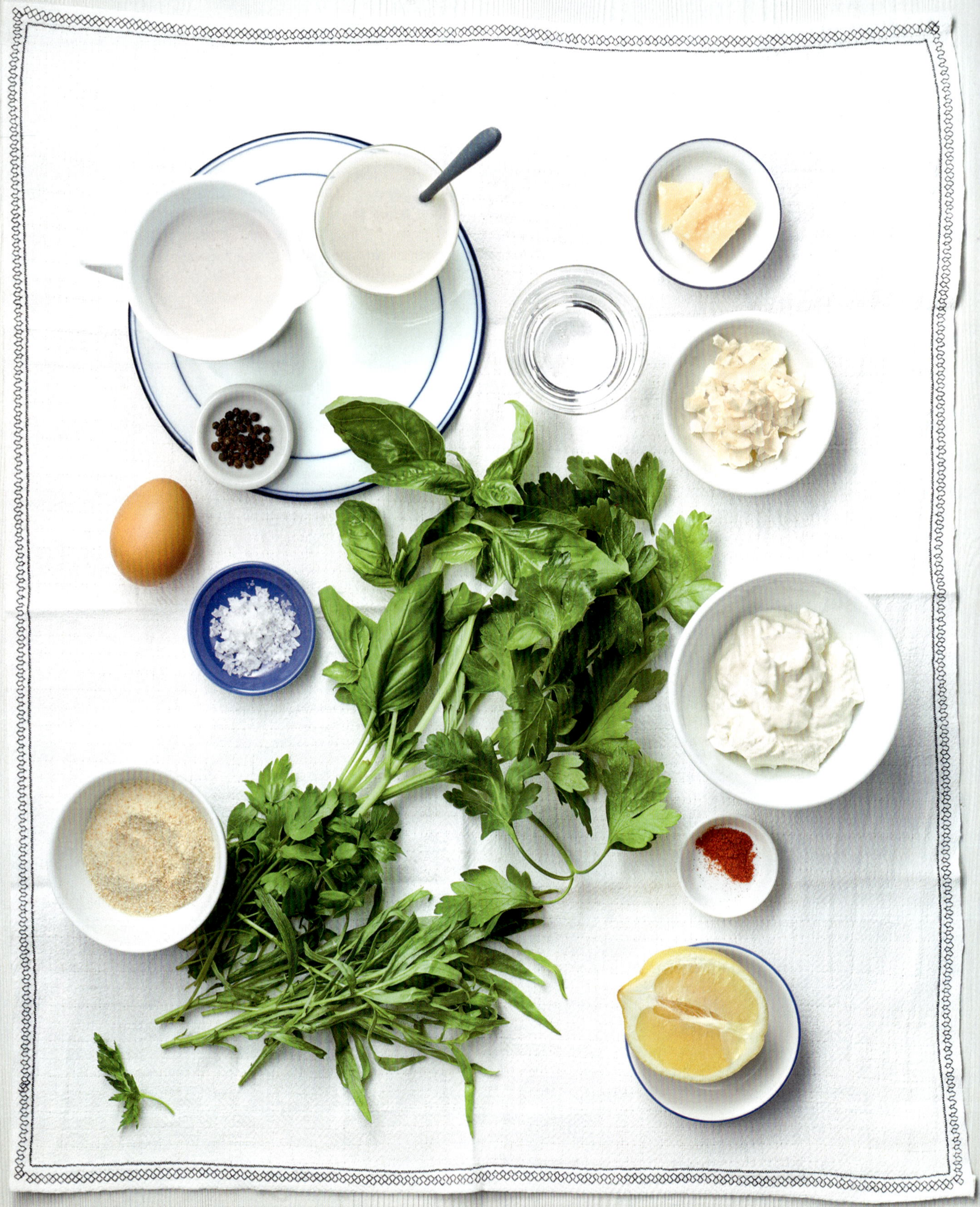

Buttermilch ist sehr fettarm – und eignet sich gut für Suppen, Cremes und zum Backen

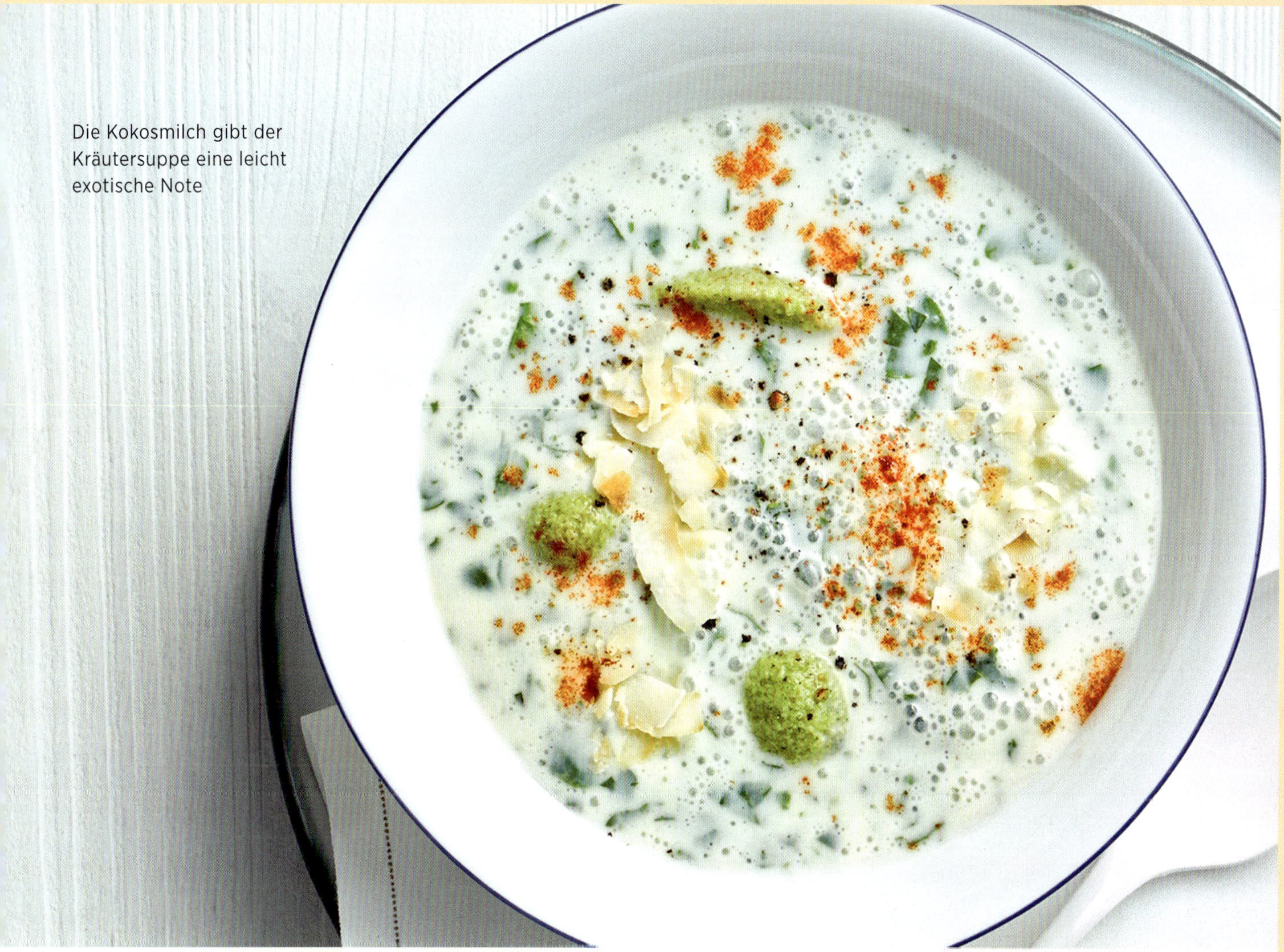

Die Kokosmilch gibt der Kräutersuppe eine leicht exotische Note

Kalte-Kräuter-/Buttermilch-Suppe

für 4 Personen

100 g Speisequark (20 % Fett),
20 g Basilikum,
Salz, Pfeffer,
3–4 EL Semmelbrösel,
30 g italienischer Hartkäse,
(z. B. Parmesan; fein gerieben),
1 Eigelb (Kl. M),
20 g glatte Petersilie,
1 Bund Estragon,
5 g Liebstöckel,
300 ml Buttermilch,
300 ml Kokosmilch,
2–3 EL Bio-Kokos-Chips,
150 ml Mineralwasser mit Kohlensäure,
2 EL Zitronensaft,
1 TL geräuchertes rosenscharfes Paprikapulver

1. Für die Nocken Quark in einem Sieb abtropfen lassen. Basilikumblätter von den Stielen zupfen, in kochendem Salzwasser 10 Sekunden blanchieren, in ein Sieb gießen, sofort abschrecken und sehr gut ausdrücken. Basilikum fein hacken und mit dem Quark in den Rührbecher geben. Mit dem Schneidstab so lange pürieren, bis die Masse hellgrün wird. Masse in einer Schüssel mit Semmelbröseln, Käse und Eigelb verrühren und mit Salz und Pfeffer würzen.

2. Für die Suppe Petersilie, Estragon und Liebstöckel waschen, trocken schütteln, die Blätter abzupfen und fein schneiden. Buttermilch und Kokosmilch in einem Topf leicht erwärmen, mit Salz und Pfeffer würzen. Petersilie, Estragon und Liebstöckel zugeben und mit Klarsichtfolie bedeckt mindestens 2 Stunden kalt stellen. Kokos-Chips in einer Pfanne goldbraun rösten und auf einem Teller abkühlen lassen.

3. Die Hälfte der Quarkmasse mit dem Teelöffel portionieren und mit leicht befeuchteten Händen zu acht kleinen Kugeln rollen. Restliche Masse mit zwei feuchten Teelöffeln zu acht Nocken ausstechen. Quarknocken und -kugeln in heißes Salzwasser geben. Sobald das Wasser kocht, Hitze reduzieren und ca. 8 Minuten garen (Achtung: Das Wasser darf nicht zu stark kochen!).

4. Mineralwasser, Zitronensaft und Paprika in die Suppe geben, mit dem Schneidstab leicht pürieren, eventuell mit Salz und Pfeffer nachwürzen. Quarknocken und -kugeln mit der Schaumkelle vorsichtig aus dem Wasser heben, auf Küchenpapier leicht abtropfen lassen. Die Suppe mit den Quarknocken und -kugeln in tiefe Teller geben, mit Kokos-Chips und nach Belieben mit Paprikapulver bestreut servieren.

Zubereitungszeit: 50 Minuten, plus Kühlzeit mindestens 2 Stunden

Pro Portion 11 g E, 21 g F, 12 g KH = 296 kcal (1238 kJ)

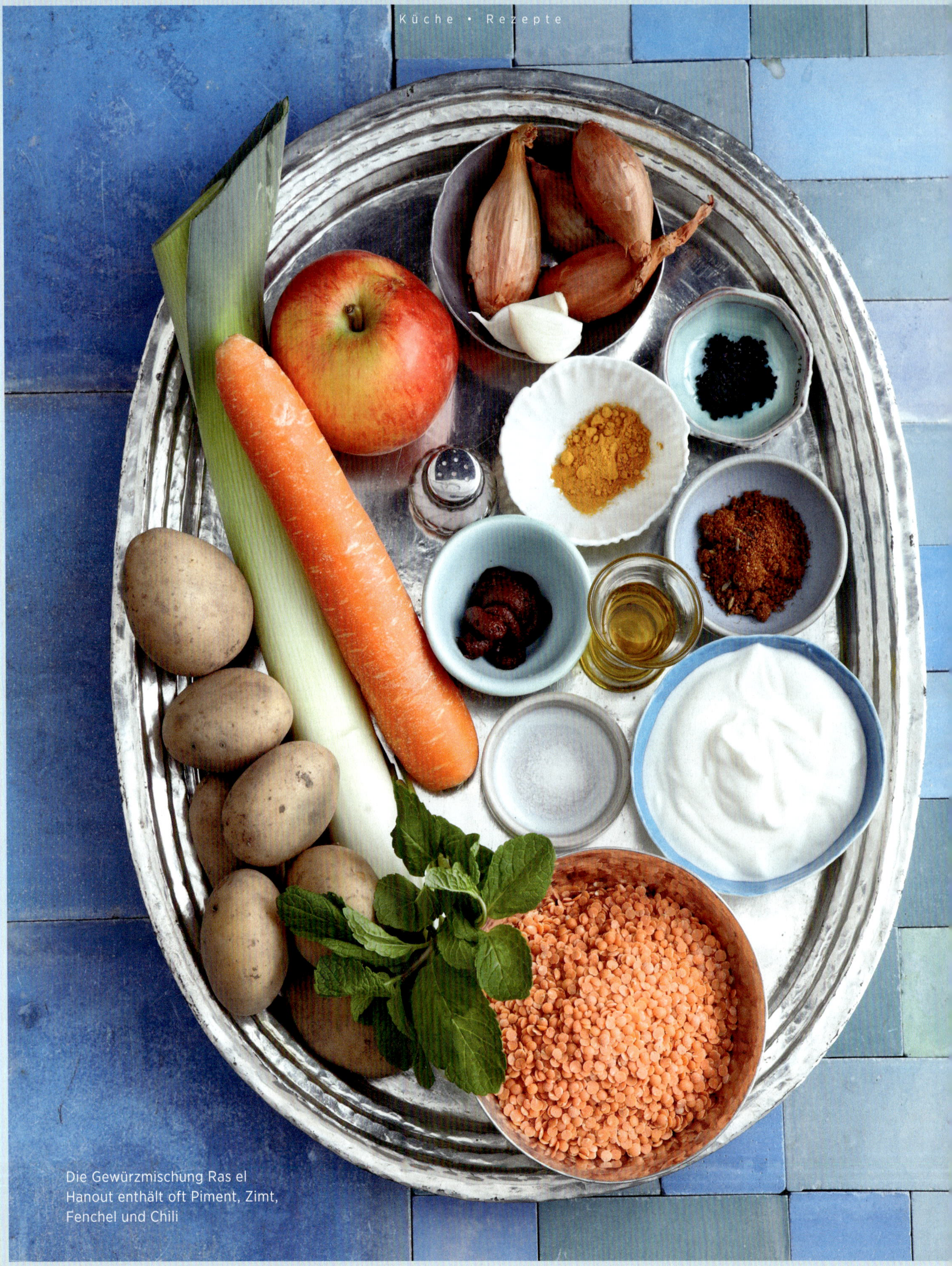

Die Gewürzmischung Ras el Hanout enthält oft Piment, Zimt, Fenchel und Chili

Linsen-Kartoffel-Suppe mit Harissa

für 4 Personen

4 Schalotten,
2 Knoblauchzehen,
250 g Möhren,
400 g Kartoffeln,
250 g Lauch,
1 EL Öl,
3 TL Ras el Hanout (nordafrikanische Gewürzmischung),
1/2 TL Kurkuma,
200 g rote Linsen,
3–4 TL Harissa, (nordafrikanische Würzpaste),
4 Stiele Minze,
200 g Sahnejoghurt (10 % Fett),
Salz, Pfeffer, Zucker,
1 kleiner Apfel,
1/2 TL Schwarzkümmelsaat

1. Schalotten und Knoblauch in feine Würfel schneiden. Möhren und Kartoffeln schälen und grob in Würfel schneiden. Lauch putzen, waschen und das Weiße und Hellgrüne grob in Stücke schneiden.

2. Öl in einem Topf erhitzen. Schalotten und Knoblauch darin bei mittlerer Hitze glasig dünsten. Ras el Hanout und Kurkuma darüberstäuben und kurz mitrösten. Möhren, Kartoffeln, Lauch, Linsen und Harissa in den Topf geben und mit 1,5 l Wasser auffüllen. Zugedeckt bei milder Hitze 25 Minuten kochen.

3. Minzblättchen von den Stielen zupfen. 4 Blättchen zum garnieren beiseitelegen. Die restliche Minze fein hacken und mit dem Joghurt verrühren.

4. Suppe mit dem Schneidstab fein pürieren und mit Salz, Pfeffer und einer Prise Zucker abschmecken. Apfel halbieren, entkernen und in dünne Spalten schneiden. Suppe mit Minzjoghurt, Äpfeln, restlicher Minze und einer Prise Schwarzkümmel garnieren und servieren.

Zubereitungszeit: 1 Stunde

Pro Portion 19 g E, 9 g F, 54 g KH = 382 kcal (1598 kJ)

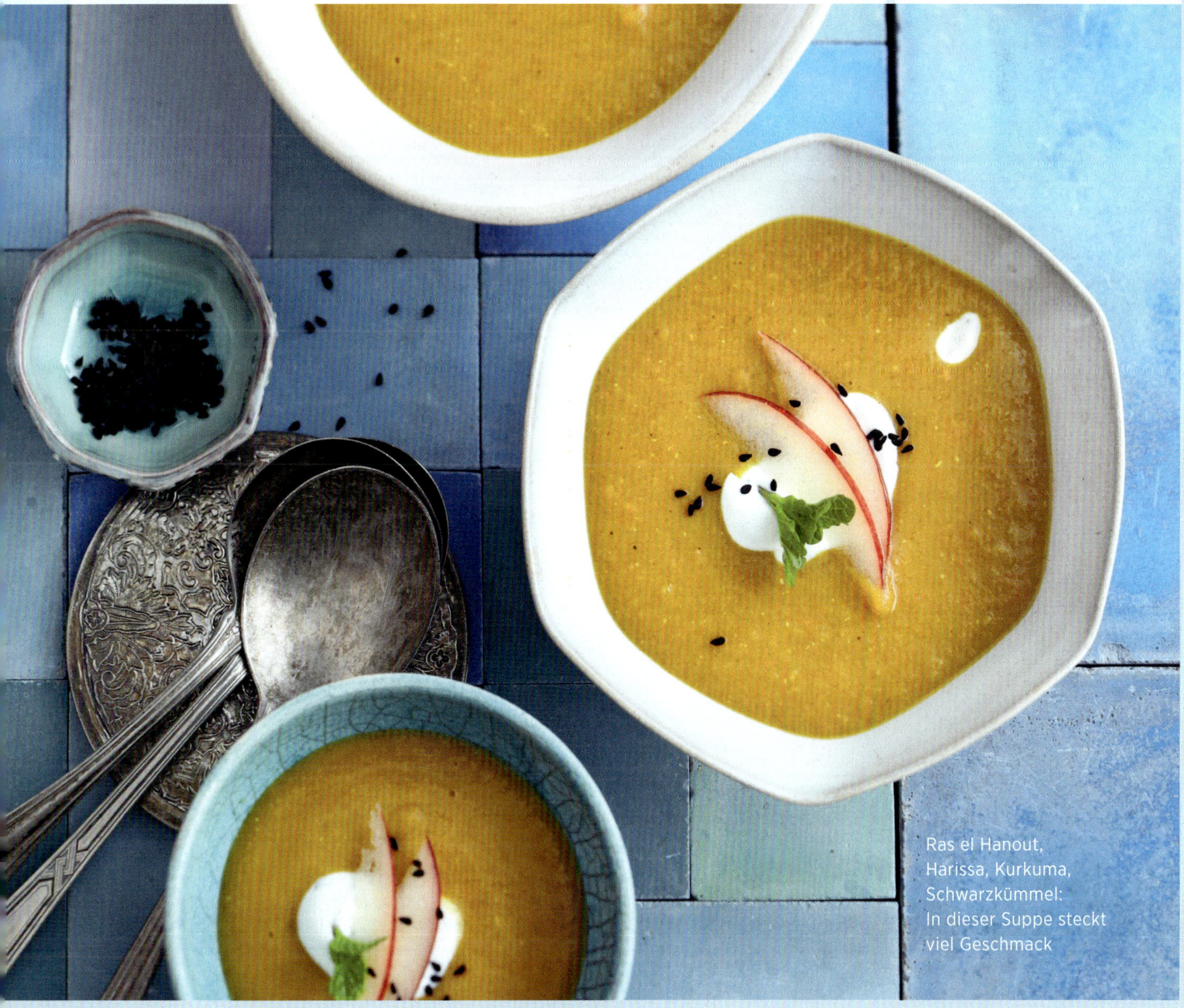

Ras el Hanout, Harissa, Kurkuma, Schwarzkümmel: In dieser Suppe steckt viel Geschmack

vegan

Asiatischer Salat

für 4 Personen

*1 Rote Bete (ca. 200 g),
Salz, 1 rote Chilischote,
2 Bio-Limetten,
3–4 EL Sojasoße,
2 TL Dijon-Senf, 2 g Palmzucker,
3 EL Traubenkernöl,
3 EL Sesamöl, Pfeffer,
200 g Bundmöhren,
150 g Radieschen,
40 g Lollo rosso, 40 g Lollo bianco,
100 g Radicchio,
4 Mini-Pak-Choi (à ca. 80 g),
6–8 Stiele Koriandergrün;
außerdem: Bambus-Dämpfkorb
mit Deckel (23 cm Ø)*

1. Rote Bete waschen und ungeschält in kochendem Salzwasser je nach Größe in 45 bis 50 Minuten weich garen. Herausnehmen, abkühlen lassen und in feine Scheiben hobeln (mit Küchenhandschuhen arbeiten!).

2. Für das Dressing Chili putzen und mit den Kernen in feine Ringe schneiden. Von 1 Limette die Schale mit dem Zestenreißer in feinen Streifen abziehen, Saft auspressen. In einer Schüssel Limettensaft und -schale, Sojasoße, Chili, Senf, Palmzucker, Traubenkern- und Sesamöl, Salz und Pfeffer verrühren und über Wasserdampf leicht erwärmen, bis sich der Zucker aufgelöst hat. Die Hälfte des Dressings beiseitestellen, restliches Dressing in der Schüssel lassen.

3. Die Möhren putzen, schälen, längs in dünne Scheiben hobeln, in einer Schale mit kaltem Wasser 10 Minuten beiseitestellen. Radieschen putzen, kleinere Blätter beiseitelegen. Radieschen waschen, trocken tupfen, in Viertel oder Achtel schneiden. Lollo rosso, Lollo bianco, Radicchio und Radieschenblätter putzen, sorgfältig waschen, trocken schleudern und in mundgerechte Stücke zupfen.

4. Reichlich Wasser in einem Topf aufkochen. Den Bambus-Dämpfkorb vorbereiten. Pak Choi in stehendem Wasser waschen und im Sieb abtropfen lassen. In den Dämpfkorb geben und zugedeckt ca. 6 Minuten garen. Pak Choi herausnehmen, längs halbieren, auf eine Platte geben und mit etwas von dem noch leicht warmen Dressing beträufeln.

5. Möhren abtropfen lassen, restliche Limette in Spalten schneiden. Salate, Möhren, Rote Bete und Radieschen in der Schüssel mit dem Dressing vorsichtig vermengen und mit dem Pak Choi auf der Platte anrichten. Korianderblätter von den Stielen zupfen und mit den Limettenspalten zum Salat servieren. Restliches Dressing dazu servieren.

Zubereitungszeit: 1:45 Stunden

Pro Portion 3 g E, 16 g F, 16 g KH = 226 kcal (946 kJ)

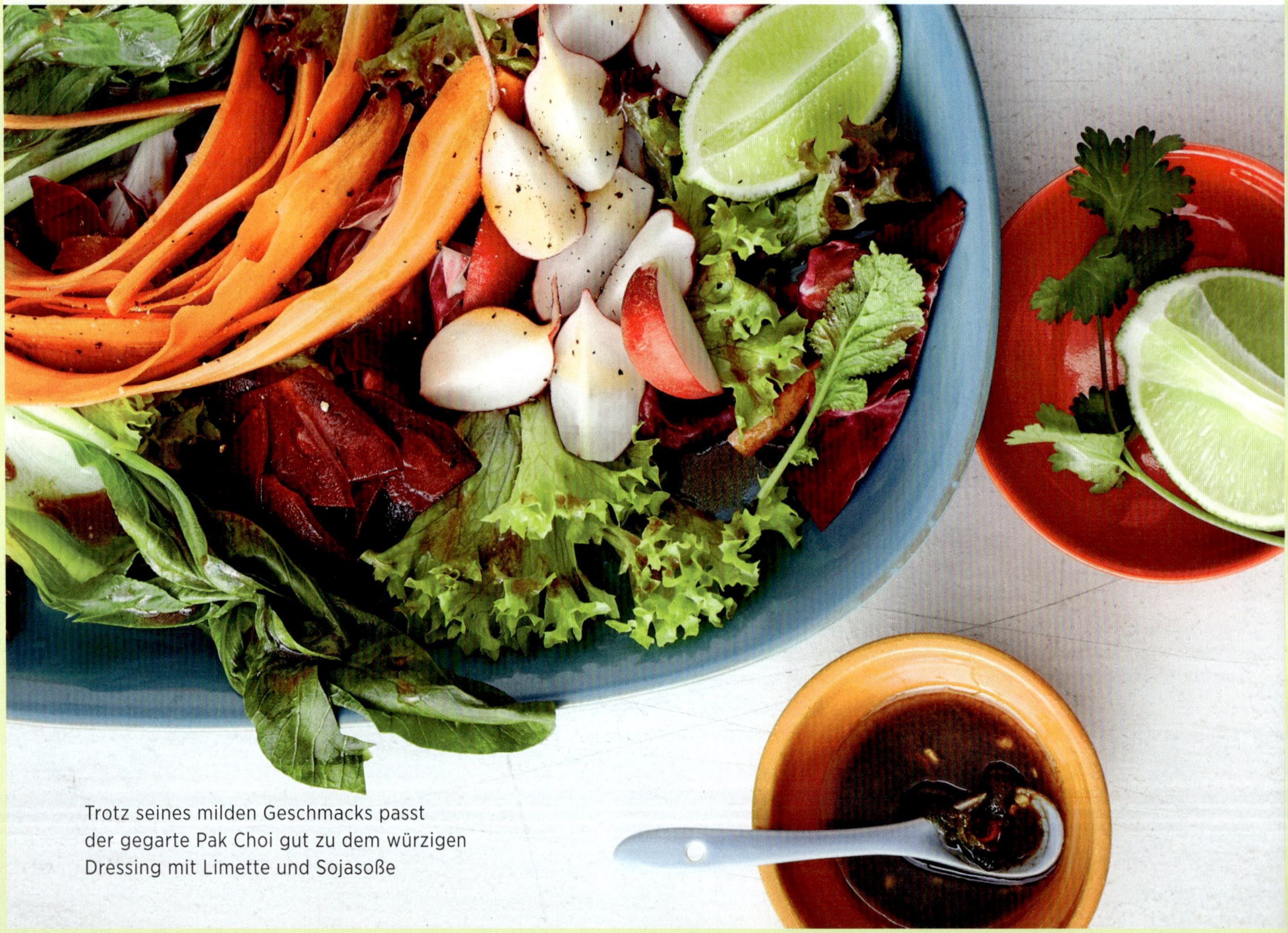

Trotz seines milden Geschmacks passt der gegarte Pak Choi gut zu dem würzigen Dressing mit Limette und Sojasoße

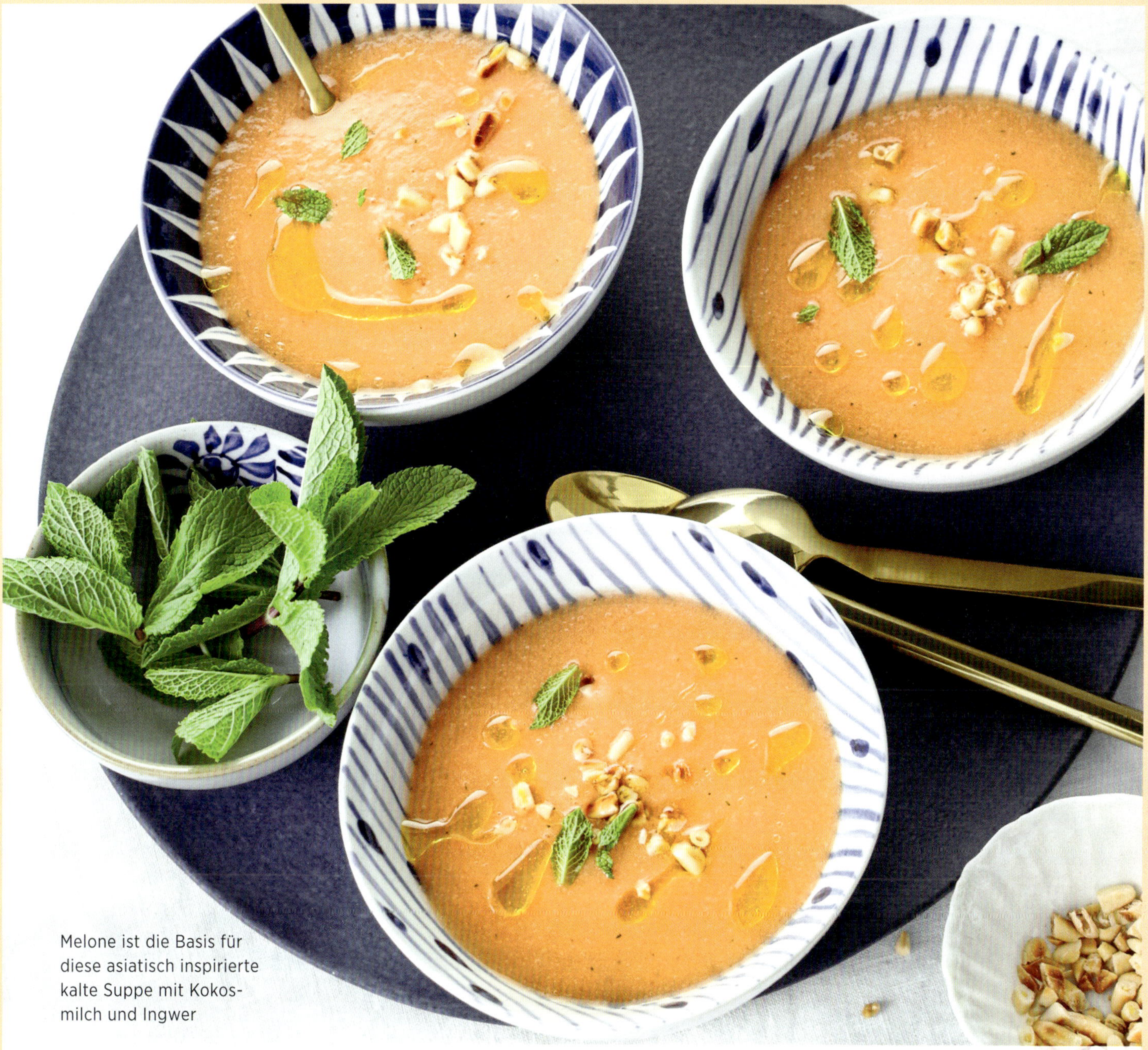

Melone ist die Basis für diese asiatisch inspirierte kalte Suppe mit Kokosmilch und Ingwer

vegan

Melonen-Tomaten-Gazpacho

für 4 Personen

1 Cantaloupe-Melone (ca. 1,2 kg),
200 g Tomaten,
15 g frischer Ingwer,
8 Stiele Minze,
4–5 EL Kokosmilch,
2–5 EL Agavendicksaft,
10 g Pinienkerne,
4 EL Zitronen-Olivenöl

1. Melone halbieren, Kerne mit dem Esslöffel entfernen. Melonenhälften in Viertel teilen, Fruchtfeisch von der Schale und grob in Stücke schneiden. Tomaten halbieren, Stielansatz entfernen. Ingwer in feine Würfel schneiden.

2. Blätter von sieben Stielen Minze zupfen, mit Melone, Tomaten, Ingwer und Kokosmilch in den Mixer geben und sehr fein mixen. Durch ein feines Küchensieb in eine Schale streichen. Nach Belieben mit Agavendicksaft süßen. Abgedeckt mindestens 2 Stunden kalt stellen.

3. Pinienkerne in einer Pfanne ohne Fett goldbraun rösten. Abkühlen lassen und grob hacken. Blätter vom restlichen Minzstiel abzupfen.

4. Kalte Gazpacho in Schalen (oder tiefen Tellern) anrichten, mit je 1 EL Zitronen-Olivenöl beträufeln, mit Minze und Pinienkernen garnieren. Gazpacho sofort servieren.

Zubereitungszeit: 30 Minuten, plus Kühlzeit mindestens 2 Stunden

Pro Portion 3 g E, 14 g F,
37 g KH = 294 kcal (1230 kJ)

SÄUREBILDNER

Eiweißreiche Lebensmittel wie etwa Käse führen im Körper zur Produktion von Säuren. Das gilt vor allem für länger gereifte Sorten wie Emmentaler oder Parmesan

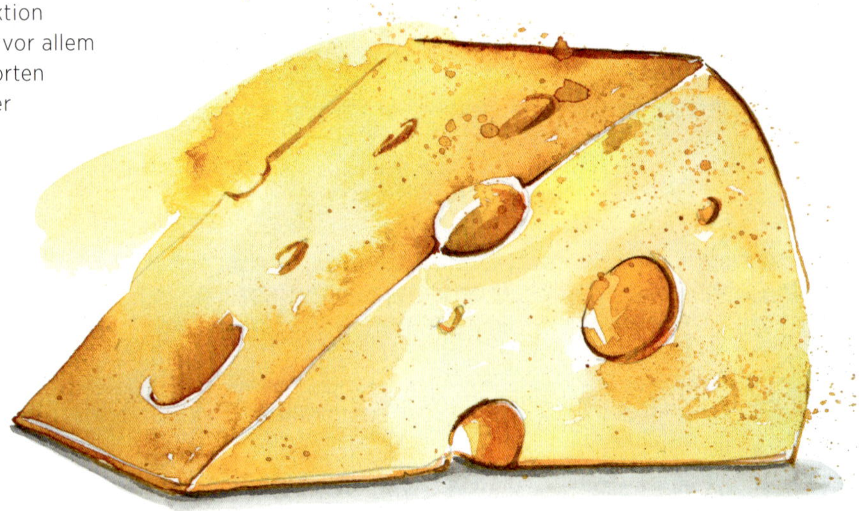

sauer.

Schon seit Langem warnen Ernährungsratgeber davor, dass eine einseitige Ernährung den Körper mit **Säuren belasten** und auf Dauer krank machen könne. Studien bestätigen nun die Befürchtungen. Sie zeigen aber auch: Mit einfachen Mitteln lässt sich dem Säureüberschuss entgegenwirken

Vermutlich ist jeder Konsument, der sich mit gesunder Ernährung beschäftigt, schon einmal auf das Thema „Übersäuerung" gestoßen. Immer wieder heißt es in Internet-Foren, dass manche Lebensmittel unseren Körper mit Säure überlasten und auf Dauer sogar krank machen, da sie beispielsweise Knochen und Nieren angriffen.

Inzwischen gibt es Hunderte Ratgeber für eine säurearme Ernährungsweise, und zahlreiche Anbieter preisen teure Mittel und aufwendige Kuren gegen die Übersäuerung an. Aber wie steht es wirklich um dieses Problem? Lässt sich schädlicher Säureüberschuss verhindern? Und worauf müssen speziell Veganer und Vegetarier achten?

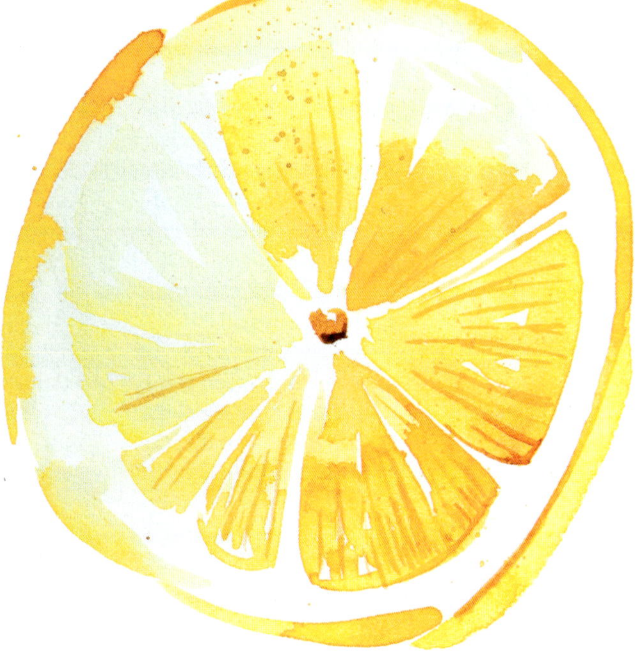

NEUTRALISIEREND
Es klingt paradox: Die saure Zitrone zählt zu den basenbildenden Lebensmitteln. Die darin enthaltenen Mineralstoffe puffern die Säuren im Körper ab

Text: Kristin Hüttmann und Maria Kirady

Illustrationen: Enya Todd

basisch.

Um zu verstehen, worum es dabei geht, so der Ernährungswissenschaftler und Hormonforscher Thomas Remer, müsse man sich zunächst klarmachen, wie unser Körper mithilfe zahlreicher Steuerungsmechanismen dafür sorgt, dass im Organismus stets stabile Bedingungen herrschen. Nur dann könne der Stoffwechsel optimal funktionieren.

So kontrollieren komplexe Regulationssysteme in unserem Inneren beispielsweise die Körpertemperatur oder den Zuckergehalt des Blutes – und eben auch das Verhältnis von Säuren und deren Gegenspielern, den Basen, im Organismus.

Dazu muss man wissen: Als *Säure* bezeichnen Chemiker eine Substanz, die in Wasser gelöst positiv geladene Teilchen abgibt. *Basen* hingegen sind Stoffe, die negativ geladene Teilchen bilden. Jede wässrige Lösung hat je nach Zusammensetzung einen eher sauren oder basischen Charakter, den man mit dem pH-Wert angibt. So liegt der pH-Wert des Blutes im Normalfall bei ungefähr 7,4. Das ist leicht basisch; der neutrale pH-Wert beträgt 7,0.

Doch schon Blutwerte um 7,35 sind starke Abweichungen ins Saure. Sinken die Werte noch weiter darunter, kann es sogar zu gefährlichen Störungen des Stoffwechsels und bei der Informationsübertragung in den Nervenzellen kommen.

Dann sprechen Mediziner von einer Blutübersäuerung (oder Azidose).

Im Normalfall regelt der Körper alle Vorgänge, die Einfluss auf die Entstehung und Ausscheidung von Säuren und Basen im Organismus haben; auch Ernährung und Verdauung zählen

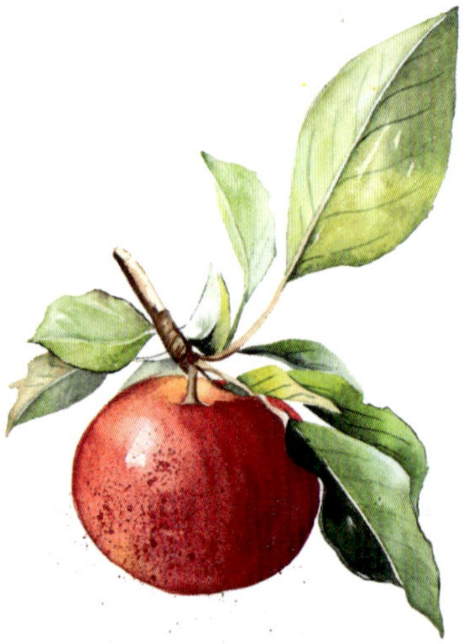

basisch.

RICHTIGE BALANCE

Obst und Gemüse sind das beste Mittel, um ein gesundes Säure-Basen-Gleichgewicht herzustellen. Mindestens fünf Portionen am Tag sollte man verzehren

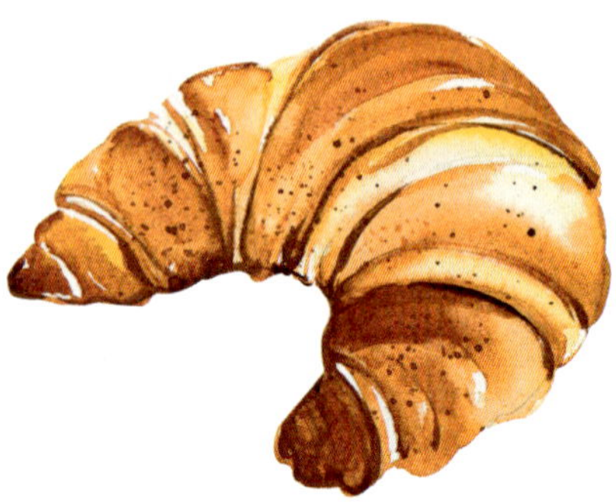

sauer.

SÄURESÜNDEN

Croissants und andere Backwaren wirken im Körper säuernd. Entgegenwirken lässt sich dem, indem man zum Ausgleich Basenbildendes isst

dazu, denn es gibt säurebildende und basenbildende Lebensmittel.

Das hat aber nichts damit zu tun, wie sauer das Lebensmittel selbst ist: Zitronen und Essig, aber auch Wein und Kaffee enthalten zwar viel Säure, sind tatsächlich aber basenbildend. Entscheidend ist vielmehr, in welche Bestandteile unser Körper die Lebensmittel bei der Verdauung zerlegt.

Vor allem nach dem Verzehr eiweißreicher tierischer Lebensmittel, etwa Fleisch, Wurst, Eier und Käse, entsteht ein Überschuss an Säuren – genauer gesagt: an positiv geladenen Teilchen.

Wer etwa ständig Schnitzel, Rührei oder Hartkäse isst, produziert große Mengen dieser „sauren“ Teilchen, die anschließend in den Körpergeweben und im Blut abgepuffert oder neutralisiert werden müssen.

Auch manche pflanzlichen Lebensmittel sind säurebildend – vor allem Reis, Mehl, Brotwaren, Nudeln und andere Getreideprodukte.

Die meisten Gemüse- und Obstsorten hingegen liefern (trotz ihres teilweise sauren Geschmacks) reichlich basisch wirkende Mineralstoffe, die die Säuren neutralisieren können.

Normalerweise kann ein gesunder Körper die überschüssige Säure leicht entfernen. Unsere Nieren sind das effizienteste Entsorgungssystem. Sie überführen die positiv geladenen, „sauren“ Teilchen in den Urin, der anschließend ausgeschieden wird.

Allein durch den Verzehr von säurebildenden Lebensmitteln gerät kaum jemand in den akut gesundheitsgefährdenden pH-Bereich von unter 7,35, sagt Thomas Remer. „Da müsste man schon mehr als 40 bis 50 Gramm Salmiak-Pastillen lutschen oder 200 bis 300 Gramm Eiweiß am Tag verzehren, ohne gleichzeitig eine ausreichende Menge basisch wirkender Mineralstoffe mit der Nahrung aufzunehmen“, so der Ernährungswissenschaftler von der Universität Bonn – das entspräche rund 30 bis 40 hart gekochten Eiern. Nur bei gesundheitlicher Vorbelastung, etwa Diabetes oder einer Nierenerkrankung, können schon geringere Mengen Probleme auslösen.

Menschen ohne solche Vorerkrankungen müssen in der Regel keine akute Azidose fürchten. Das heißt im Umkehrschluss aber nicht, dass der Verzehr säurebildender Nahrungsmittel für sie unbedenklich ist.

Vielmehr zeigen Studien: Wenn der Körper dauerhaft gegen eine erhöhte Säurelast ankämpfen muss, kann dies ernst zu nehmende gesundheitliche Folgen haben.

Das hat unter anderem eine Untersuchung belegt, bei der Forscher um Thomas Remer über mehr als 30 Jahre Ernährung, Stoffwechsel, Wachstum und Entwicklung von Kindern und Jugendlichen untersucht haben.

Die dabei gewonnenen Daten, sagt Remer, „legen nahe, dass eine monate- oder jahrelange Säurebelastung durch die Ernährung zu erhöhten Blutdruckwerten und einer geringeren Knochenstabilität führen kann“.

Auf Dauer werden Hormonhaushalt und Stoffwechselprozesse beeinflusst, was vermutlich dazu führt, dass weniger Körpergewebe und Knochensubstanz aufgebaut werden. Die Folge: schleichender Knochenschwund.

Auch erhöht sich das Risiko von Nieren- und Harnleitersteinen. Und müssen die Organe ständig Hochleistungen vollbringen, um den pH-Wert des Blutes auf einem konstanten Level zu halten, kann die Funktion der Nieren auf Dauer leiden, so Remer.

Solche Einbußen treten bei übergewichtigen Menschen besonders häufig auf – und offenbar auch schon bei Kindern: „Unsere Befunde deuten an“, sagt Thomas Remer, „dass dickere Kinder Säuren über die Nieren schlechter ausscheiden können als schlanke.“ Daher gelte es, schon bei Heranwachsenden auf Übergewicht zu achten.

Zudem sollten alle Menschen, deren Nierenfunktion eingeschränkt ist (sowie alle, bei denen ein Osteoporose-Risiko bekannt ist), ihren Säure-Basen-Haushalt im Gleichgewicht halten.

Eine einzelne eiweißreiche, also „saure“ Mahlzeit ist in der Regel aber unbedenklich. Gesundheitliche Probleme treten meist erst dann auf, wenn der

Körper durch jahrelange einseitige Ernährung mit viel tierischen Lebensmitteln und Getreide und zu wenig basenbildenden Speisen wie Obst und Gemüse belastet wird.

Umgekehrt haben Studien gezeigt, dass eine basenbetonte Kost zu messbar niedrigerem Blutdruck führt und auch gut ist für die Knochenbildung.

Daher empfehlen viele Experten, häufig zu basisch wirkendem Obst und Gemüse zu greifen, bei tierischen Produkten hingegen Maß zu halten.

Vegetarier (und insbesondere Veganer, die auch auf Eier und Käse verzichten) sind da naturgemäß im Vorteil. Aber auch sie sind nicht automatisch vor zu viel Säure geschützt.

Vor allem ein übermäßiger Konsum von Getreideprodukten kann bei rein pflanzlicher Ernährung für ein Ungleichgewicht sorgen: Gerade Vollkornbrot, ungeschälter Reis sowie auch manche Hülsenfrüchte (etwa Linsen) und Nusssorten (zum Beispiel Walnüsse) sind stark säurebildend.

W

Wer überprüfen will, ob die eigene Ernährung eher säurebildend ist, oder sich darüber informieren möchte, mit welchen basenbildenden Lebensmitteln sich eine Säurelast ausgleichen lässt, kann die nebenstehende Tabelle zu Rate ziehen. Sie gibt wieder, wie viel Säure bei der Verdauung einer Mahlzeit im Körper entsteht, die der Organismus nicht selbst abbauen kann, sondern über die Nieren ausscheiden muss (eine ausführliche Übersicht ist beispielsweise unter saeure-basen-forum.de/nahrungsmitteltabelle zu finden).

Positive Werte, die eine Säurelast anzeigen, können dabei mit basischen negativen Werten verrechnet werden. Denn am Ende zählt nicht das eine verspeiste Ei, sondern die Menge und Kombination aller über den Tag gegessenen und getrunkenen Lebensmittel.

Beispielsweise haben 50 Gramm Gouda (+9,3) und 275 Gramm Weintrauben (-9,4) in der Summe einen leicht negativen Wert und belasten den Körper daher nicht mit Säure.

Plus und Minus

Diese Tabelle gibt an, wie je 100 g eines Lebensmittels die Säurelast der Nieren beeinflussen. Bei säurebildenden Produkten sind die Werte positiv, bei basenbildenden negativ

OBST & GEMÜSE		
Äpfel	B	-2,4
Bananen	B	-7,5
Weintrauben	B	-3,4
Zitronen	B	-3,1
Tomaten	B	-4,2
Brokkoli	B	-4,6
Rucola	B	-7,5
Spinat	B	-12,1
Bohnen, grün	B	-3,9
Kartoffeln	B	-6,1
Erbsen	S	1,7
Linsen	S	4,8
GETREIDE UND NÜSSE		
Weizenmehl (Typ 405)	S	5,0
Weizenmischbrot	S	3,8
Roggenmischbrot	S	2,5
Roggenvollkornbrot	S	3,5
Haferflocken (Vollkorn)	S	9,0
Nudeln	S	6,9
Reis, geschält, roh	S	3,8
Walnüsse	S	6,2
Haselnüsse	B	-2,0
Erdnüsse, unbehandelt	S	6,7
MILCH, MILCHPRODUKTE UND EIER		
Vollmilch	S	0,1
Butter	S	0,5
Quark	S	8,9
Camembert	S	12,3
Gouda	S	18,8
Edamer	S	18,5
Emmentaler	S	21,5
Hühnereier	S	10,0
FLEISCH UND FISCH		
Rindfleisch, mager	S	10,4
Schweinefleisch, mager	S	8,7
Hühnerfleisch	S	8,7
Salami	S	8,8
Hering	S	9,2
Lachs	S	10,0
Kabeljau (Filet)	S	7,6
GETRÄNKE		
Apfelsaft, ungesüßt	B	-2,0
Orangensaft, ungesüßt	B	-2,8
Mineralwasser	B	-0,8
Cola	S	1,75
Kaffee	B	-1,4
Tee, schwarz	B	-0,3
Bier, hell	S	0,2
Weißwein, trocken	B	-1,7
Rotwein	B	-1,8

Thomas Remer sieht in der Tabelle eine nützliche Orientierungshilfe. Dabei empfiehlt er keineswegs, den Verzehr stärker säurebildender Produkte grundsätzlich zu reduzieren oder gar ganz darauf zu verzichten – wichtig sei vielmehr, auf eine ausgewogene Kombination mit basenbildenden Lebensmitteln zu achten.

„Ich habe mir zum Beispiel angewöhnt, immer frisches Obst in mein Müsli zu schnippeln", sagt er. „Zumindest eine halbe Banane und einen halben Apfel oder eine halbe Birne – dann ist das eine ausgeglichene Sache."

Als alleinige Basis des Ernährungsplans taugt die Tabelle ohnehin nicht. Schließlich sind bei der Speisenauswahl auch andere Kriterien zu berücksichtigen. So zählt etwa reiner Zucker zwar nicht zu den Säurebildnern, sollte aber dennoch nur sparsam verzehrt werden, da er als einer der Hauptverursacher für viele Zivilisationskrankheiten und Übergewicht gilt. Einige alkoholische Getränke wiederum sind basenbildend, in großen Mengen aber dennoch alles andere als gesund.

Auch von der Einnahme spezieller Basenpulver oder -tabletten, die den Säureüberschuss ausgleichen sollen, raten Experten ab. Sie sind nur für Patienten geeignet, die bereits unter Nierenschwäche oder Knochenschwund leiden und sich in ärztlicher Behandlung befinden.

Mit frischen Obst- und Gemüsesorten kann man dagegen nichts falsch machen. Die beugen dem Säureüberschuss vor und liefern zudem wichtige Vitamine, Mineralstoffe und Ballaststoffe (und helfen gegen Übergewicht).

Wer keine Lust hat, komplizierte Werte auszurechnen, kann sich auch einfach an die Regeln der Deutschen Gesellschaft für Ernährung halten: Mit mindestens fünf Portionen frischem Obst und Gemüse am Tag habe man die besten Voraussetzungen, um gesund und schlank zu bleiben – und muss sich über seinen Säure-Basen-Haushalt keine weiteren Gedanken machen. •

KRISTIN HÜTTMANN, Jg. 1973, ist Wissenschaftsjournalistin in Hamburg.

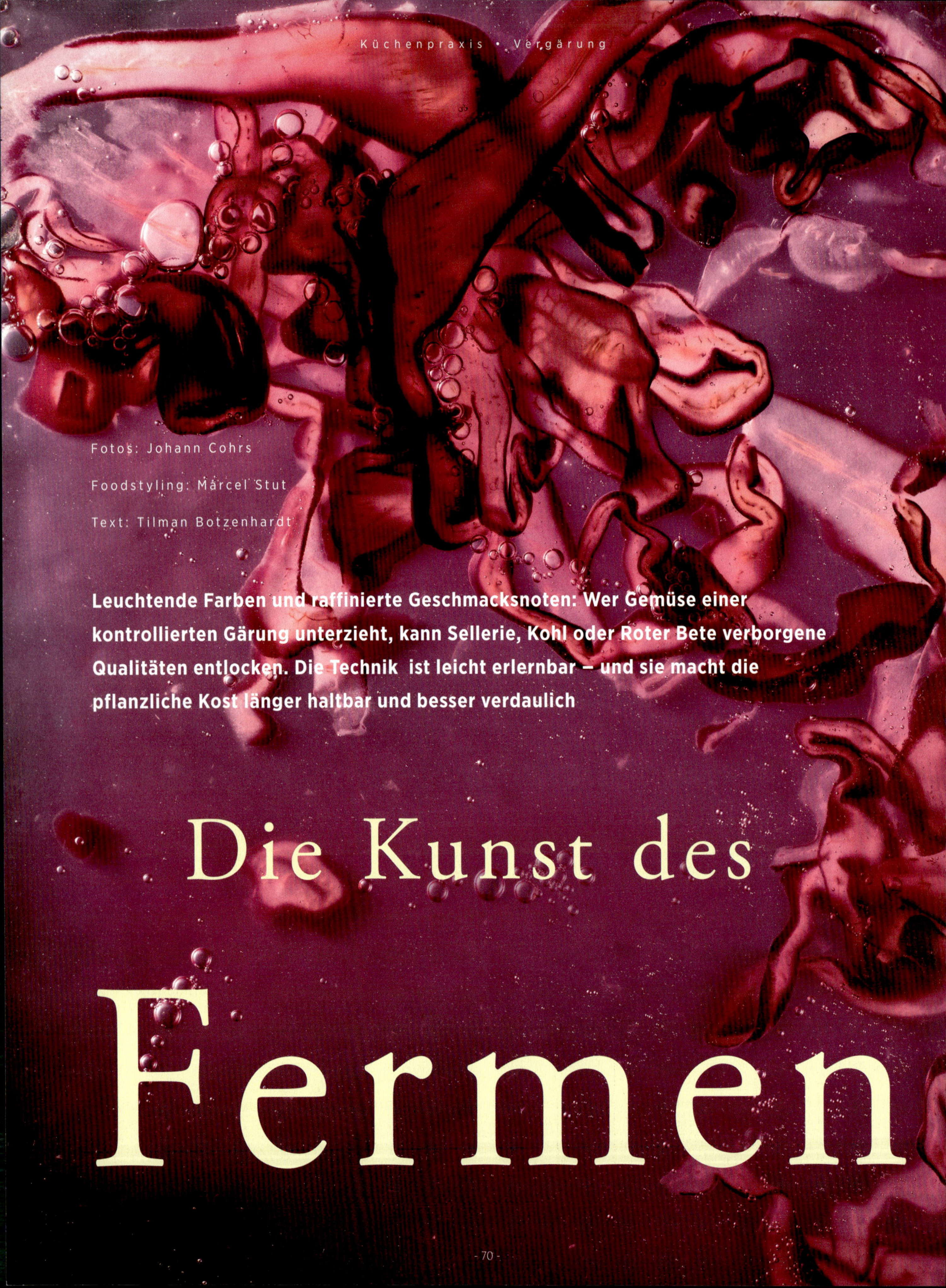

Fotos: Johann Cohrs

Foodstyling: Marcel Stut

Text: Tilman Botzenhardt

Leuchtende Farben und raffinierte Geschmacksnoten: Wer Gemüse einer kontrollierten Gärung unterzieht, kann Sellerie, Kohl oder Roter Bete verborgene Qualitäten entlocken. Die Technik ist leicht erlernbar – und sie macht die pflanzliche Kost länger haltbar und besser verdaulich

Die Kunst des Fermen

Rotes Apfel-Sauerkraut

ZUTATEN für ein Glas (ca. 1 l Inhalt)

Zubereitungszeit: ca. 25 Minuten
(plus ca. 3 Wochen Fermentierzeit)

ca. 1500 g Rotkohl,
ca. 150 g Granny-Smith-Äpfel,
10 Wacholderbeeren,
15 Koriandersamen,
30 g unraffiniertes feines Salz
(ohne Zusatzstoffe und Rieselhilfe)

1. Kohlkopf vierteln und den Strunk entfernen. Den Rotkohl mit einem Messer, einer Reibe oder der Küchenmaschine fein raspeln. Äpfel entkernen und reiben. Wacholderbeeren und Koriandersamen im Mörser zerstoßen.

2. Alle Zutaten in einer Schüssel vermengen. Den Kohl kräftig durchkneten, bis Saft austritt (eventuell Küchenhandschuhe verwenden, der Saft färbt stark). Fortsetzen, bis der Saft die Zutaten leicht bedeckt.

3. Die Mischung mit dem Saft in ein sauberes Drahtbügelglas (1 l Inhalt; mit weiter Öffnung) geben und fest einpressen. Etwa 3 cm unterhalb des oberen Glasrands freilassen. Die Mischung muss vom Saft komplett bedeckt sein, sonst mit etwas Salzlake auffüllen (dafür 5 g Salz in 200 ml Wasser auflösen).

4. Die Mischung mit einem flachen, ausgekochten Stein oder mit heiß abgespülten Glasmurmeln beschweren. Das Glas verschließen und in eine Auflaufform stellen, da beim Gärprozess Lake auslaufen kann. Dunkel und bei Zimmertemperatur lagern.

5. Nach ca. 2 bis 3 Tagen beginnt sichtbar der Gärprozess. Das Gemüse dunkel und bei Zimmertemperatur weitere 2 bis 3 Wochen fermentieren. Dann probieren, ob der gewünschte Geschmack erreicht ist. Gegebenenfalls weiter gären lassen und eventuell mit Salzlake auffüllen, da alle Zutaten stets mit Flüssigkeit bedeckt sein müssen. Zum Beenden der Fermentation das Sauerkraut in den Kühlschrank stellen.

tierens

Chinakohl auf koreanische Art (Kimchi)

ZUTATEN für etwa 4 bis 6 Portionen

Zubereitungszeit: ca. 40 Minuten (plus einige Stunden Wartezeit und mindestens 2 bis 3 Tage Fermentierzeit)

2 mittelgroße Köpfe Chinakohl,
150 g Salz,
1 EL Klebreismehl (aus dem Asia-Laden),
1 ½ EL brauner Zucker,
3 Zweige Sesamblätter (auch Perilla oder Shiso genannt),
6 Knoblauchzehen,
1 Zwiebel,
50 g frischer Ingwer,
5 Lauchzwiebeln,
50 g Schnittknoblauch,
200 g Möhren,
200 g Rettich,
100 g koreanische Chiliflocken,
50 ml Sojasoße,
etwas helle geröstete Sesamsaat

1. Chinakohl putzen. Die Kohlköpfe direkt am Strunk längs ca. 3 cm tief kreuzweise einschneiden, dann mit den Händen in Viertel trennen. Den Kohl in Wasser tauchen, etwas abtropfen lassen, dann zwischen die einzelnen Blätterlagen Salz streuen. Die dicken Strunkansätze etwas stärker mit Salz bestreuen. Kohlstücke ca. 4 bis 5 Stunden ziehen lassen, dabei alle ca. 30 Minuten wenden.

2. Inzwischen 250 ml Wasser mit Reismehl und Zucker unter Rühren sacht aufkochen. In eine große Schüssel geben und vollständig auskühlen lassen.

3. Sesamblätter abzupfen. Knoblauch, Zwiebel und Ingwer schälen und fein hacken. Lauchzwiebeln und Schnittknoblauch putzen und klein schneiden. Möhren und Rettich schälen und in feine Stifte schneiden. Die vorbereiteten Zutaten, Chili, Sojasoße und Reismehlmix zu einer Paste verrühren.

4. Kohlblätter unter fließendem kalten Wasser abspülen, leicht ausdrücken und abtropfen lassen. Dann einzeln mit der Paste bestreichen. Die Kohlviertel nach innen zusammenklappen und fest in einen Gärtopf oder verschließbaren Plastikbehälter schichten. Die restliche Paste mit 200 ml Wasser verrühren und zum Kohl gießen.

5. Behälter verschließen und bei Zimmertemperatur (ca. 20° C) lagern. Den Deckel einmal täglich kurz öffnen, um Gärgase entweichen zu lassen. Das Kimchi soll nach einem Tag komplett mit Flüssigkeit bedeckt sein. Nach 2 bis 3 Tagen ist die Fermentation in vollem Gange. Von nun an wird das Kimchi immer saurer, deshalb öfter probieren. Ist der gewünschte Geschmack erreicht, in den Kühlschrank stellen, um die Gärung zu stoppen.

6. Zum Servieren Kimchi abtropfen lassen, in Stücke schneiden und mit gerösteter Sesamsaat bestreuen. Im Kühlschrank ist Kimchi mindestens 2 bis 3 Monate haltbar.

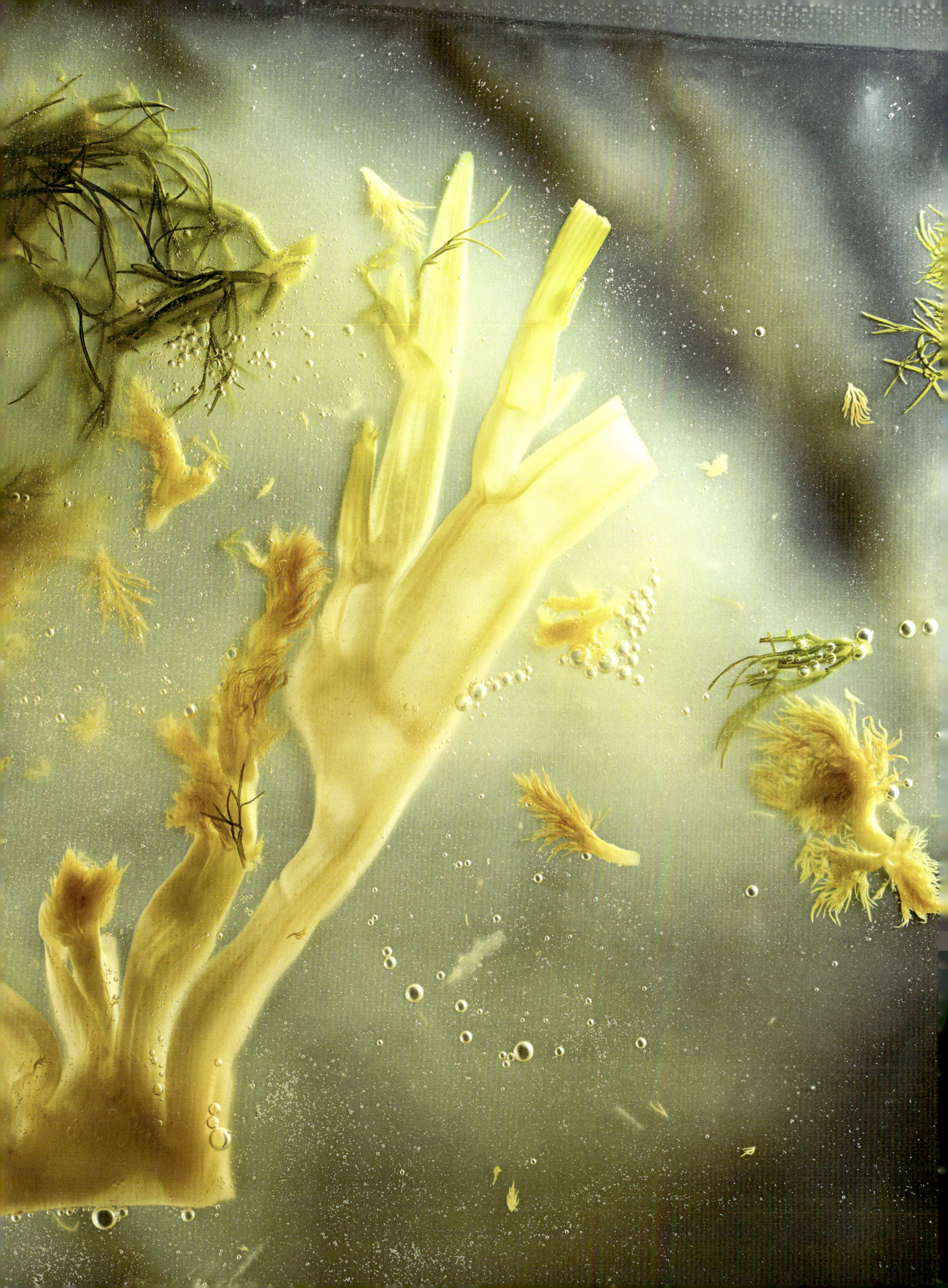

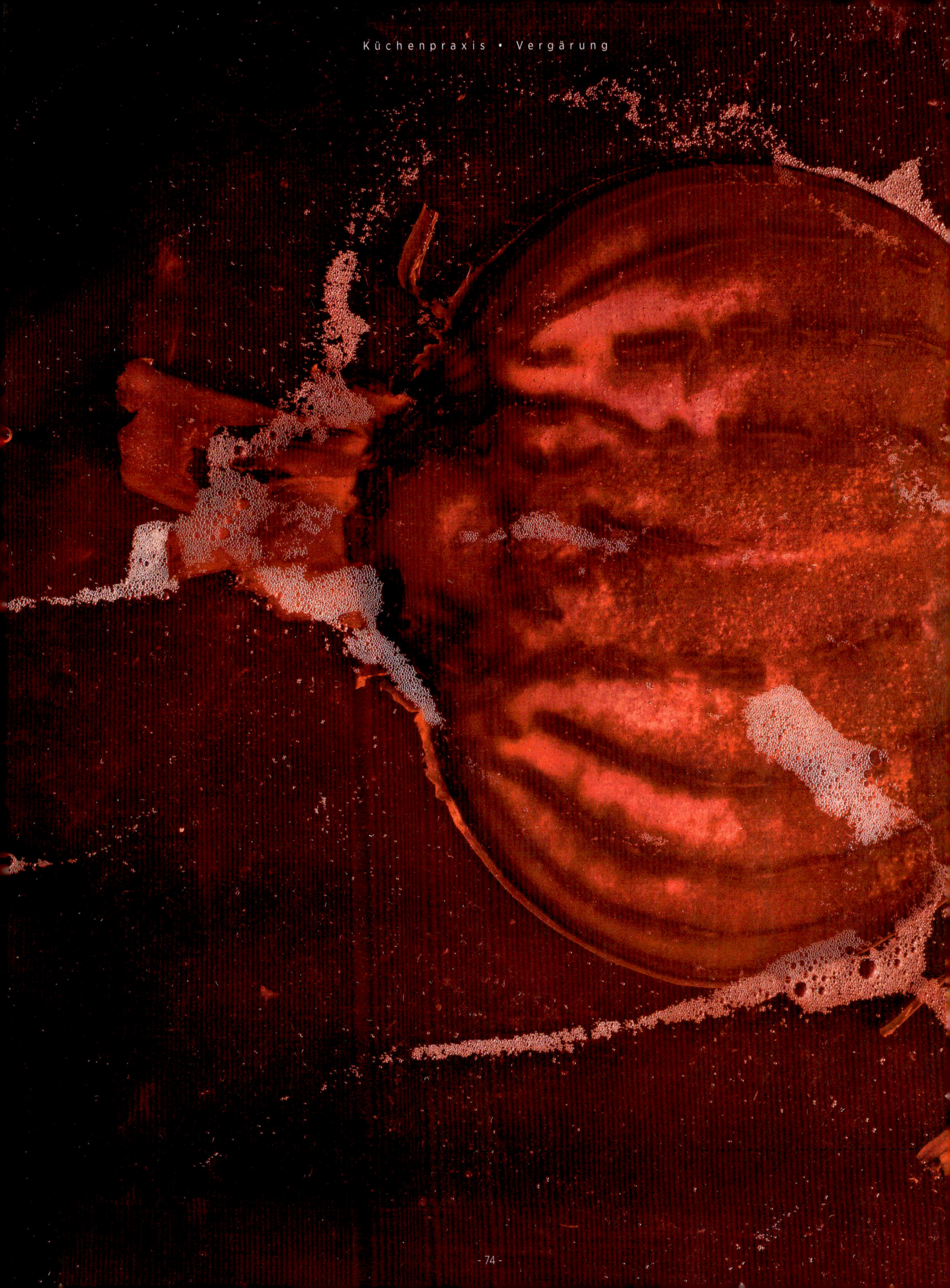

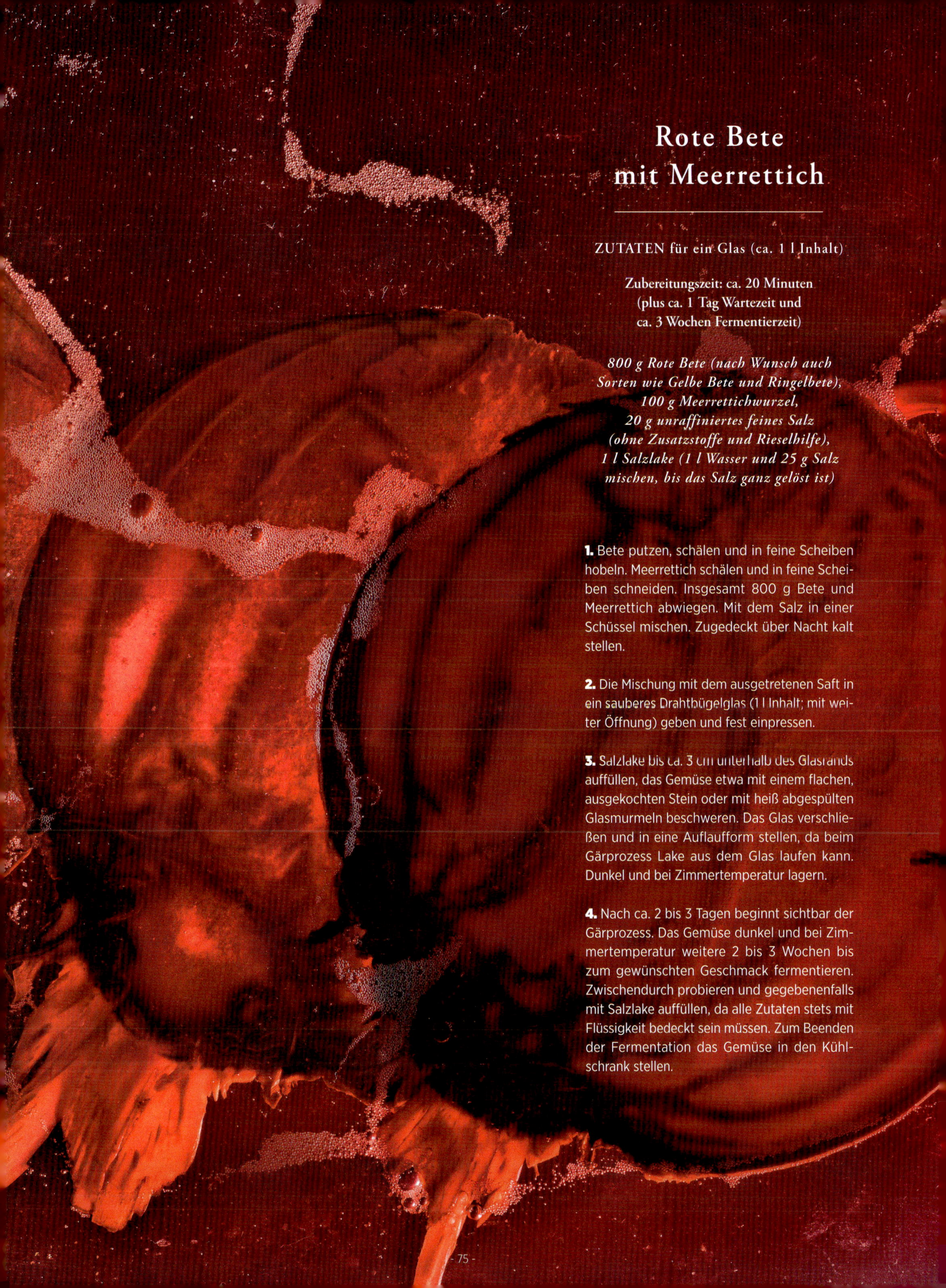

Rote Bete mit Meerrettich

ZUTATEN für ein Glas (ca. 1 l Inhalt)

Zubereitungszeit: ca. 20 Minuten (plus ca. 1 Tag Wartezeit und ca. 3 Wochen Fermentierzeit)

800 g Rote Bete (nach Wunsch auch Sorten wie Gelbe Bete und Ringelbete),
100 g Meerrettichwurzel,
20 g unraffiniertes feines Salz (ohne Zusatzstoffe und Rieselhilfe),
1 l Salzlake (1 l Wasser und 25 g Salz mischen, bis das Salz ganz gelöst ist)

1. Bete putzen, schälen und in feine Scheiben hobeln. Meerrettich schälen und in feine Scheiben schneiden. Insgesamt 800 g Bete und Meerrettich abwiegen. Mit dem Salz in einer Schüssel mischen. Zugedeckt über Nacht kalt stellen.

2. Die Mischung mit dem ausgetretenen Saft in ein sauberes Drahtbügelglas (1 l Inhalt; mit weiter Öffnung) geben und fest einpressen.

3. Salzlake bis ca. 3 cm unterhalb des Glasrands auffüllen, das Gemüse etwa mit einem flachen, ausgekochten Stein oder mit heiß abgespülten Glasmurmeln beschweren. Das Glas verschließen und in eine Auflaufform stellen, da beim Gärprozess Lake aus dem Glas laufen kann. Dunkel und bei Zimmertemperatur lagern.

4. Nach ca. 2 bis 3 Tagen beginnt sichtbar der Gärprozess. Das Gemüse dunkel und bei Zimmertemperatur weitere 2 bis 3 Wochen bis zum gewünschten Geschmack fermentieren. Zwischendurch probieren und gegebenenfalls mit Salzlake auffüllen, da alle Zutaten stets mit Flüssigkeit bedeckt sein müssen. Zum Beenden der Fermentation das Gemüse in den Kühlschrank stellen.

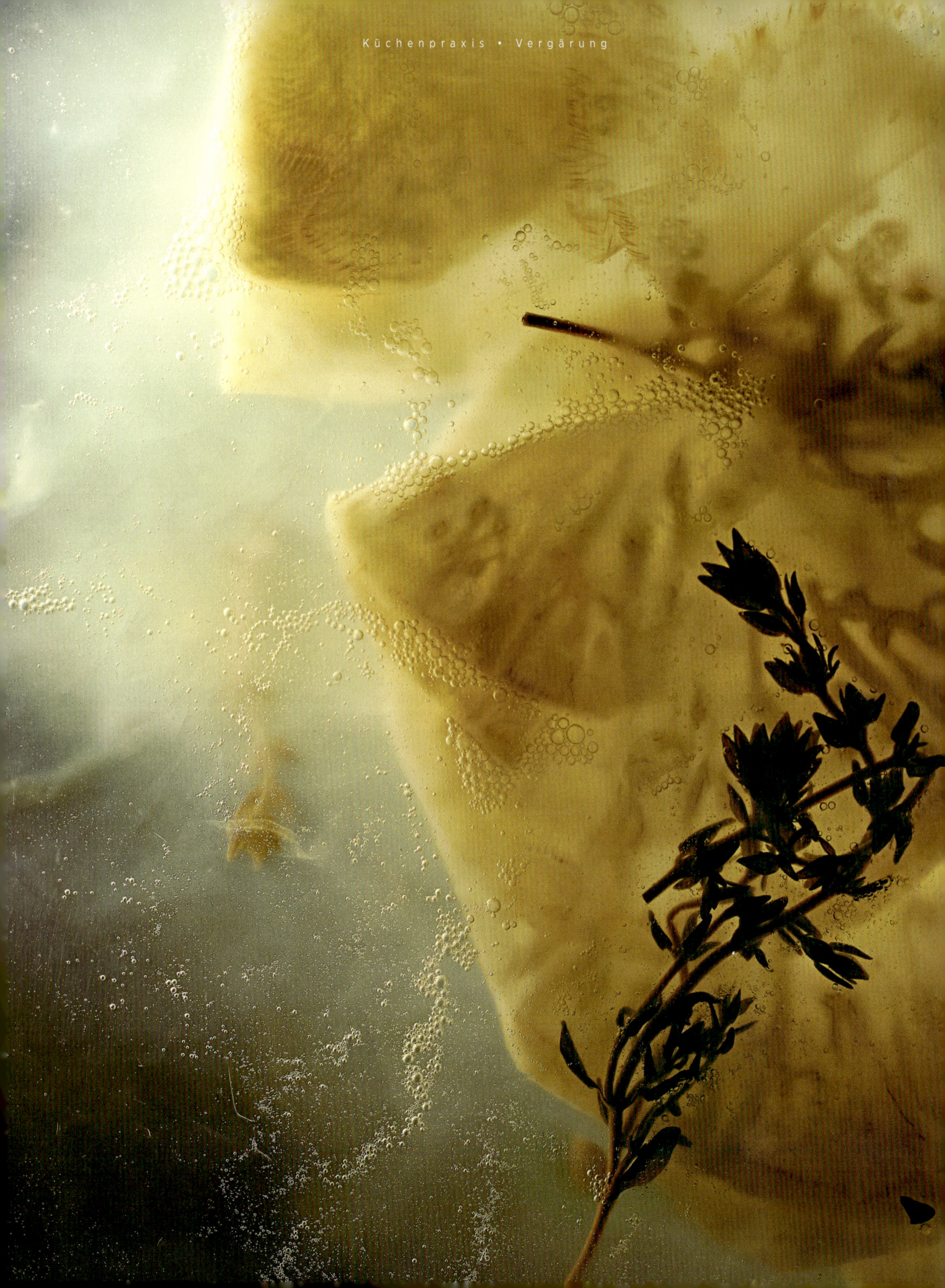

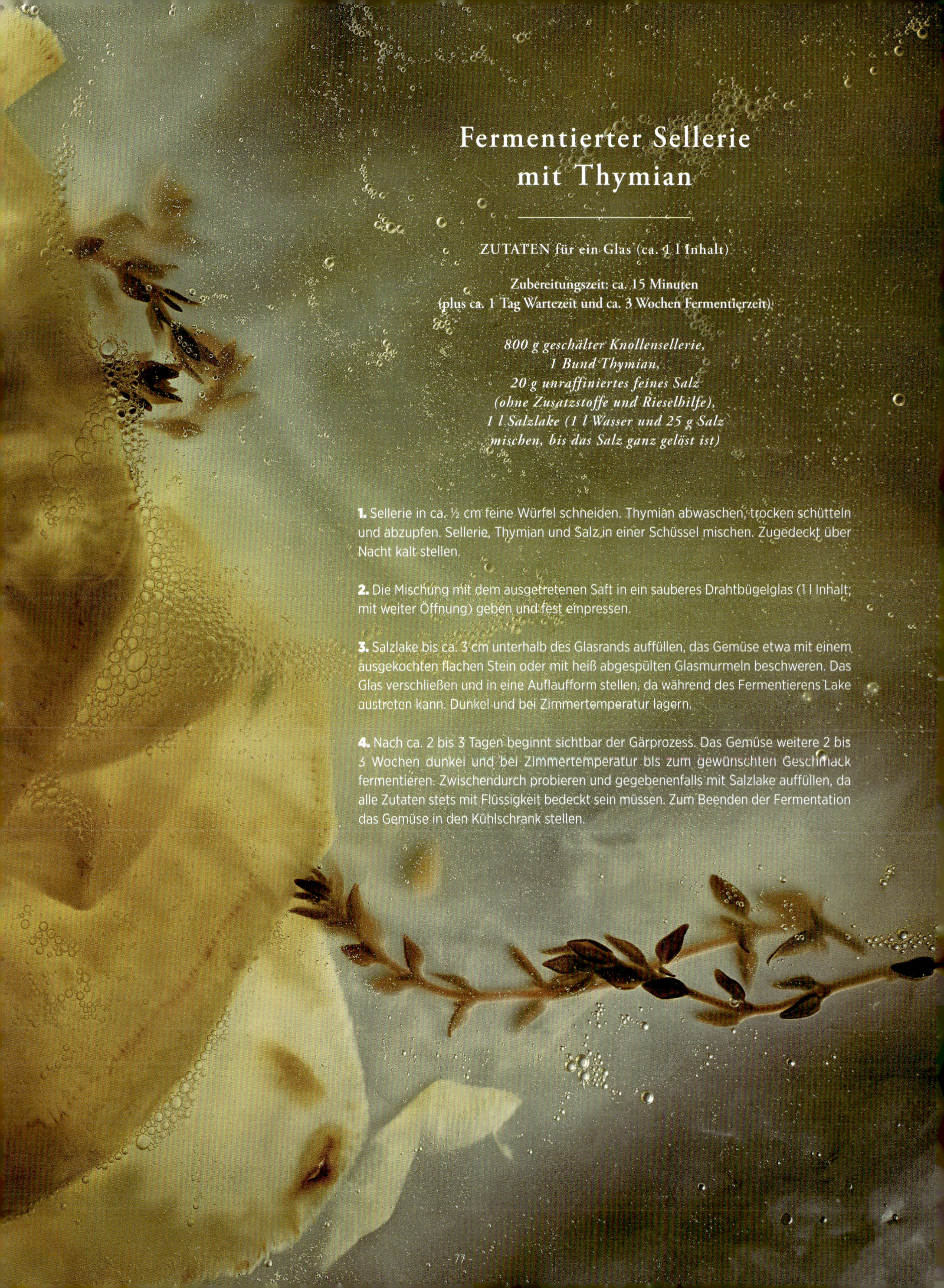

Fermentierter Sellerie mit Thymian

ZUTATEN für ein Glas (ca. 1 l Inhalt)

Zubereitungszeit: ca. 15 Minuten
(plus ca. 1 Tag Wartezeit und ca. 3 Wochen Fermentierzeit)

800 g geschälter Knollensellerie,
1 Bund Thymian,
20 g unraffiniertes feines Salz
(ohne Zusatzstoffe und Rieselhilfe),
1 l Salzlake (1 l Wasser und 25 g Salz
mischen, bis das Salz ganz gelöst ist)

1. Sellerie in ca. ½ cm feine Würfel schneiden. Thymian abwaschen, trocken schütteln und abzupfen. Sellerie, Thymian und Salz in einer Schüssel mischen. Zugedeckt über Nacht kalt stellen.

2. Die Mischung mit dem ausgetretenen Saft in ein sauberes Drahtbügelglas (1 l Inhalt; mit weiter Öffnung) geben und fest einpressen.

3. Salzlake bis ca. 3 cm unterhalb des Glasrands auffüllen, das Gemüse etwa mit einem ausgekochten flachen Stein oder mit heiß abgespülten Glasmurmeln beschweren. Das Glas verschließen und in eine Auflaufform stellen, da während des Fermentierens Lake austreten kann. Dunkel und bei Zimmertemperatur lagern.

4. Nach ca. 2 bis 3 Tagen beginnt sichtbar der Gärprozess. Das Gemüse weitere 2 bis 3 Wochen dunkel und bei Zimmertemperatur bis zum gewünschten Geschmack fermentieren. Zwischendurch probieren und gegebenenfalls mit Salzlake auffüllen, da alle Zutaten stets mit Flüssigkeit bedeckt sein müssen. Zum Beenden der Fermentation das Gemüse in den Kühlschrank stellen.

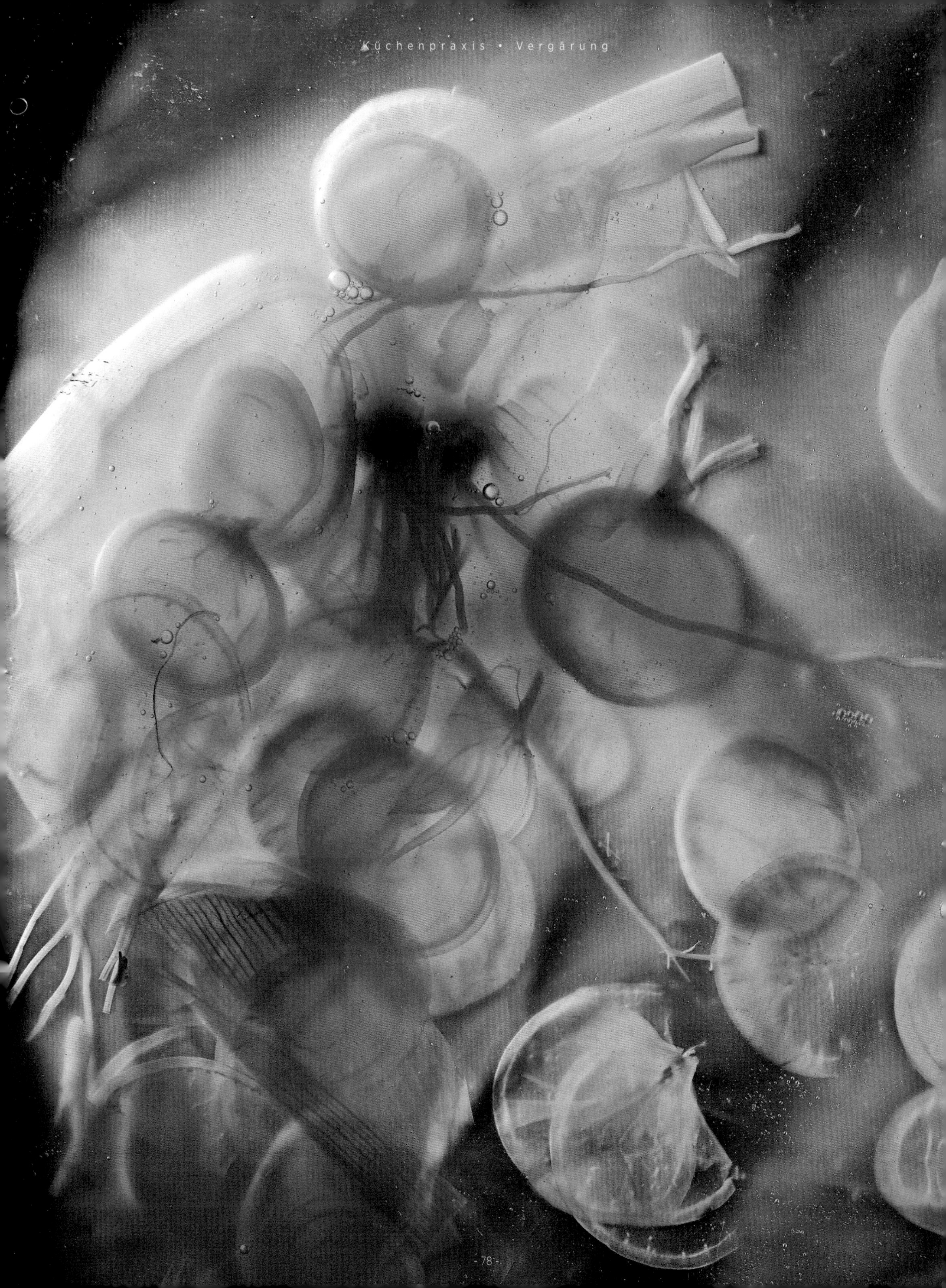

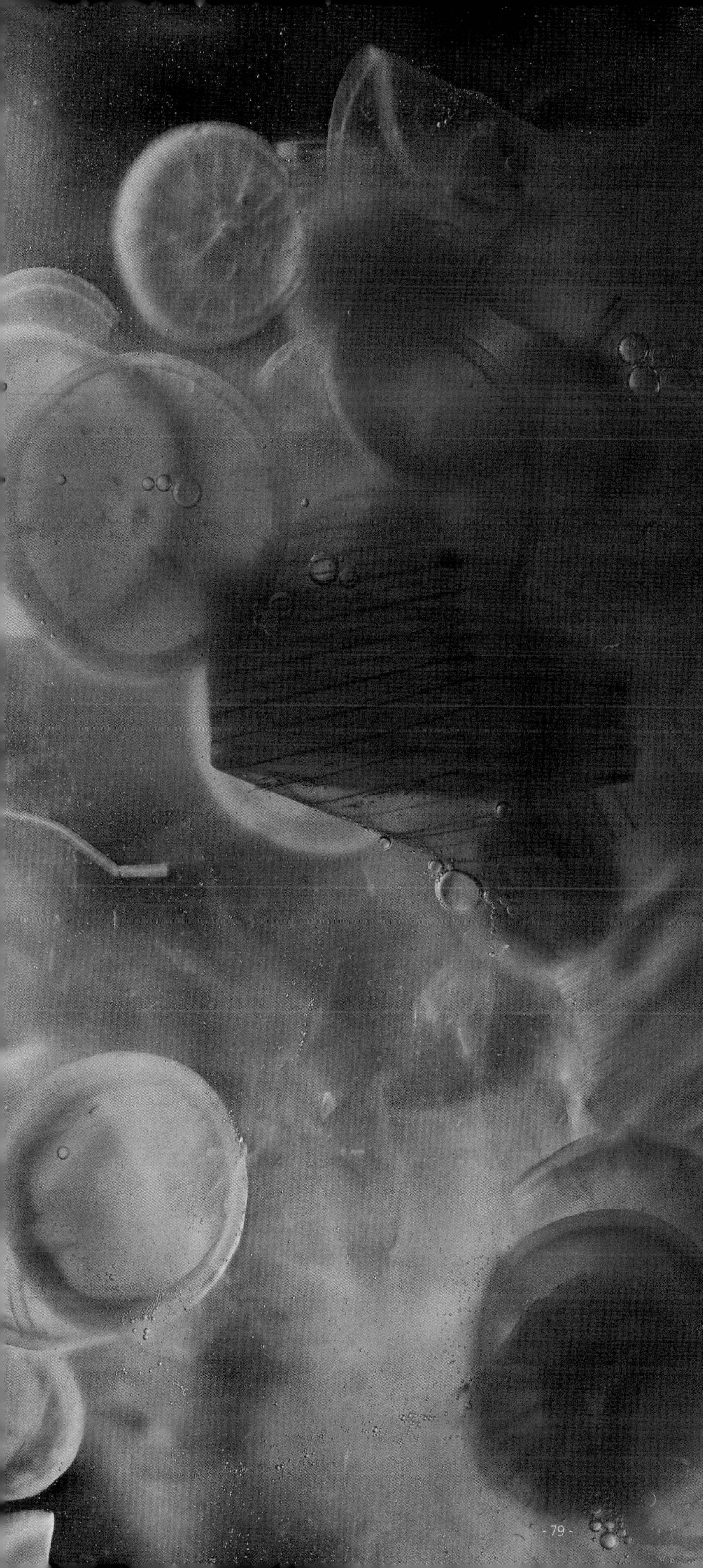

Radieschen-Lauchzwiebel-Mix

ZUTATEN für ein Glas (ca. 1 l Inhalt)

Zubereitungszeit: ca. 15 Minuten
(plus ca. 1 Tag Wartezeit und
ca. 3 Wochen Fermentierzeit)

ca. 400 g geputzte Radieschen,
ca. 500 g Lauchzwiebeln,
16 g unraffiniertes feines Salz
(ohne Zusatzstoffe und Rieselhilfe),
1 l Salzlake (1 l Wasser und 25 g Salz
mischen, bis das Salz ganz gelöst ist)

1. Die Radieschen abwaschen, trocken tupfen und leicht andrücken. Lauchzwiebeln putzen, abwaschen und nur den weißen und hellgrünen Teil in ca. 5 cm lange Stücke schneiden (die dunkelgrünen Teile anderweitig verwenden). 800 g Gemüse abwiegen. Mit dem Salz in einer Schüssel mischen und zugedeckt über Nacht kalt stellen.

2. Das Gemüse mit der ausgetretenen Flüssigkeit in ein sauberes Drahtbügelglas (1 l Inhalt; mit weiter Öffnung) geben und mit den Händen fest einpressen.

3. Bis ca. 3 cm unter dem Glasrand mit Salzlake auffüllen, das Gemüse zum Beispiel mit einem flachen, ausgekochten Stein oder mit heiß abgespülten Glasmurmeln beschweren. Das Glas verschließen und in eine Auflaufform stellen, da während der Fermentation Lake austreten kann. Dunkel und bei Zimmertemperatur lagern.

4. Nach ca. 2 bis 3 Tagen beginnt sichtbar der Gärprozess. Das Gemüse 2 bis 3 Wochen bis zum gewünschten Geschmack weiter bei Zimmertemperatur fermentieren. Zwischendurch probieren und eventuell mit Salzlake auffüllen, da das Gemüse stets vollständig bedeckt sein muss. Zum Beenden der Fermentation das Gemüse in den Kühlschrank stellen.

S

Seit Jahrtausenden schon nutzen Menschen eine besondere Methode, um Lebensmittel länger haltbar zu machen: die Vergärung (oder Fermentation).

Ob bei Gemüse, Obst oder Milch – das Prinzip ist immer das Gleiche: Mikroorganismen, etwa Bakterien, Hefen oder Schimmelpilze, wandeln die in den Nahrungsmitteln enthaltenen Zucker in andere Stoffe um.

So wird beispielsweise aus Weißkohl dank der durch Gärung entstehenden Milchsäure schmackhaftes Sauerkraut. Koreaner erzeugen aus Chinakohl und Rettich das traditionelle Kimchi. Milch lässt sich dank Fermentation zu Joghurt, Quark, Kefir und Käse weiterverarbeiten. Und wer stark zuckerhaltige Früchte vergärt, erhält nach einigen Tagen ein leicht alkoholisches Dessert.

Mit dem Aufkommen der Konserven und anderer industrieller Techniken, Lebensmittel haltbar zu machen, ging das Wissen um die Fermentation in den Haushalten weitgehend verloren. Dazu trugen auch immer strengere Vorstellungen von Sterilität bei: Dass sich dabei in Speisen etwa Bakterien vermehren, erzeugte bei vielen Menschen zunehmend Unbehagen.

Doch seit Ernährungsmediziner nachdrücklich auf die von alters her bekannte Erfahrung hinweisen, wie gut fermentierte Lebensmittel für Magen und Darm sind, kehrt das Verfahren in die Küchen zurück. Spitzen- und Hobbyköche entdecken die Fermentation als natürliche Methode, um regionale und saisonale Produkte schmackhaft und haltbar verarbeiten zu können.

Das älteste und einfachste Verfahren ist die Fermentation von Gemüse mit Salz. Es eignet sich besonders für sämtliche Kohlsorten sowie für Wurzel- und Knollengemüse wie Karotten, Rettich, Rote Bete und Sellerie. Die benötigten Mikroorganismen müssen dem Gemüse nicht eigens zugefügt werden: Sie befinden sich bereits auf der Oberfläche der Pflanzen oder gelangen von unseren Händen dorthin, während wir das Gemüse vorbereiten; und schon diese geringen Mengen reichen, um den Gärprozess zu starten.

Um etwa Rotkohl zu fermentieren, wird der Kohlkopf kleingeschnitten und mit Salz vermengt, das Flüssigkeit aus der Pflanze löst und damit eine Lake bildet.

Kohl und Lake werden dann in einem luftdicht abgeschlossenen Gefäß bei Raumtemperatur dunkel gelagert.

Die Bakterien wandeln den im Gemüse enthaltenen Zucker vor allem zu Milchsäure um, in Teilen auch zu Essigsäure und Kohlendioxid. Der Sauerstoffmangel, der Salzgehalt und die zunehmend saure Umgebung verhindern, dass sich Fäulnisbakterien oder schädliche Schimmelpilze ausbreiten.

Binnen Tagen und Wochen verändern sich die Farbe, Struktur und der Geschmack des gärenden Lebensmittels: Saure und salzige Aromen treten hervor, gleichzeitig verstärkt sich der ursprüngliche Charakter etwa eines Gemüses. Speziell bei der Fermentation von Sojabohnen werden auch Aminosäuren wie Glutaminsäure freigesetzt und erzeugen herzhafte Noten.

Im Verlauf der Gärung verdauen Mikroorganismen zudem Nährstoffe wie langkettige Kohlenhydrate und Proteine gleichsam vor. Dadurch wird Gemüse leichter bekömmlich, ohne gesunde Inhaltsstoffe zu verlieren.

Da die Milchsäurebakterien zudem beim Verzehr von fermentierten Produkten bis in den Darm gelangen, tragen sie dort zu einer vielfältigen und gesunden Darmflora bei.

Auch viele Obstsorten eignen sich für die milchsaure Fermentation, beispielsweise Pflaumen oder Beerenfrüchte.

Je länger Gemüse und Obst fermentiert wird, desto stärker verändert sich sein Geschmack. Es ist daher sinnvoll, die Speise im Abstand einiger Tage oder Wochen immer mal wieder zu probieren, damit sie nicht zu sauer wird. Dabei lässt sich auch prüfen, ob die Flüssigkeit das Gemüse noch vollständig bedeckt; andernfalls muss mit Salzlake aufgefüllt werden.

Hat das fermentierte Lebensmittel das gewünschte Aroma erreicht, wird es in den Kühlschrank gestellt.

Dies beendet den Gärungsprozess fast vollständig. Bei kühler und sauberer Lagerung bleibt es nun mehrere Monate lang haltbar und kann portionsweise genossen werden – als Hauptgericht, würzende Beilage oder als gesunde Zwischenmahlzeit. •

Fermentiertes ***Gemüse*** bildet saure, salzige und besonders ***intensive Aromen***

MEHR ZUM THEMA

Cathrin Brandes

Fermentieren ganz einfach selbst gemacht

Umfassende Einführung mit vielen Rezepten. *256 Seiten, 29,95 Euro.*

•••

René Redzepi und David Zilber

Das Noma-Handbuch Fermentation

Schritt-für-Schritt-Anleitungen von dem dänischen Sternekoch René Redzepi. *456 Seiten, 40 Euro.*

•••

Charlotte Pike

Fermentiert – Sauerkraut, Kefir, Kimchi und noch viel mehr

Fermentierte Speisen international: Zahlreiche Rezepte für Gerichte aus aller Welt. *160 Seiten, 16,95 Euro.*

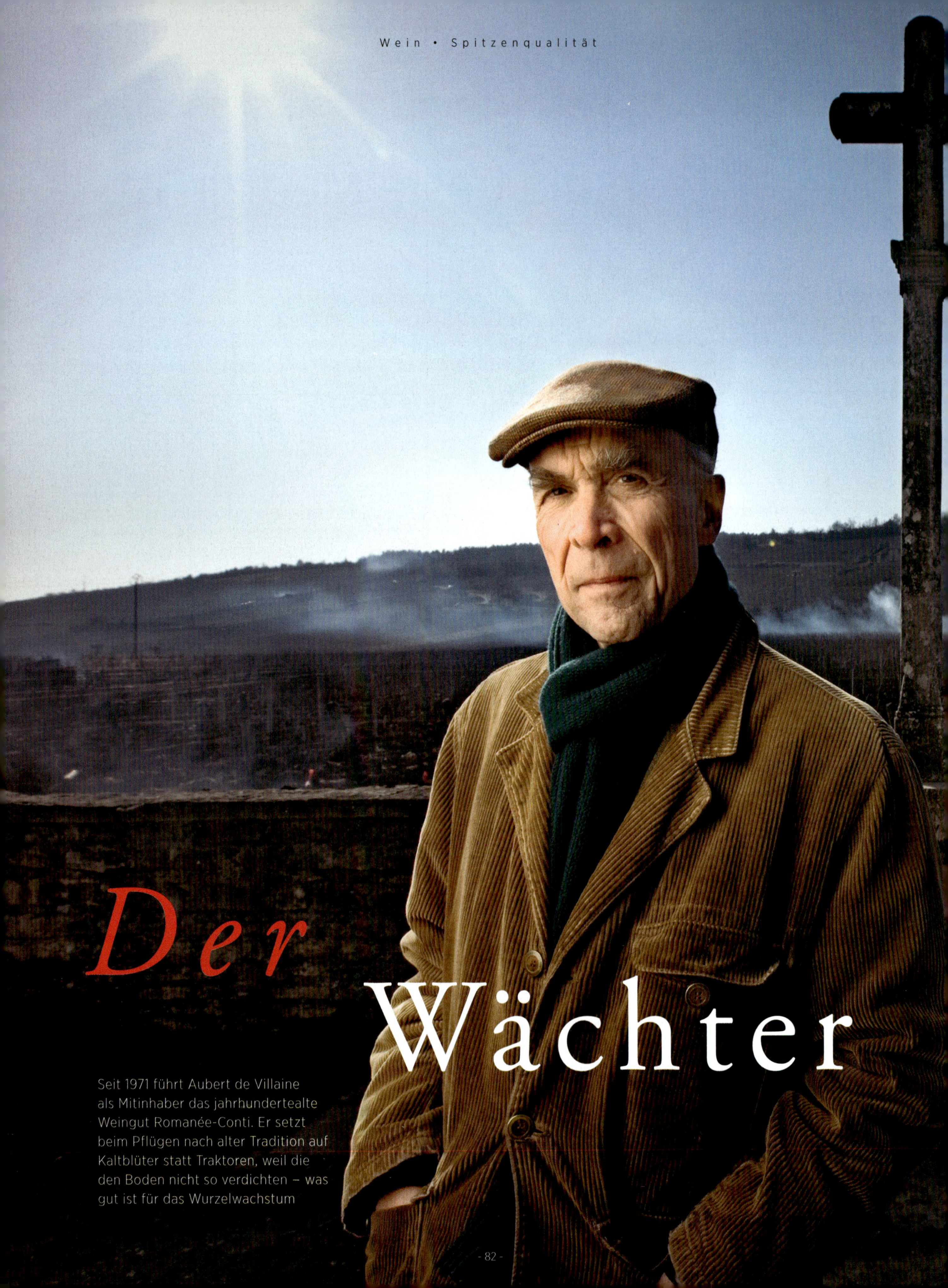

Der Wächter

Seit 1971 führt Aubert de Villaine als Mitinhaber das jahrhundertealte Weingut Romanée-Conti. Er setzt beim Pflügen nach alter Tradition auf Kaltblüter statt Traktoren, weil die den Boden nicht so verdichten – was gut ist für das Wurzelwachstum

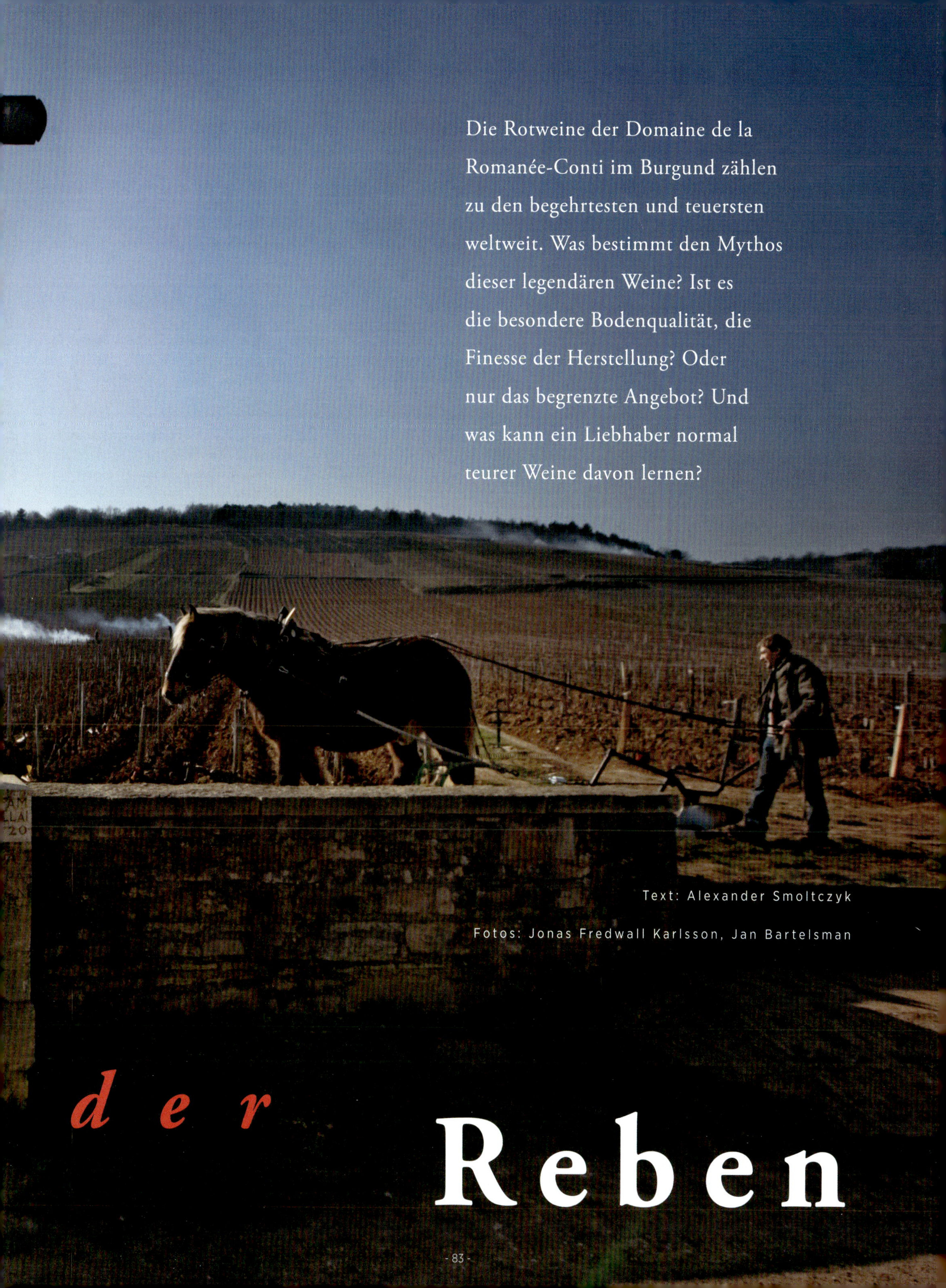

der **Reben**

Die Rotweine der Domaine de la Romanée-Conti im Burgund zählen zu den begehrtesten und teuersten weltweit. Was bestimmt den Mythos dieser legendären Weine? Ist es die besondere Bodenqualität, die Finesse der Herstellung? Oder nur das begrenzte Angebot? Und was kann ein Liebhaber normal teurer Weine davon lernen?

Text: Alexander Smoltczyk

Fotos: Jonas Fredwall Karlsson, Jan Bartelsman

Im Jahr 2010 erhielt Aubert de Villaine den Brief eines Erpressers. Er solle eine Million Euro auf dem Dorffriedhof von Chambolle-Musigny hinterlegen. Ansonsten, so die Drohung, würden die wertvollsten Weinstöcke seiner Domaine, seines Gutes, vergiftet.

Dem Brief war eine Detailkarte der Parzellen beigelegt, die auf eine gewisse Kennerschaft schließen ließ. Um ihre Ernsthaftigkeit weiter zu unterstreichen, hatten die Erpresser – Vater und Sohn, wie sich später herausstellte, beide aus der Gegend – bereits Dutzende von Weinstöcken angebohrt und zwei von ihnen tatsächlich vergiftet, glücklicherweise ohne größere Schäden zu verursachen.

Bei der Geldübergabe saßen Polizeibeamte versteckt hinter den Grabsteinen des Friedhofs. Es muss wie eine Filmszene mit Louis de Funès ausgesehen haben. „Ich hatte nicht damit gerechnet, dass sie die Polizei holen", sagte einer der beiden Erpresser bei seiner Vernehmung. Später erhängte er sich aus Scham in seiner Zelle.

»Jedes Jahr ist ***anders***«, sagt Aubert de Villaine. »Da bedarf es großer ***Demut***«

Es war wohl das erste Mal, dass ein Weinberg als Geisel genommen wurde. Aber es war ja auch nicht irgendein Weinberg. Die Domaine des Monsieur de Villaine, das „Romanée-Conti" in Burgund, ist das berühmteste Weingut der Welt.

„Man darf nicht sterben, ohne einen Romanée-Conti probiert zu haben", hat Paul Bocuse einmal gesagt, einer der legendären Begründer der Nouvelle Cuisine.

Das Département Côte d'Or, die Goldküste, liegt im nordöstlichen Teil des Burgund. Von Osten her kommend, von der Autoroute A 6, ist die Côte d'Or tatsächlich eine Steilküste, liegt als ein dunkles, bewaldetes Band am Horizont, über flachen Feldern und Äckern, und ab und zu schimmert ein Kalkabbruch hervor. Nähert man sich weiter, so wird aus dem Band eine mehrfach eingekerbte Steilabbruchkante, an deren Südostseite die ersten Hänge erscheinen. Ehrfürchtig schleichen Autos mit englischen, niederländischen, deutschen Kennzeichen durch die Dörfer der Gegend. Leute steigen aus, berühren die Kalkstein-Einfriedungen eines Hanges, stecken heimlich einen Steinbrocken ein, machen Fotos vor Ortsschildern, die eigentlich Etiketten sind: Nuits-Saint-Georges, Chambolle-Musigny, Vougeot.

Und Vosne-Romanée.

MONSIEUR DE VILLAINE werde gleich kommen, sagt die Dame am Empfang. Das Gut hat seinen Sitz in dem umgebauten ehemaligen Lesehof der Mönche von Saint-Vivant. Ein etwas untersetzter Mann in verkrusteten Gummistiefeln und Wattejacke poltert gut gelaunt herein: „Ça va? Bien." Es ist, wie sich herausstellen wird, Bertrand de Villaine, der Neffe des Gutsbesitzers und auserkorener Erbe.

Der Name Romanée-Conti hat unter Weinkennern einen Ruf wie Aston Martin oder Lamborghini für Sportwagenfreunde oder Hermès für Kenner edler Handtaschen: Das bloße Aussprechen des Namens, ganz zu schweigen von der physischen Gegenwart des Produkts, erhöht Puls und Blutdruck.

Ähnlich wie auf dem Kunstmarkt sind die Liebhaberpreise für Romanée-Conti in den vergangenen zwei Jahrzehnten rasant gestiegen.

Ein Jahrgangswein von 1961, einst für 56 britische Pfund auf den Markt gekommen, kostete zur Jahrtausendwende bereits über 800 Pfund. Und am 17. Mai 2011 verkaufte das Auktionshaus Christie's einen Posten Rotwein für 123 919 US-Dollar.

Das eigentlich Bemerkenswerte war, dass dieser Posten aus einer einzigen Flasche bestand, einem Romanée-Conti, Année 1945, des Winzerhauses de Villaine & T. Chambon, wie es auf dem stockfleckigen Etikett vermerkt war. Der Käufer dieses Burgunders, und damit wohl Besitzer eines der teuersten Lebensmittel überhaupt, ist bis heute im Dunkeln geblieben.

Auf dem grauen Markt ist eine Kiste mit sechs verschiedenen Grand Crus des Jahrgangs 1983 für 46 000 Euro zu bekommen. Allerdings ist damit nicht gesagt, dass es sich auch tatsächlich um eine Originalabfüllung handelt.

Kaum ein anderer Wein reizt die Fantasie von Weinfälschern so sehr, nach Wegen zu suchen, Standardburgunder auf die Flaschen zu ziehen und als angebliche Romanée-Conti zu Preisen von mehr als 10 000 Euro das Stück zu verkaufen. Fälschungen sind bei Wein schwer nachzuweisen, eine eingehende Analyse kostet leicht mehrere Tausend Euro und kann unangenehme Ergebnisse zeitigen.

Der bekannteste Fall ist der des Rudy Kurniawan alias „Dr. Conti", eines besessenen Weinsammlers aus Indonesien, der den angeblich weltweit größten Keller besaß. Legendär waren die Verkostungen seiner Lieblingsmarke, des Romanée-Conti.

Zu seinen Kunden zählten vor allem Neureiche aus China, „Etikettentrinker", wie die Winzer sagen. Und weil seltene Spitzenweine in der Regel nicht zum Trinken gekauft werden, sondern für den Keller, dauerte es lange, bis der Betrug aufgedeckt wurde, letztlich nur deshalb, weil es plötzlich mehr Flaschen auf den Auktionen gab, als je abgefüllt worden waren.

„Dr. Conti" wurden Weinfälschungen im Wert von mehr als 20 Mil-

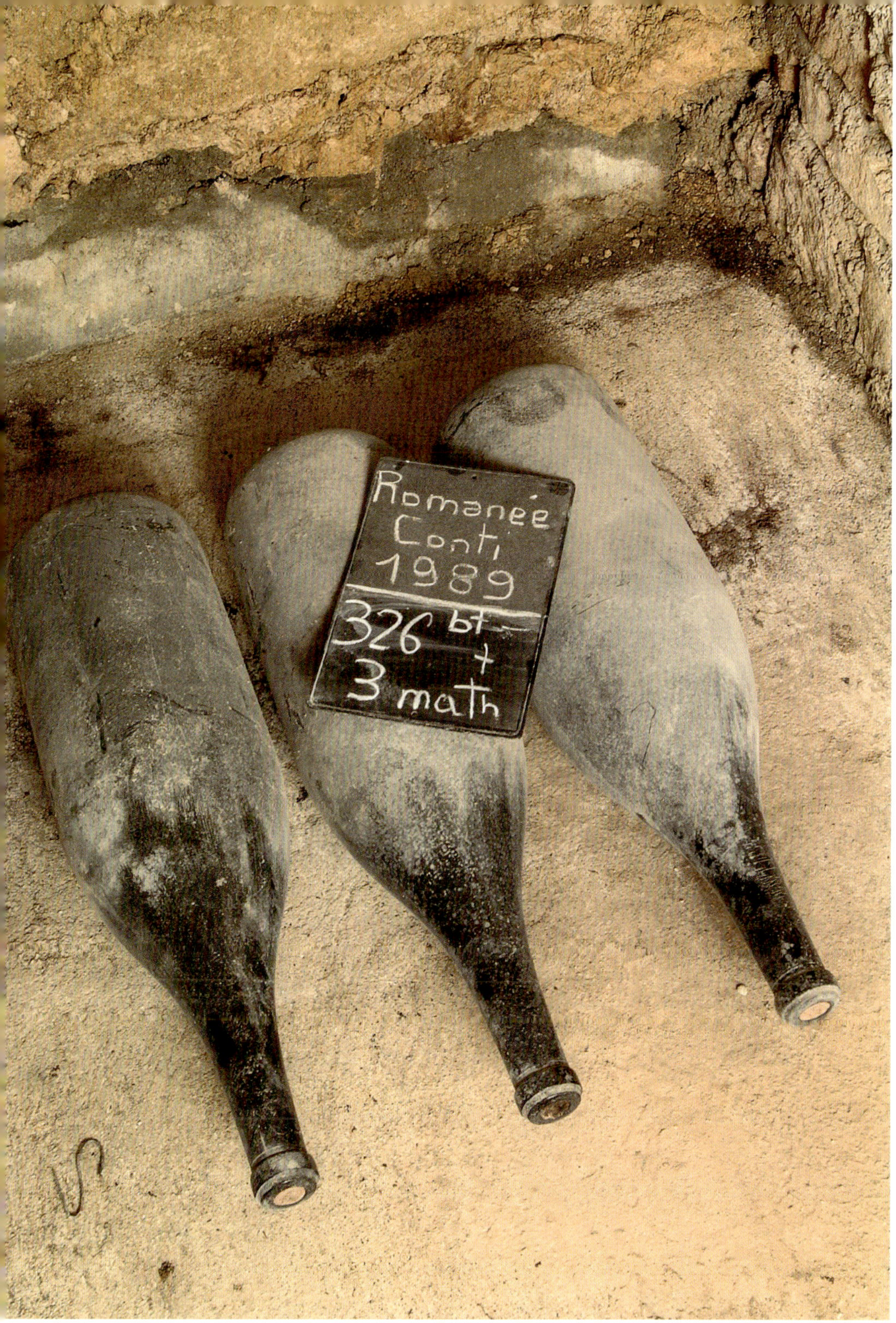

Als der Jahrgang 1989 noch jung war, schmeckten Kritiker, die den Wein schon früh beurteilten, Noten von Röstkaffee und Vanille. Viele der damals abgefüllten nur 6723 Flaschen lagern noch heute im Weingut

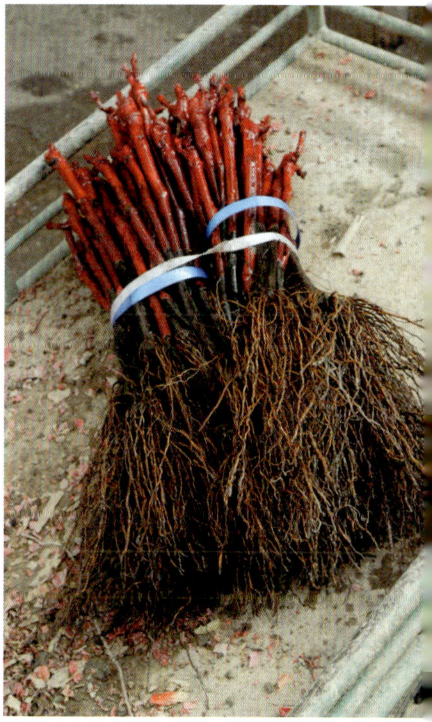

Reben werden durch Stecklinge vermehrt – so bleiben positive Eigenschaften wie etwa ihre Schädlingsresistenz erhalten

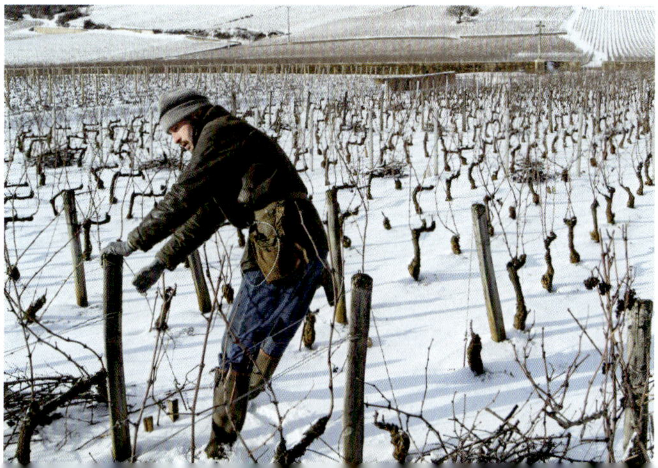

Im Winter kontrollieren Mitarbeiter des Weinguts die wertvollen Rebstöcke und reparieren die Spaliere

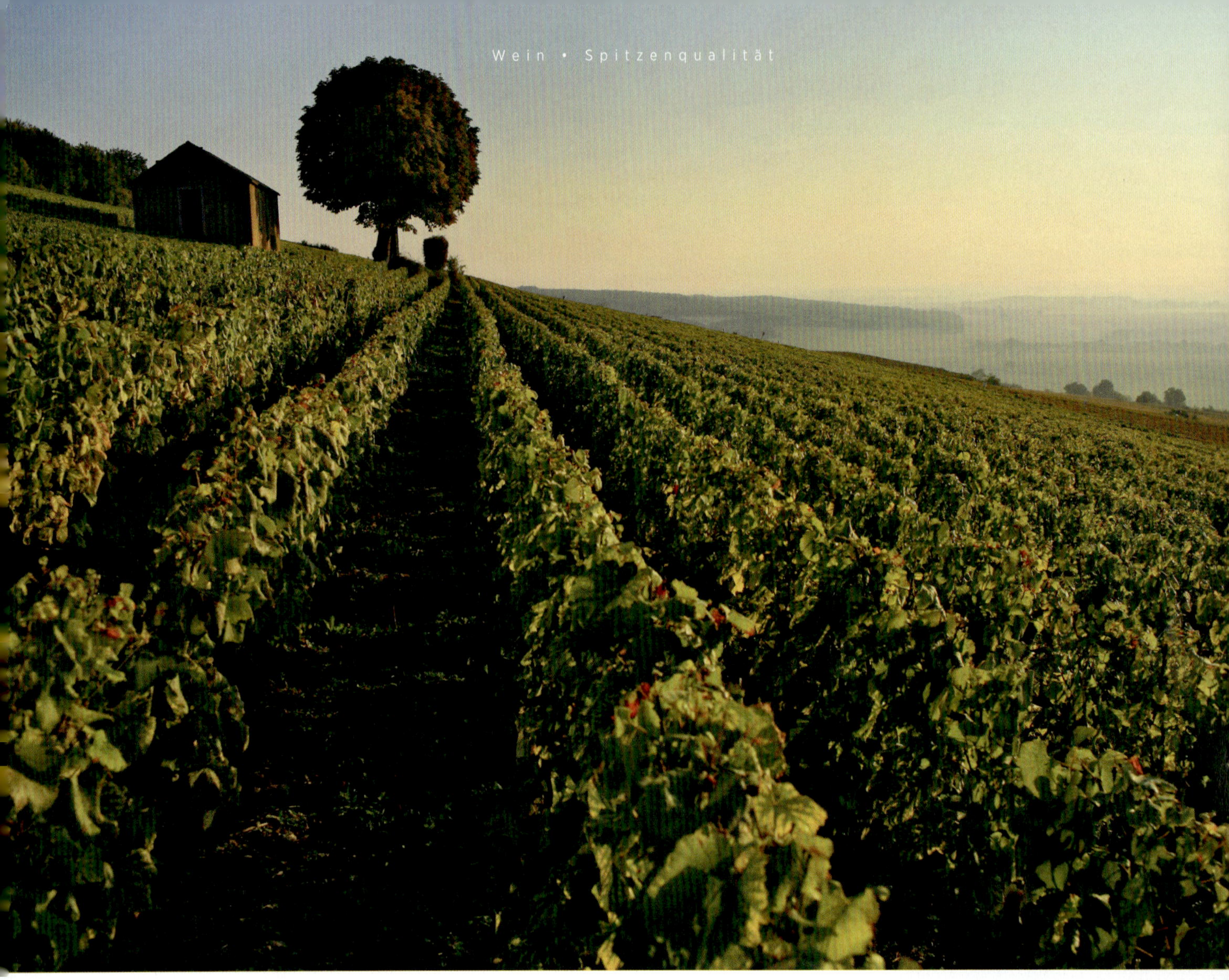

Die sanft geschwungenen Hügel der Côte d'Or, der »Goldküste« des Burgunds, zählen zu den besten Weinlagen Frankreichs

Die Arbeit im Weinberg mit dem Pferd erfordert viel Erfahrung und ein gelassenes Tier – ein falscher Tritt könnte die Rebstöcke beschädigen

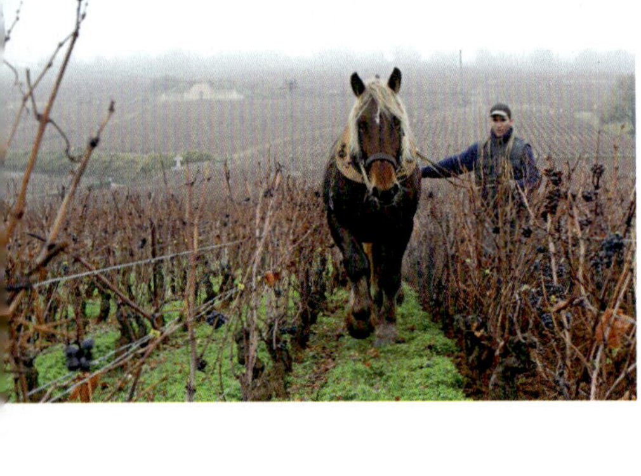

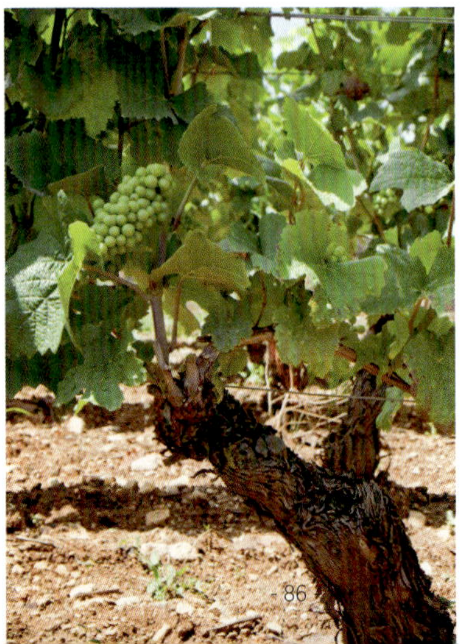

Die Rebsorte des Romanée-Conti ist der Pinot Noir. Viele der Weinstöcke sind ungewöhnlich alt – oft mehr als 50 Jahre

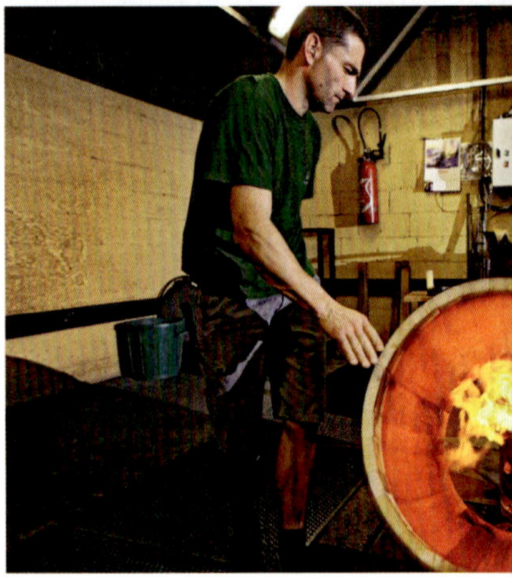

Das Eichenholz der Fässer wird in der Küferei geflämmt – um dem Wein eine gewisse Röstnote zu verleihen

lionen Dollar nachgewiesen. Aubert de Villaine sagte als Zeuge per Videokonferenz aus.

DER MIT DER LEITUNG des teuersten Weinguts im Burgund Betraute ist ein 78-jähriger hagerer Herr im Tweedjackett, eher zurückhaltend, fast ein wenig schüchtern. Ja, sagt Monsieur de Villaine, er erinnere sich noch sehr gut an den Herbst des Jahres 1945 und an den Moment, als sein Großvater Edmond die „Année 1945" – den Wein für später fast 124 000 Dollar – auf Flaschen ziehen, verkorken und mit rotem Lack versiegeln ließ. Er macht auch kein Geheimnis daraus, wie viel eine Flasche Romanée-Conti nach den Regeln betriebswirtschaftlicher Rechnung kosten dürfte. „Sagen wir: 20 Euro Selbstkostenpreis. Vielleicht 25."

Aber würde man den Preis eines Picasso-Gemäldes nach den Kosten für Farbtuben und Leinwand berechnen? Er selbst habe diesen 45er-Jahrgang übrigens nie getrunken.

Vom Fenster seines Sitzungsraums aus sind die Hänge seines Weingutes zu sehen. 28 Hektar, davon 1,81 Hektar offiziell klassifizierte Einzellage Romanée-Conti.

Das heißt, eigentlich sind nur ein paar Reihen Weinstöcke auf bröckligem, eichbraunem, mit Kalksteinen versetztem Boden zu sehen. Und ein Kaltblüter, der gerade ins Geschirr gespannt wird. Das ist alles.

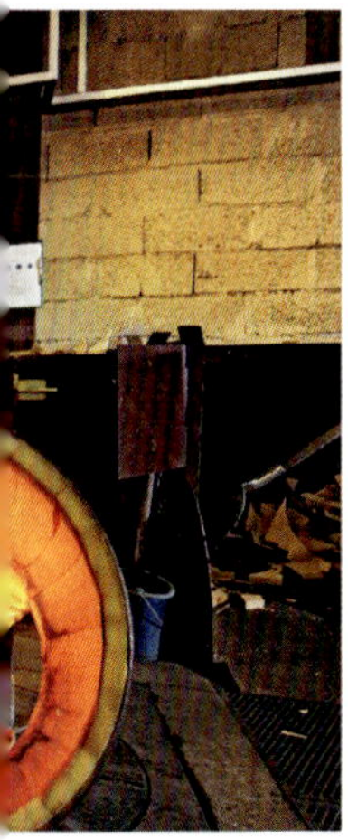

Die Weinberge des Romanée-Conti liegen im Windschatten des Steilabbruchs, geschützt vor den vom Atlantik wehenden, regenreichen Winden. Der Hügel ist trockener als die Umgebung, ihn erreichen im Schnitt jährlich 100 Milliliter weniger an Niederschlägen, und er hat eine leicht höhere Durchschnittstemperatur.

Es heißt, jede Erhebung im Relief habe ihren Einfluss auf die Windströmungen und das Mikroklima, keine Parzelle ist gleich, jede hat ihren eigenen Charakter. Große Gewächse, die Grands Crus, gedeihen auf den Mittelhängen – dort, wo es weder zu trocken noch zu fett ist, oft auch dort, wo die Kalkschicht unter der Oberfläche besonders ausgeprägt ist.

It's the geology, stupid! Aus Kalkstein, Ton, Lehm und Mergel bestehen die Hügel im Burgund, in relativ homogener Zusammensetzung, aber im Falle von Romanée-Conti sind sie durchsetzt von runden Kalkablagerungen, die wie die Kügelchen im Topf einer Bürobirkenfeige wirken.

Das Gebiet ist im Tertiär, vor gut 50 Millionen Jahren, von der gleichen Tektonik durchgeknetet worden, die auch die Alpen emporgeschoben hat. Es entstanden Brüche und feinste Spalten und Haarrisse im Boden.

Darin können sich die Wurzeln der Rebe gut entwickeln, und, wichtiger noch, es gibt dieser Region eine Eigenschaft, ohne die kein Weinberg wirklich gut wird: Die Wurzeln trocknen schnell, weil die Böden der Hügel porös sind und sich schnell erwärmen.

„La meilleure vigne ressuie bien", heißt es in der Gegend. Ein guter Weinberg ist wie ein gutes Handtuch.

Irgendwo da unten, in mehreren Meter Tiefe, in völliger Stille und Dunkelheit, liegen die Wurzeln der Pflanze. Sobald es wärmer wird und die Temperatur im Mittel auf acht bis zehn Grad Celsius steigt, beginnen die Wurzelspitzen Wasser und Mineralstoffe aufzunehmen, während der Saftstrom in die oberen Teile der Pflanze steigt. Im knotigen Holz der Rebe brechen die Augen, die Knospen, auf. Dann beginnt der Zyklus des Weins.

An den Schnittstellen bilden sich Wassertröpfchen, die Säfte schießen, die Knospe schwillt, die Schale bricht, und der Trieb entfaltet kleine grüne Blättchen, die rasch wachsen, der Trieb wird länger und kräftiger.

Die Rebe schaltet um auf Photosynthese, ernährt sich fortan nicht mehr von den Kohlenhydratvorräten des Herbstes, eingelagert in Stammholz und Wurzeln. Und es bilden sich Ranken und Blütenstände, deren Form schon an winzige Trauben erinnert.

Wenn Winzer von Spitzenlagen erzählen, dann klingt das oft wie ein Heldenepos: die Geschichte einer Wurzel, die gegen alle Hindernisse ihren Weg findet, tiefer und tiefer, jeden Spalt ausnutzend, so lange, bis sie derart verankert ist, mehr als 15 Meter tief, dass ihr auch etwaige Trockenheiten über Tage nichts mehr ausmachen.

„Unser Herstellungspreis richtet sich nach dem Ertrag: Die Kosten werden durch die Zahl der Flaschen geteilt", sagt Aubert de Villaine. Und natürlich sind seine Kosten höher als auf anderen Domaines: durch die arbeitsintensive Pflege des Weinbergs, das Pflügen mit dem Kaltblüter, die besonders rigide Auswahl der Trauben.

Der Preis einer Flasche Wein berechnet sich zunächst nach der Zahl abgefüllter Flaschen pro Hektar. Jede Flasche muss in einer bestimmten Vermarktungszeit ihren Anteil am geplanten Gewinn beitragen. Fällt die Ernte mager aus, steigt der Preis, sofern die Qualität die gleiche ist.

Nun gibt es beim Wein aber eine Mengen-Güte-Relation. Bei besseren Lagen wird die Zahl der Trauben durch die „Grünlese" im Sommer verringert. Ein Teil der Früchte wird dabei per Hand entfernt, um den Verbliebenen einen größeren Anteil an Nährstoffen, Licht, Wasser zukommen zu lassen.

Als ***Dünger*** kommt nur selbst hergestellter ***Kompost*** auf den Weinberg

Der Rebstock eines Tafelweins trägt etwa zwei Kilogramm Trauben, der eines edlen, also höherwertigen Weins, um die 800 Gramm. Die Erntemenge verringert sich, der Preis steigt. So wird es auf Winzerschulen gelehrt. Alles andere macht der Markt. Wie bei jeder Ware hängt der Preis von der Verfügbarkeit ab. Und da die edelste Parzelle Romanée-Conti nur 1,81 Hektar misst, wird die Nachfrage immer um ein Vielfaches größer sein als das Angebot.

Die Kunden warten geduldig, fast demütig auf die Zuteilung einer der maximal 6500 Flaschen. Denn der Preis ist auch eine Sache des Images sowie der Geschichte einer Domaine.

Wein ist immer auch Glaube, und Glaube kann leicht trunken machen. Jedenfalls ist die Geschichte des Weins eng mit der Geschichte des Glaubens verflochten.

IM JAHR 910 gründeten die Benediktiner ihr Kloster in Cluny, das erste einer langen Kette, durch die das Burgund zur Jahrtausendwende ein Zentrum der Christenheit wurde. Das Mutterhaus der Zisterzienser, Cîteaux, liegt knapp 15 Kilometer von der Domaine Romanée-Conti entfernt.

Die Mönche rodeten die Wälder, verbreiteten die Lehre und arbeiteten auch sonst wie im „Weinberg des Herrn“ (Matthäus 20). Am 13. November 1131 schenkte Herzog Hugo II. von Burgund den Benediktinern „das Brachland von Flagey und de Vosne, Wald und Felder“ – dabei das heutige Weingut Romanée-Conti.

Man kennt auch heute noch nicht alle Zusammenhänge zwischen Klima, Geologie, Rebentyp, die einen Wein ausmachen. Es gibt keine Formel – so wenig, wie es das Rezept für einen literarischen Bestseller gibt. Aber die Mönche verfügten über genügend Gaumenkunst, um herauszufinden, auf welchen ihrer Parzellen der Wein seine besten Früchte hervorbrachte.

Rentabler und einfacher wäre es damals wohl gewesen, Erbsen im Burgund anzubauen oder Bohnen. Doch eine Ordensregel des heiligen Benedikt erlaubt den Mönchen, „täglich eine Hemina Wein“ zu trinken, das ist etwas mehr als ein Viertelliter. Und ohne Messwein keine Messe.

Herzog Philipp der Kühne von Burgund verfügte dann, Ende des 15. Jahrhunderts, die in der Gegend üblichen Gamay-Reben durch Pinot Noir zu ersetzen, Ertrag und Qualität seien besser. Allmählich wurden Burgunderweine ein Begriff – zumal Anne von Österreich durch einen Wein der Region angeblich von ihrer Sterilität geheilt wurde und der Welt den künftigen Sonnenkönig Ludwig XIV. schenkte.

In dessen Schloss in Versailles ist ein Gemälde von Michel Barthélemy Ollivier zu sehen, das einen Schlüssel bietet zur Beantwortung der Frage, weshalb Wein so teuer sein kann.

Das Bild, 1766 gemalt, zeigt eine Abendeinladung beim Bourbonenprinz de Conti in dessen Pariser Stadtschloss. Der Prinz hatte einige Jahre zuvor das Weingut La Romanée gekauft, zum doppelten Marktwert. Inzwischen war auch, aus England, eine Neuerung eingeführt worden: die Weinflasche, dunkel getönt und verkorkt, wodurch sich die Flüssigkeit besser hält und reifen kann.

Niemand außer dem Prinzen und seinen engsten Freunden und Maitressen durfte diesen Wein trinken. Und so hält der Hausherr auf Olliviers Gemälde als Signum der Unterscheidung keinen Herrscherstab in der Hand, sondern eine Flasche Romanée.

Keiner konnte solch einen Wein kaufen, niemand ihn kosten, der nicht zum engsten Freundeskreis der Bourbonen gehörte. Von diesen Soupers her rührt, so darf angenommen werden, der Nimbus Romanée-Conti.

Die Conti griffen durchaus in die tägliche Arbeit ihrer Weinbauern ein. Überliefert ist ein Brief vom 3. Mai 1786, in dem klargestellt wurde, dass „der Prince de Conti Qualität wünscht, nicht Menge, und dass man dementsprechend schneiden muss“.

»Man darf sich nie ***sicher*** sein – man muss einen ***guten*** Wein suchen«

A

Anderthalb, zuweilen auch drei Monate nach dem Austrieb haben sich die Rispen entwickelt. Sie tragen Dutzende kleiner Blüten, alle verschlossen mit einem braunen Käppchen.

Sobald dieser Deckel aufspringt, rieselt der Pollen aus den Staubgefäßen auf den darunterliegenden Stempel.

Die europäische Weinrebe ist sich selbst das andere Geschlecht und befruchtet sich ohne fremde Hilfe – sofern der Wind nicht zu stark, der Regen nicht zu heftig ist.

Alle unbefruchteten Blüten fallen zu Boden, aus den anderen entwickelt sich sofort nach der Blüte die Beere.

Die ist anfangs ein grünes, linsenförmiges Gebilde, sie wächst rasch und ist in dieser Phase am stärksten den Schädlingen ausgeliefert, unter anderem dem Heuwurm und den Mehltau-Pilzen. Ungefähr im August, wenn die Beeren gut die Hälfte ihrer endgültigen Größe erreicht haben, beginnt die „véraison“, die Färbung der Frucht. Zunächst färben sich die außenliegenden, der Sonne zugewandten Beeren, dann die anderen: gelb die Weißweinarten, rotblau die Burgunder- und verschiedenen Bordeaux-Trauben.

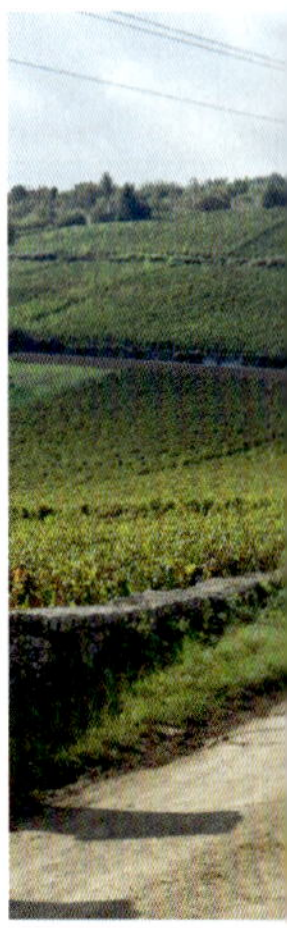

Auch der Weinberg verändert sich nun, zeigt, wie von einer Flamme überzogen, ein Fleckenmuster in leuchtendem Gelb und Rot. Die Trauben reifen, ihr Fruchtfleisch wird dunkler, weicher und süßer.

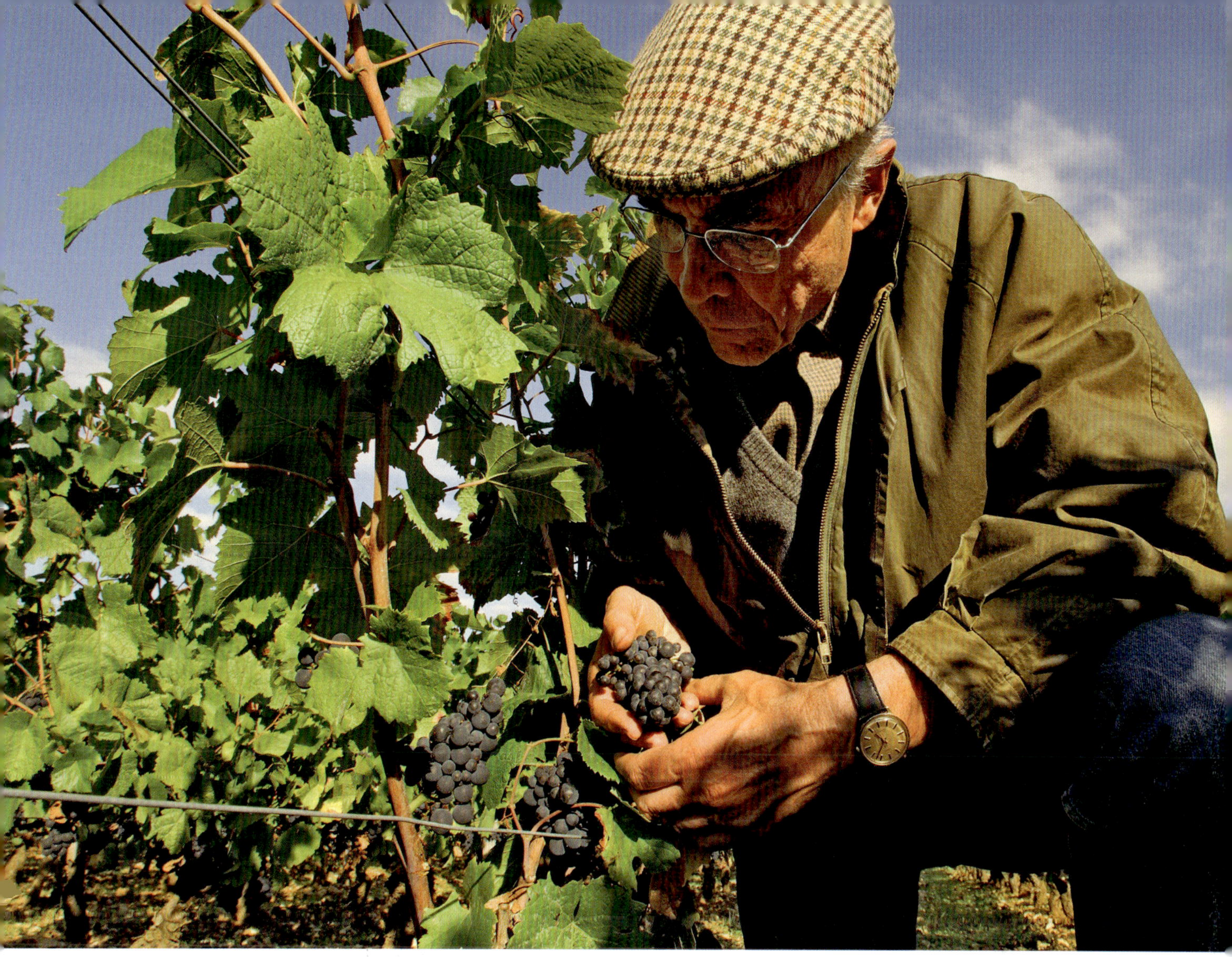

Aubert de Villaine prüft den Reifegrad der Trauben; die Qualität des Weins hängt maßgeblich vom Zeitpunkt der Lese ab

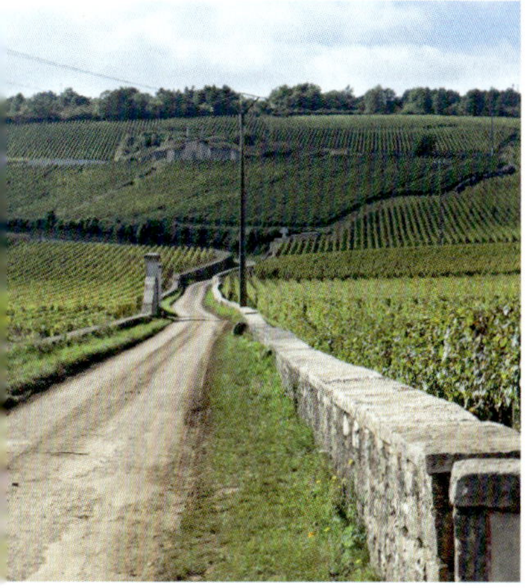

Die Parzelle, die dem Gut seinen Namen gibt (rechts des Weges), ist nur 1,81 Hektar groß

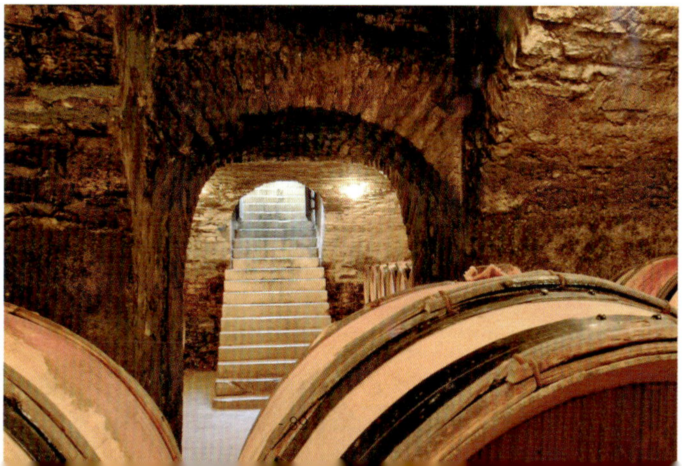

In den Kellern aus Kalkgestein lagerten Mönche schon vor Jahrhunderten den Burgunder

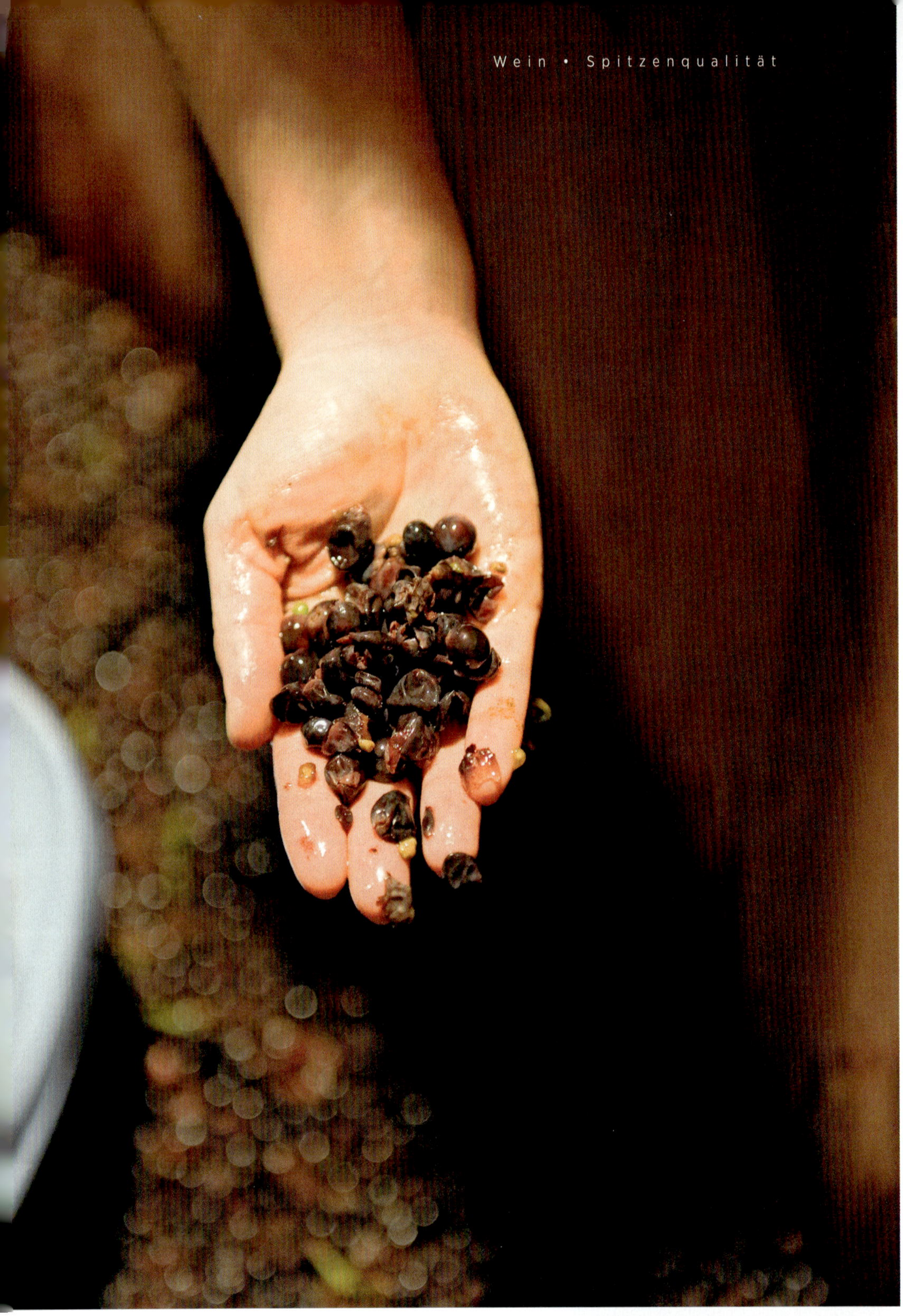

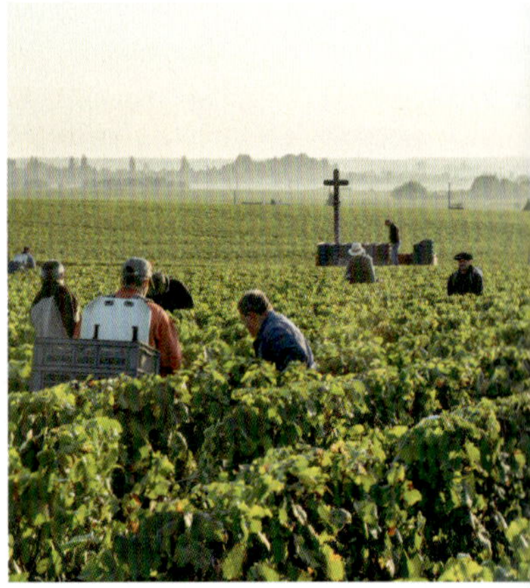

Die Rebflächen des Weinguts werden nach biodynami-schen Grundsätzen bewirtschaftet

Bei der »foulage«, dem Maischen, trennen sich die gestampften Beeren in Saft und Fruchtteile

Unmittelbar nach der Ernte begut-achten Mitarbeiter des Guts jede einzelne Traube

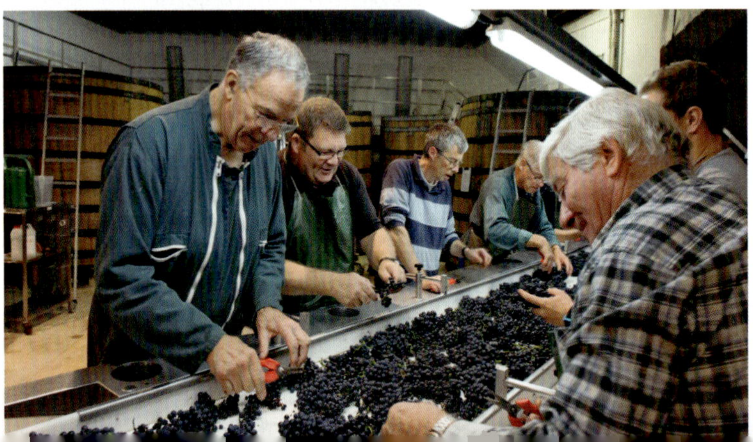

Während der Französischen Revolution verloren die Contis ihren Weingarten, so wie die Klöster die ihren hergeben mussten. Bemerkenswert ist jedoch, mit welchen Worten am 24. Dezember 1794 die Revolutionäre das jetzige Gut zum Kauf anboten:

„Wir können nicht verheimlichen, dass der Wein der La Romanée der beste der ganzen Côte d'Or ist. Wir können nicht bestreiten, dass La Romanée der schönste aller Weinberge der Französischen Republik ist. Seine brillante und samtene Farbe, sein Feuer, sein Duft bezaubern alle Sinne. Dieser Wein ist ein Balsam für die Alten, die Schwachen und Kranken, und er gibt den Sterbenden das Leben zurück."

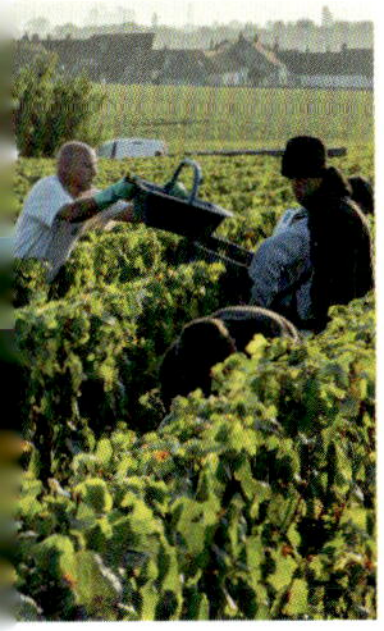

Neuer Eigentümer wurde ein Bürger aus Paris, der dort für die öffentlichen Parks zuständig war. Ende des 19. Jahrhunderts übernahmen die Vorfahren der de Villaines.

Seit vier Jahren hat die Société Civile du Domaine de la Romanée-Conti ihren Sitz in den renovierten Gemäuern der Benediktiner.

Und auch der alte Gärraum wird nun wieder benutzt. De Villaine bittet beim Betreten, sich zu bücken. Auch weil die Decke so niedrig ist.

Hier betritt man heiligen Boden.

DIE KALKSTEINMAUERN, das Gewölbe, die feuchte Kühle, die vollkommene Stille, die einen sogleich umfängt – das hat etwas, nein: das hat *sehr viel* von der Krypta in St. Denis, wo die Sarkophage der französischen Könige ruhen.

Nur dass es hier Eichenfässer sind, die in exakter Reihung nebeneinanderstehen, in der Farbe hellen Tabaks. Und dass eine Wiederauferstehung durchaus beabsichtigt ist. „So einen Wein zu trinken, das ist wie ein Dialog mit den eigenen Vorfahren, meinem Vater und Großvater", erzählt de Villaine, während er den Spund eines Fasses löst.

„Ich habe bei drei Verkostungen Flaschen gekostet von alten Jahrgängen vor 1945, etwa einem 1937er. Diese Weinstöcke waren drei- bis vierhundert Jahre alt. Es war für mich ein Erlebnis. In diesem Moment wusste ich: Das war es, das war das Ziel, so muss man es machen."

Das Jahr 1945 war ein Schlüsseljahr, auch für Romanée-Conti. Überall sonst in Frankreich waren die alten Rebstöcke nach der Reblauskrise ausgerissen und durch resistente Sorten aus der neuen Welt ersetzt worden. Die Familie de Villaine hing dagegen an ihren alten Stöcken. Zu Recht. Denn es sollte einige Zeit dauern, bis die gepfropften großen Gewächse wieder so gepriesen wurden wie die alten.

Auch das erklärt den legendären Ruf (und Auktionspreis) einer Flasche Romanée-Conti, Année 1945.

Die Hügel um das Dorf Vosne-Romanée sind die teuersten im Burgund. Sie sind das, was für Geiger ihre Stradivari ist. Unbezahlbar, unbeschreiblich. Umso größer war die Überraschung, als 1989 das Bodenkundler-Paar Lydia und Claude Bourguignon zu dem Ergebnis kam: „Im Boden einiger burgundischen Weinberge gibt es weniger biologische Aktivität als in der Sahara."

Konventionelle Düngemethoden, Unkraut- und Schädlingsvernichtungsmittel sowie die tonnenschweren Erntemaschinen hatten dem empfindlichen Boden heftig zugesetzt, ihm buchstäblich die Luft zum Atmen genommen, vor allem den Würmern, Tausendfüßlern, Schnecken, Ameisen, die früher zu Hunderten von Millionen in einem Hektar zugange waren.

Die Domaine Romanée-Conti hatte zwar schon seit 1985 biologische Düngemethoden eingeführt, aber dennoch war es ein Schock. Die Bourguignons arbeiten seither als Berater im Weinberg mit.

„Wir hatten immer schon wenig künstlichen Dünger verwendet", erzählt Aubert de Villaine.

„Wir setzten viel Rindermist und etwas zu viel Kalium ein. Aber heutzutage sind wir vollkommen biodynamisch. Das ist gut für die Menschen, die im Weinberg arbeiten, gut für den Boden und die Mikroorganismen darin, und es ist gut für den Wein, der das Terroir besser vermitteln kann. Man erhält eine zusätzliche Finesse in der Reifung. Das ist schwer zu erklären. Das gibt nicht mehr Fruchtzucker, nicht mehr Reife, aber eine feinere Reife, die einem Wein erlaubt, das Terroir mit mehr Transparenz zu übermitteln."

Seither wird der Boden mit einer angemessenen Ehrfurcht behandelt. Unkrautjäten und Pflügen wird wieder mit einem Kaltblüter-Gespann erledigt, als Dünger nur noch selbst hergestellter Kompost verwendet.

Monsieur de Villaine hat keine Schwierigkeiten damit, zu erklären, weshalb ein Kuhhorn mit Hornmistpräparat im Herbst vergraben werden muss, um im Frühjahr dann, vermischt mit Wasser, ausgebracht zu werden. Das seien nun mal bewährte Rezepte.

Aus den Tiefen des Fasses schöpft er ein Messzylindermaß an Romanée-Conti 2015 heraus, füllt zwei Gläser und hält sie gegen das Licht. Riecht, schaut, riecht, nimmt einen Schluck und lässt ihn leicht schmatzend im vorderen Mundraum kreisen.

Dann spuckt er ihn aus, den teuersten Wein der Welt. „Ein Millésime, der schon jetzt, ganz jung, sinnlicher ist als gewöhnlich. Ein wenig animalisch, oder? Fast sanguinisch. Der wird

Um ***Fälschungen*** zu verhindern, müssen Restaurants leere Flaschen ***zerstören***

in 70 Jahren noch sehr lebendig sein, lebendiger als wir jedenfalls."

Das Erlebnis eines Weins mag mit Chemie zu tun haben, aber letztlich bildet es sich im Kopf. Die etwa 350 Rezeptortypen der menschlichen Riechschleimhaut feuern ihre Impulse zu den beiden Riechkolben, die Teil des limbischen Systems sind. Das ist für unsere Gefühlsregungen zuständig.

Ein Weinkenner kann mit viel Übung Tausende von Gerüchen unterscheiden und zuordnen. Das menschliche Gehirn setzt die Impulse zu einem Duftmosaik zusammen; hier ist der Ort, um bei Verkostungen von Maiglöckchen, Wiesen, Herbstwäldern zu berichten, der Ort der Poesie.

In der Mundhöhle geht es dagegen prosaischer zu. Die Geschmacksknospen an Spitze und Rändern der Zunge, wo de Villaine jetzt seinen 2015er kreisen lässt, können kaum mehr als die Grundgeschmacksarten unterscheiden. Im Vergleich zur Nase ist die Zunge ein eher schlichtes Organ. Zum Glück gelangt der Duft des Weins beim Schlucken und Ausatmen auch in die Nasenhöhle, zum wahren Kenner.

WIE IST ES MÖGLICH, sich nach so vielen Jahren noch an den Geschmack eines sehr seltenen Jahrgangs wie, sagen wir, des 1937ers zu erinnern? als wolle er sie verkosten. Offenbar kann sich der Geschmack eines Jahrgangs dem Gedächtnis einschreiben wie das Proustsche Madeleine-Gebäck. Eine intime Erfahrung, die sich mit sehr vielen Sätzen umranken, aber letztlich nicht mit Worten fassen lässt, wie ein Moment des Glücks.

O

Oft schon ist Aubert de Villaine nach dem Geheimnis seines Weins gefragt worden. Wie sollte er darauf antworten können? In diesen Fässern ruht die Erfahrung von Generationen.

Der Zeitpunkt der Lese zum Beispiel. De Villaine liest jedes Jahr vor der Ernte die Schrift eines seiner Vorgänger, Jacques-Marie Duvault-Blochet, „De la Vendange". Es ist eine Art Katechismus für den richtigen Zeitpunkt der Lese, ganz im wissenschaftsgläubigen Stil des 19. Jahrhunderts.

Aber darum gehe es ihm gar nicht, sagt er: „Ich lese sein Buch, weil die Philosophie darin sehr richtig ist und sehr modern: die Pflanze reifen lassen. Auch auf die Gefahr hin, zu lange zu warten. Man hat kein Glück, wenn

Die *Trauben* werden mit nackten *Füßen* gepresst – das sei schonender

„In Erinnerung ist mir ein Wein geblieben, der weder alt noch jung war, wo das Fleisch verschwunden war und nur der Geist geblieben. Und das versuchen wir heute zu machen. Natürlich kann ich nicht sagen, wie der Wein von 2015 in 60 Jahren schmecken wird. Ich hoffe, dass wir heute Weine machen, die so altern können. Die das Fleisch verlieren und peu à peu Aromen zugewinnen, die an Rosenblätter erinnern und den Geist behalten."

Es ist rührend zu sehen, wie de Villaine bei diesen Worten leicht schmatzt, man nicht bereit ist, das Risiko einzugehen. Natürlich benutzen wir Refraktometer, Mustometer und andere Geräte, um den Zuckergehalt der Traube zu messen. Aber das wird uns nicht die Entscheidung abnehmen. Das hängt von der Traube ab, ob sie genug Spannung hat. Jeder Winzer muss die Entscheidung jedes Jahr aufs Neue treffen, es ist immer ein Risiko." Auch nach mehreren Tausend Jahren Menschheitserfahrung mit dem Wein.

Bei der Lese kann man die größten Fehler machen: etwa zu lange warten, um den Reifegrad zu erhöhen – und dann beginnt es plötzlich zu regnen, und alles fault.

Es sei immer ein Spiel von Natur und Kultur, sagt Aubert de Villaine.

Er erzählt, wie die kostbaren Trauben per Hand geprüft werden, auf einem langsamen Laufband und mit der Sorgfalt eines Juweliers, wie sie dann „mit nackten Füßen!" gepresst würden, weil das sorgfältiger sei.

Er spricht von den Eichenwäldern in den Départements Nièvre und Allier im Zentrum Frankreichs, aus deren Holz ihre Fässer gefertigt werden, jedes Jahr neu, wie sie geflämmt werden, und wie – „natürlich!"– etwas Schwefeldioxid nötig sei, um ungewünschte Hefen und Bakterien zu vermeiden.

Auf jeder Etappe kann etwas geregelt, ausprobiert, kann gepfuscht und verbessert werden. Es sind Hunderte kleine Entscheidungen, von der Pflanzdichte bis zur Abfüllung der Flaschen ausschließlich bei abnehmendem Mond und Hochdrucklage, wegen der besseren Klärung.

„Ich habe natürlich schon vor der Lese eine Vorstellung, ob es ein guter Wein wird. Ein guter oder sehr guter Millésime-Jahrgang, etwa der 2015er, wenn die Traube sehr gut gereift ist, da müsste man schon einen großen Fehler machen, um keinen sehr guten Wein zu bekommen. Aber es gibt Jahre, wo alle Bedingungen schlecht waren, der Wein keinen Körper hat und man zögert, ihn überhaupt auf Flaschen zu ziehen. Und dann entwickelt er in der Flasche dennoch eine erstaunliche Delikatesse. Ich habe viele dieser ungezogenen Weine erlebt."

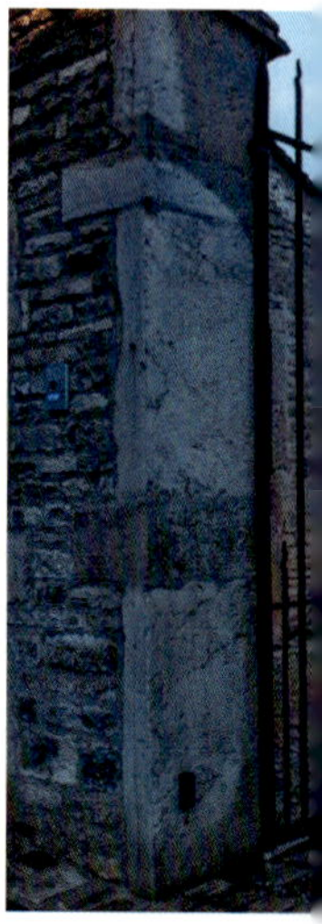

Was die Erziehung von Heranwachsenden betrifft, ist de Villaine ein Anhänger der Rousseauschen Pädagogik: „Es bedarf viel Kunst, aber letztlich nur eines Minimums an Intervention."

Das ist das Wichtigste. Es schaudert ihn bei dem Gedanken an „Design-Weine", wo aus mittelmäßi-

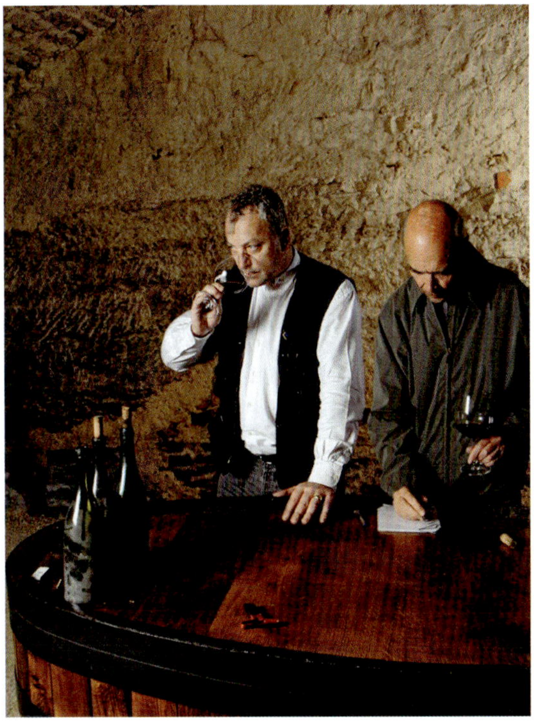

Die Inhaber Henry-Frédéric Roch (o. l.) und Aubert de Villaine bei der Verkostung

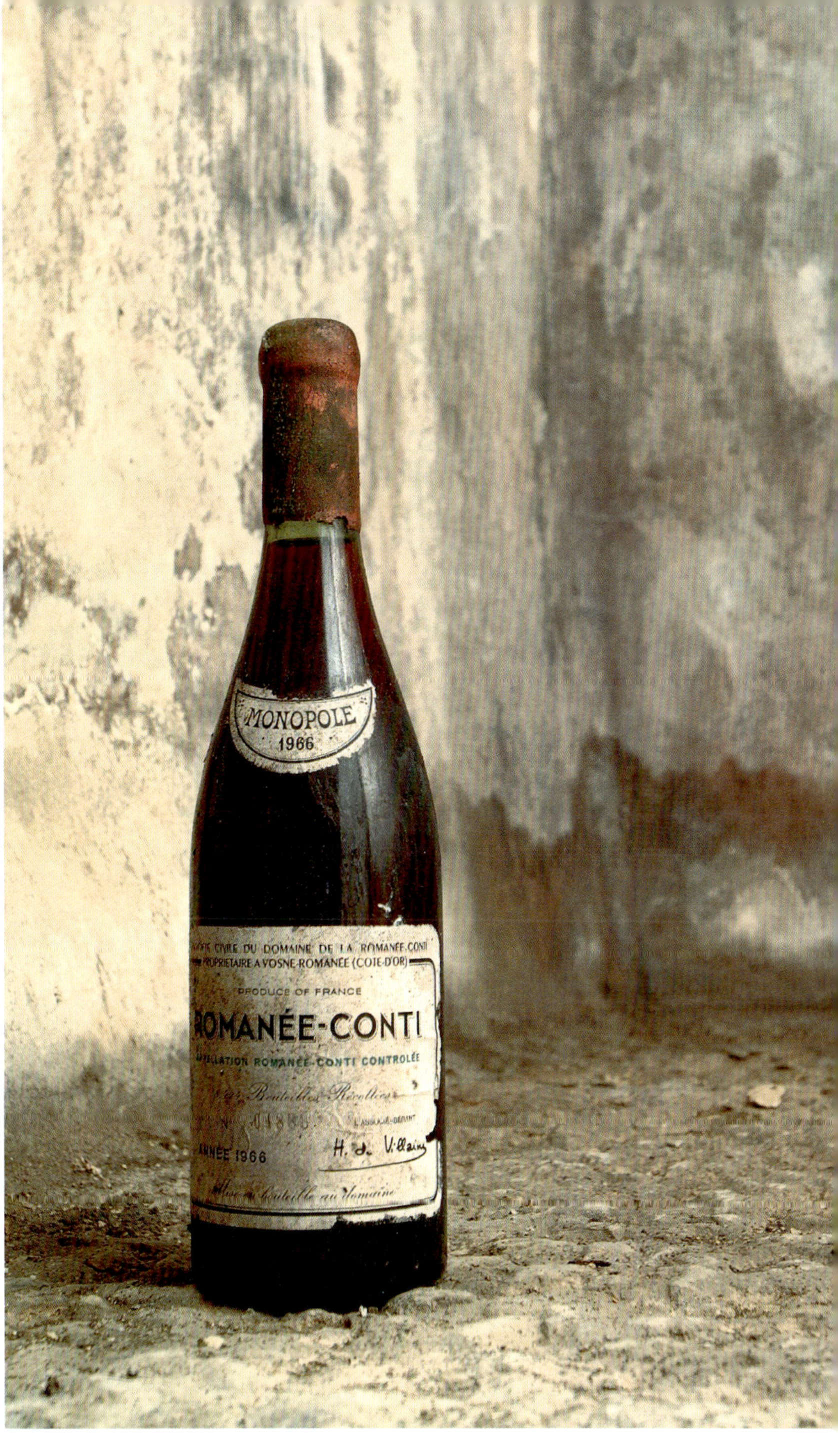

Ein Romanée-Conti reift in der Flasche; langsame chemische Prozesse verleihen ihm im Verlauf von Jahren und Jahrzehnten hochkomplexe Aromen

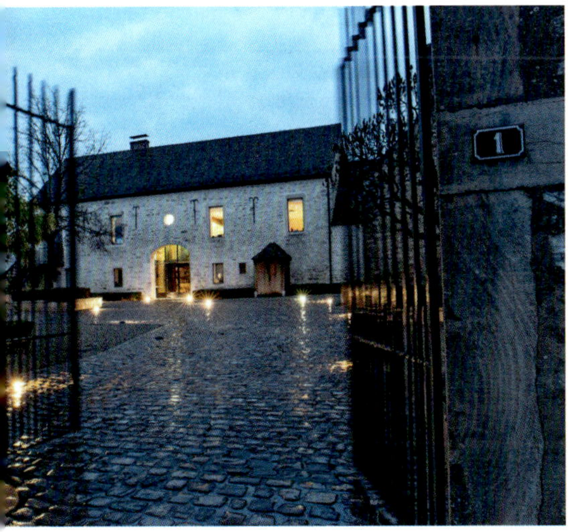

Seinen Namen erhielt das Weingut im Jahr 1794. Heute teilen sich zwei Familien den Besitz

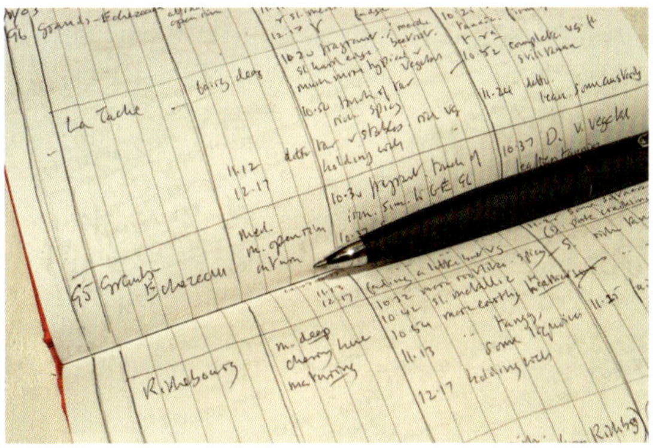

Die besten Weinkritiker der Welt – hier Notizen des Briten Michael Broadbent – verkosten jeden Jahrgang

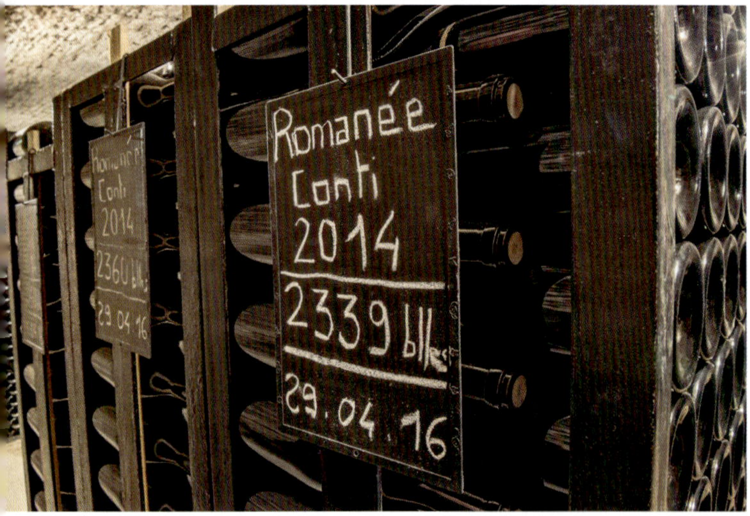

In der Regel für 18 bis 20 Monate lagert der Wein in Fässern, anschließend wird er in Flaschen abgefüllt

gem Traubensaft mit Industrie-Hefen, Umkehr-Osmose und hinzugefügten Tanninen gefällige Weine hergestellt werden. Ein Rezept gibt es nicht.

„Jedes Jahr ist anders. Da bedarf es großer Demut. Man darf sich nie sicher sein, einen guten Wein zu haben. Man hat ihn nicht, man muss ihn immer wieder suchen. Man muss sich täglich sagen: ‚Ich weiß nichts, ich muss lernen.' Man wird das Geheimnis nicht entdecken. Es gibt keine Wahrheit des Terroir und auch der Technik nicht. Es ist die Philosophie einer Domaine."

Man merkt, wie neugierig Monsieur de Villaine noch ist. Er ist hier nicht der alleinige Herrscher. Wie ein Forscher, der die Käfige entlanggeht, in denen seine Kreaturen ruhen, und nie ganz sicher ist, ob sich nicht doch eine plötzlich gegen die Käfigstangen wirft.

IM FRANZÖSISCHEN gibt es ein Wort sowohl für Zunge als auch für Sprache: *la langue*. Und so ist es kein Zufall, dass wohl nirgendwo so raffiniert über das Schmecken geschrieben wird wie im Land von Brie und Bordeaux.

Der ehemalige Marineoffizier und Philosoph Michel Serres definiert die wahren Barbaren als jene, die keine Sprache der Sinne haben: „Man erkennt Barbaren an ihrem Mund, sie sprechen, um zu sprechen, reden über das Essen, lassen Geruch und Geschmack vorbeiziehen." Dagegen nehme sich der Zivilisierte, der Doppelzüngige, Zeit und Ruhe für den Geist aus der Flasche.

Legendär sind Serres' Erinnerungen an einen Süßwein vom Château d'Yquem, einen 47er von der unteren Garonne. „... hier kommen die Frühlingsblumen, Heckenrosen oder Flieder, Waldreben, die Früchte des Messidor bis hin zu den Pfirsichen, die des Herbstes oder Winters, Birnen, Äpfel, Trauben, Walnüsse, sie rollen hinter ein paar Haselnüssen her durch schwarzes Unterholz in das reife Farnkraut hinein, und dort Trüffel in grauem Humus, Borke, die von Harz klebt, dann ein paar seltene Gerüche, mineralisch, Flint, Feuerstein, auch tierische, Moschus oder Ambra, feuchtes Fell oder Liebesschweiß ..."

Und so geht es weiter, worttrunken durch die Assoziationen taumelnd und dabei allem und jedem glücklich zuproustend.

Rainer Amann ist Weinchemiker im Staatlichen Weinbauinstitut in Freiburg. Wenn er einen alten Riesling trinkt, schmeckt er Trimethyldihydronaphtalin, das für das leichte Kerosinaroma verantwortlich ist, bei „Maiglöckchen" denkt er an Linalool.

„Und wir wissen", sagt Rainer Amann, „dass die Note grünen Paprikas im Cabernet Franc, Merlot oder Sauvignon Blanc vom Aromastoff IBMP herrührt." Das ist Isobutylmethoxypyrazin. Nicht gerade ein Wort für das Flaschenetikett.

Amann ist ein erfrischend nüchterner Weinliebhaber. Er hat keine Schwierigkeit, die Röstkaffee- und Cassis-Aromen eines edlen Bordeaux unter anderem auf Schwefelverbindungen wie das Furfurylmercaptan zurückzuführen: „Es gibt aber auch 3-Mercaptohexanol, das sehr schön nach Maracuja riecht."

Man unterscheidet die Aromen nach ihrer Herkunft in traubeneigene Aromastoffe, Gär- und Lageraromen sowie Aromen, die aus der Verarbeitung entstehen. Vom Barrique-Fass rühren Eichenlacton (Kokos), Vanillin und Eugenol (Gewürznelke). Fruchtige Ester der Essigsäure bilden sich bei der Gärung, nehmen aber im Laufe der Lagerung ab. Für das Bouquet eines Weins, sei es nun Maiglöckchen, Kerosin oder Paprika, sind Hunderte von Einflussgrößen verantwortlich.

Rainer Amann ist kein sonderlicher Freund des Terroirismus, jener Wein- und Weltanschauung, wonach allein der Boden, das Terroir, einem Gewächs das Unverwechselbare verleiht.

Tatsächlich ist der Begriff eine konzeptuelle Grabbelkiste, in die hineingeworfen wird, was irgendwie nützlich sein könnte: Heimat und Kalkgehalt eines Ackers, Erdwürmer, Dorfgeschichte und Tradition, Windverhältnisse, Fasstechnik und die Tricks von Urgroßvater Jérôme.

Für manchen kalifornischen Winzer ist dieser Begriff nur einer dieser Franzosentricks, um von der eigenen Inkompetenz abzulenken. Bloßes Marketing, Spinnerei, bestenfalls Folklore. Und tatsächlich, sagt der Weinchemiker Amann, gebe es keinen Zusammenhang zwischen der oft gepriesenen „Mineralität" eines Spitzenweins und dessen Gehalt an Mineralstoffen und Spurenelementen.

Die Organisation Internationale de la Vigne et du Vin definiert den Begriff so: „Ein Weinbauterroir ist ein gebietsbezogenes Konzept, wobei für das jeweilige Gebiet kollektive Kenntnisse der Wechselwirkungen zwischen identifizierbaren physikalischen und biologischen Faktoren und den dort angewandten weinbaulichen Verfahren gewonnen werden, die den Produkten dieses Gebiets ihre Einzigartigkeit geben. Das ‚Terroir' umfasst spezifische Eigenschaften des Bodens, der Topografie, des Klimas, der Landschaft und der biologischen Vielfalt."

Aber was ist mit der Arbeit des Kellermeisters? In der englischen Übersetzung der Definition ist dessen Kunstfertigkeit jedenfalls enthalten.

Rainer Amann verwendet das Wort nicht, würde aber dazu tendieren, bei der Definition des Terroir auch die Weinbereitung zu berücksichtigen: „Bei dem, was man im Wein sensorisch wahrnimmt, sind weinbauliche und kellerwirtschaftliche Einflüsse immer untrennbar verbunden. Der Boden allein ist sicher nicht Terroir, obwohl er einen großen Einfluss hat."

Ein sehr guter unterscheidet sich von einem guten Wein demnach vor allem durch eines: Er ist in der Lage, durch die Reifung eine reichere und feiner differenzierte Palette von Aromen zu entwickeln. Wobei damit natürlich nicht gesagt ist, dass dieser Schatz auch von jedem Gaumen erschmeckt werden kann. Die Wissenschaft kann ihm dabei nicht helfen.

Gerade bei der Rebsorte Pinot Noir, der Traube des Romanée-Conti, tappt die Wissenschaft noch im Dunkeln, was die sortenspezifischen Aromastoffe angeht.

Und damit sind wir wieder beim Anfang: Mangels besseren Wissens greift man doch zur Blackbox „Terroir".

FRITZ KELLER ist der Präsident des SC Freiburg. Sein Vater sei nach dem Krieg im Holzvergaserauto über den Rhein ins Burgund gefahren, erzählt Keller, und habe Schwarzwälder Schinkenspeck gegen Wein getauscht. Seither gibt es eine direkte Verbindung zwischen Côte d'Or und Kaiserstuhl.

Kellers Spätburgunder wächst ebenso auf Lössboden mit hohem Kalkanteil wie die Romanées, nur mit höherem Vulkansteinanteil. Auch Keller ruft für seine besten Lagen die Weinflüsterer Lydia und Claude Bourguignon als Berater hinzu. Und auch das Klima ist auf beiden Seiten der Burgundischen Pforte ähnlich.

„Mein Vater rief früher im Burgund an, wenn die Trauben reif waren. Wenn's dort regnete, schickte er seine Leute in die Reben, denn dann würde es einen Tag später bei uns regnen."

> »Burgunder sind der ***Jazz*** des Weines – den ***versteht*** auch nicht jeder«

Fritz Keller gehört zu denen, die buchstäblich nicht genug bekommen können von den Weinen des Monsieur de Villaine. Nur zu gern würde er mehr Flaschen auf der Karte seines Restaurants „Schwarzer Adler" am Kaiserstuhl anbieten.

Aber die Romanée-Conti sind rationiert, um Spekulanten abzuhalten (auch wenn 80 Prozent eines Jahrgangs an die Spitzengastronomie gehen).

Wer heute das Glück und die Mittel hat, eine Flasche La Tâche oder gar Romanée-Conti in einem Sternerestaurant zu trinken, der darf die leere Flasche nicht mit nach Hause nehmen: Um Fälschungen vorzubeugen, muss der Sommelier die Flaschen unbrauchbar machen. Zudem ist jede mit einem fälschungssicheren Siegel versehen.

„Ich versteh's ja. Aber schade ist es schon", sagt Fritz Keller und erzählt von einem Burgunder, dem ältesten, den er je verkostet hat, ein Jahrgang vom Ende des 19. Jahrhunderts: „Ich hab den Geschmack immer noch im Mund. Der hatte eine sehr helle, leicht bräunliche Farbe. Eine unglaubliche Länge. Man spricht da von einer Art Todessüße des Spätburgunders. Das ist eine Süße, die man bei Billigweinen durch Zugabe von Traubensaft erreichen will. Aber da ist kein Zucker."

Das ist ein Geheimnis. Der Burgunder sei eine der schwierigsten Rotweinsorten und wegen seiner hellen Farbe „in unserem visuellen Zeitalter" schon abgeschrieben gewesen, sagt Keller, „zugunsten der tanninreichen, rubinroten Sorten".

Es sei wie in der Musik: „Burgunder sind der Jazz des Weines. Den versteht auch nicht jeder. Da muss man erst investieren, um genießen zu können. Ein Romanée-Conti braucht keine Farbe. Der braucht aber lange, bis er reif ist, wie wir Menschen. Der hat anfangs noch eine hohe Säure, also zu viele Fis- und Cis-Töne. Nicht so schön wie das C-Dur eines spanischen Rotweins oder eines Merlot Cabernet."

Das Geheimnis eines Romanée Conti sei letztlich die Zeit. „Nach drei Jahren bekomme ich aus einer Rebe etwas Fruchtiges. Aber diese Tiefe, die hat man nur, wenn Familien über Jahrhunderte Erfahrung mit diesem Stückchen Erde machen konnten. Die Wurzeln müssen wirklich tief in einen Boden hineinreichen."

Dazu bedarf es Zeit, und Zeit hat ihren Preis. „Gute Winzer", sagt Fritz Keller, „wirklich gute Winzer denken in Generationen." Und anders als Sterneköche haben sie nur einen Versuch pro Jahr. Einen einzigen. •

Gut zu wissen

BURGUND

Aus der Region im Osten Frankreichs stammen viele der begehrtesten Rotweine der Welt.

BARRIQUE

Die Eichenfässer geben Gerbstoffe an den Wein ab – und prägen so dessen individuelles Aroma; je neuer sie sind, desto stärker.

BODEN

Biodynamisches Bewirtschaften fördert die Aktivität der Mikroorganismen und damit die Bodengesundheit – was den Rebstöcken zugute kommt.

ALEXANDER SMOLTCZYK, Jg. 1958, ist Reporter des »Spiegel«. Der Schwede **JONAS FREDWALL KARLSSON**, Jg. 1964, gehört zu den angesehensten Porträtfotografen der Welt. Der Niederländer **JAN BARTELSMAN**, Jg. 1958, hat monatelang auf dem Weingut fotografiert.

Die Kraft

Text: Torben Müller
Fotos: Stefan Abtmeyer

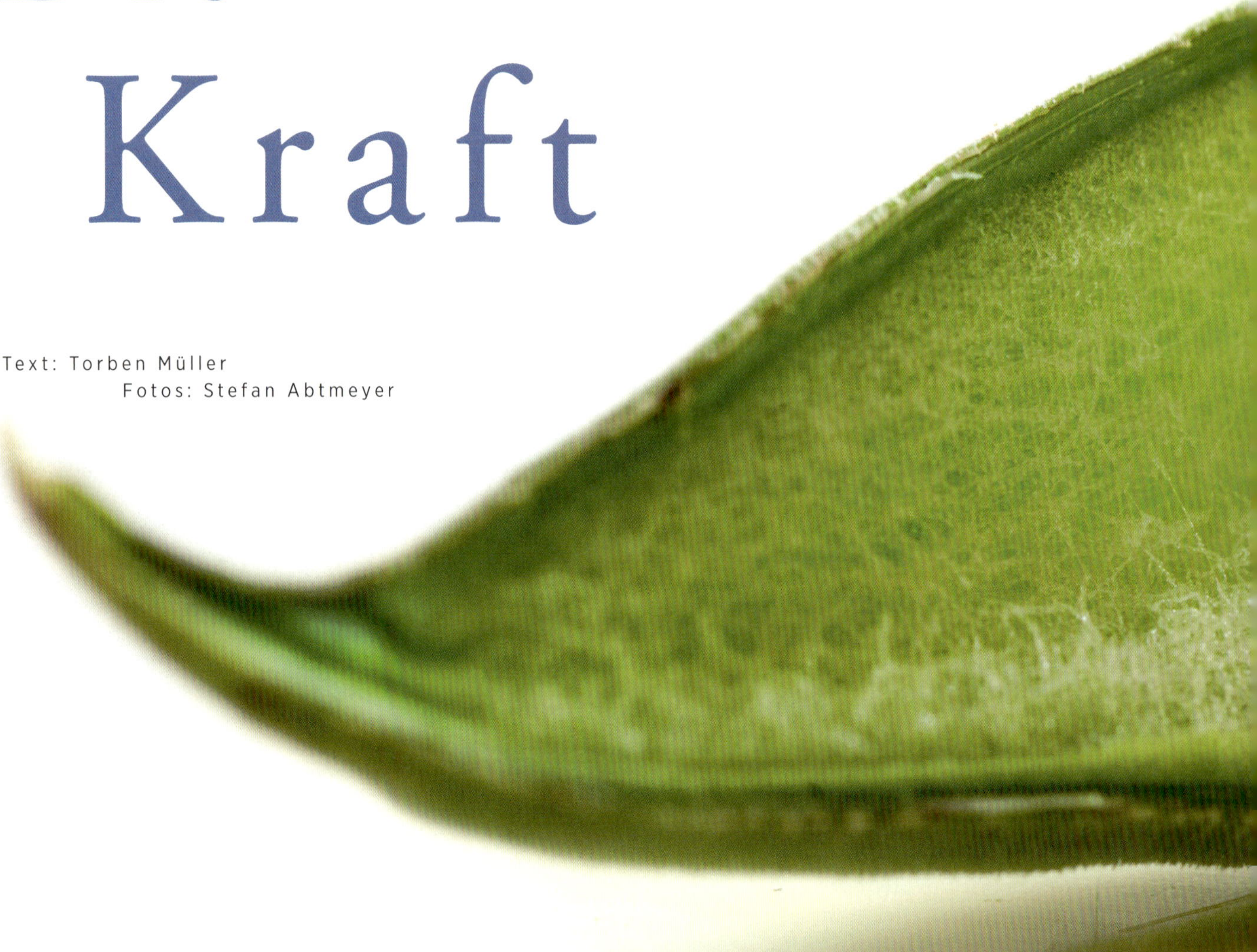

Bohnen, Erbsen und Linsen werden vielfach unterschätzt, manchmal gar verschmäht. Dabei ersetzen diese Leguminosen besser als jedes andere pflanzliche Naturprodukt tierisches Eiweiß. Allen voran: die Sojabohne

aus den

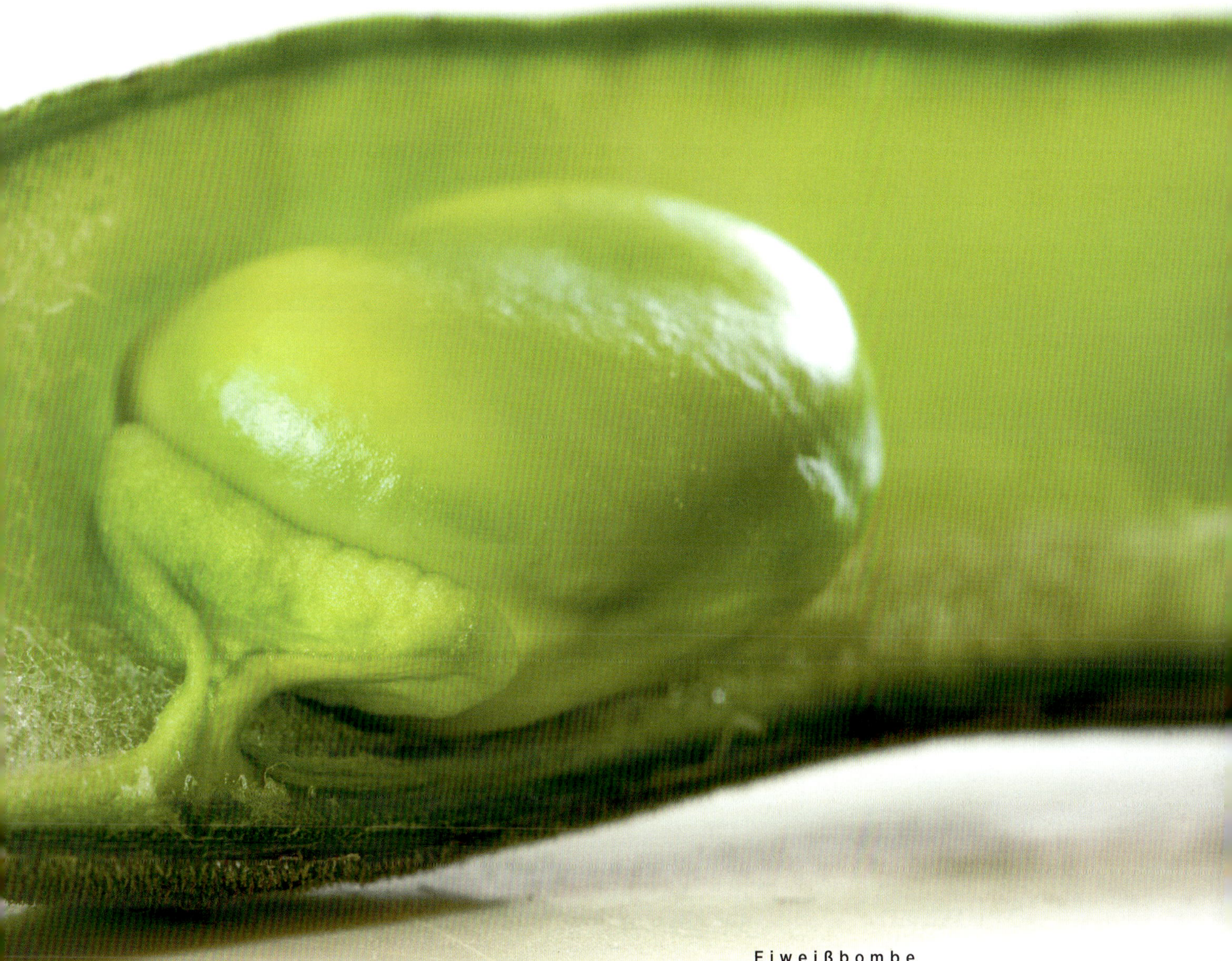

Eiweißbombe

Von den meisten Hülsenfrüchten essen wir nur die Samen. Saubohnen (oben) etwa bestehen zu fast einem Drittel aus Proteinen und schmecken am besten frisch gekocht

Hülsen

a

Allein die Linse: Von der vermeintlich unscheinbaren Hülsenfrucht gibt es Dutzende Varianten mit verschiedenen Farben, Formen und Aromen.

Derzeit schätzen Köche besonders die grünbraunen französischen Puy-Linsen, die nur von einem dünnen Samenmantel umhüllt sind und die auch ohne vorheriges Einweichen relativ schnell garen. Sie sind nicht so mehlig wie andere Sorten und schmecken eher nussig: in Salaten ein echter Genuss.

Für Vegetarier und Veganer gehören Hülsenfrüchte zu den wichtigsten Lebensmitteln überhaupt. Linsen, Bohnen, Erbsen und andere Leguminosen (so der Fachausdruck) sind nahrhaft und gesund – reich an Ballaststoffen, Vitaminen und Proteinen sowie an Mineralstoffen wie etwa Eisen, Kalium und Magnesium.

Arten und Sorten mit dunkelvioletten, blauroten oder schwarzen Samenhüllen enthalten darüber hinaus große Mengen an chemischen Verbindungen, die den menschlichen Körper wahrscheinlich vor gefährlichen Stoffwechselprodukten schützen, etwa den sogenannten freien Radikalen.

Rund 20 000 Arten von Hülsenfrüchten sind bekannt, etwa 20 Spezies werden im größeren Stil angebaut. Was Verbraucher kaufen – getrocknet, vorgegart in Dosen, tiefgefroren oder auch frisch –, sind meist die Samen der Pflanzen, selten die ganze Frucht.

Stangen- und Buschbohnen hat man vermutlich bereits vor vielen Jahrtausenden in den Anden angebaut. Im 16. Jahrhundert kamen sie durch die Spanier nach Europa und avancierten hier rasch zu einem beliebten, vielfältig verwendbaren Nahrungsmittel.

Aus Zentralasien kommen die Saubohnen, deren ungewöhnlich dicken, zähen Samenmantel man entweder vor dem Garen entfernt oder durch längeres Kochen aufweicht.

Die Erbsen stammen ursprünglich aus dem Nahen Osten, sind aber schon lange in Mitteleuropa heimisch. Junge grüne Markerbsen haben eine leicht süße Note.

Nur den Namen mit ihnen gemein haben die Kichererbsen, die sich geschmacklich deutlich von ihrer grünen Verwandten unterscheiden und ein eher nussiges Aroma haben. Im Nahen Osten stampft man sie zu einem dicken Brei, frittiert diesen zu Falafel-Bällchen

Selbst zu
Speiseeis
werden
Hülsenfrüchte
verarbeitet

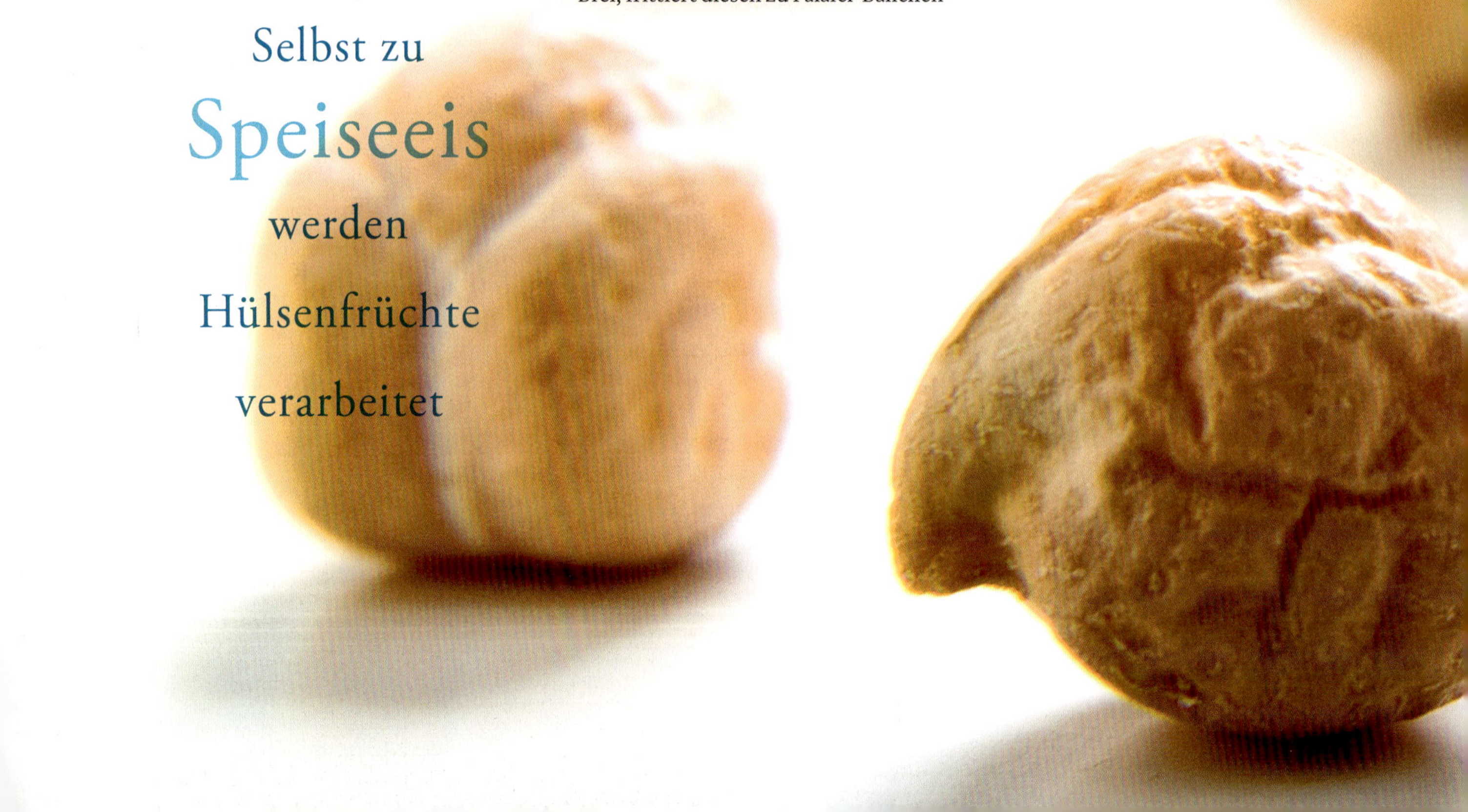

Orientgenuss

Kichererbsen lassen sich auf jede erdenkliche Weise zubereiten. Besonders delikat sind sie zu Hummus püriert oder frittiert als Falafel. Durch Brot werden die Proteine der Hülsenfrucht perfekt ergänzt

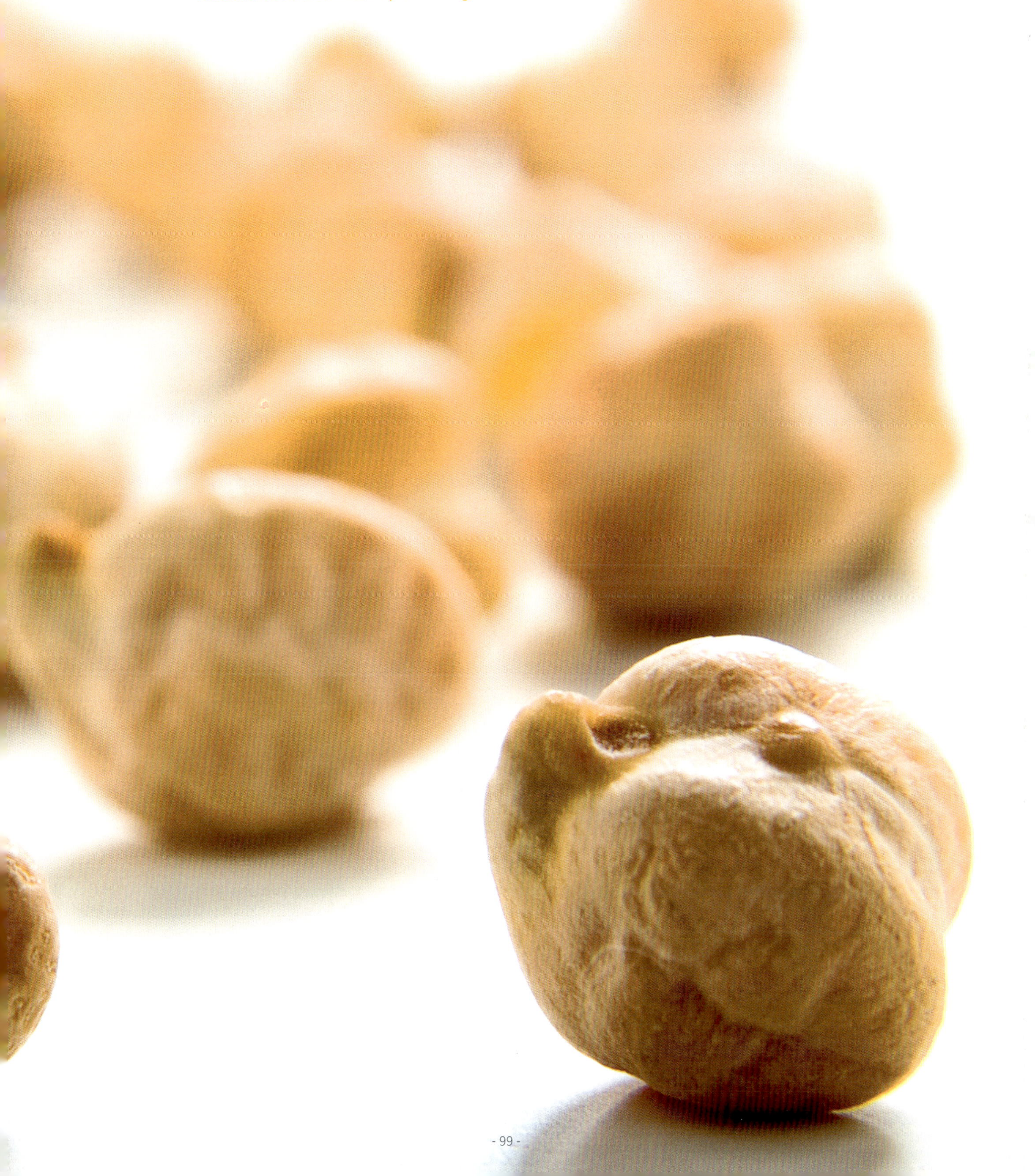

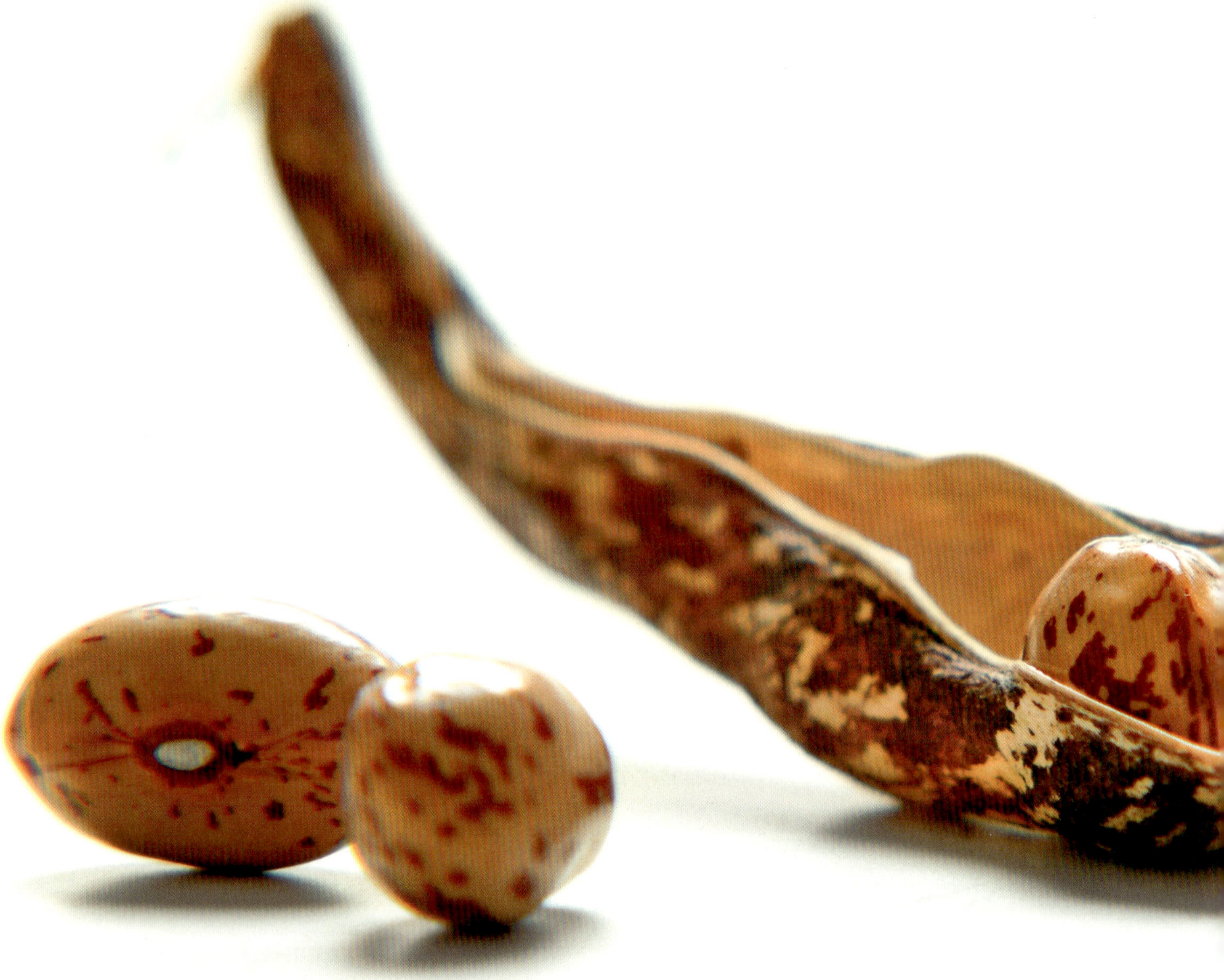

oder verfeinert ihn mit Knoblauch, gerösteten und gemahlenen Sesamsamen sowie Zitronensaft zu Hummus.

DIE FÜR VEGETARIER wichtigste Hülsenfrucht aber ist die Sojabohne: Kein pflanzliches Lebensmittel enthält derart viel Eiweiß von so guter Qualität.

Obwohl pflanzliche Proteinquellen vom menschlichen Organismus nicht ganz so effektiv verwertet werden können wie tierische, gilt diese Einschränkung für Soja nur in geringem Maße: Es gibt in dieser Hinsicht kaum einen qualitativen Unterschied zu beispielsweise Schweinefleisch.

Soja ist zudem reich an gesunden Fettsäuren und lässt sich vielfältig verarbeiten. Es gibt aber einen Nachteil: Nur einfach gekocht, sind die Bohnen nicht sehr bekömmlich. Sie entwickeln ein strenges Aroma, bleiben unangenehm fest und können besonders starke Blähungen verursachen. Damit sich ihre Nährstoffe dennoch nutzen lassen, wurden in Ostasien bereits vor Jahrtausenden Techniken entwickelt, um die Bohnen genießbar zu machen:

- Zum einen gelang es, die wertvollen Proteine und Fette als milchige Flüssigkeit aus den Bohnen herauszulösen, dem Ausgangsstoff für Sojaquark (Tofu).
- Zum anderen lernten die Menschen in Ostasien, durch Fermentation mithilfe von Mikroorganismen die un-

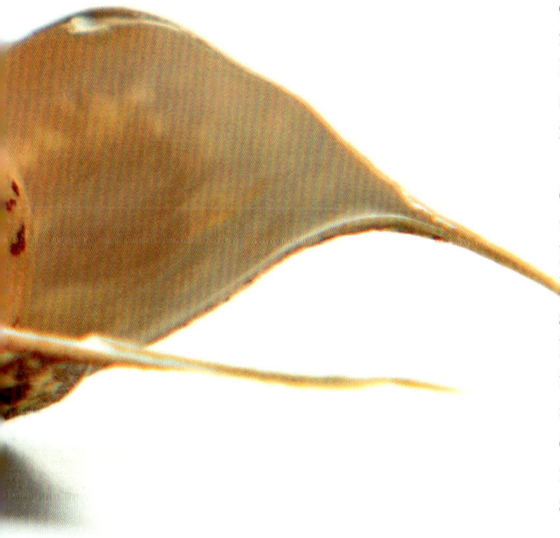

Trockenfrucht

Die Ahrtaler Köksje, eine alte Bohnensorte aus dem Rheinland, wird trocken geerntet und eignet sich hervorragend als Grundlage sämiger Suppen. Wie viele andere wird auch diese Sorte bekömmlicher, wenn sie mit Thymian oder Bohnenkraut angerichtet ist

erwünschten Substanzen umzuwandeln und den Bohnen zudem ein besonderes Aroma zu verleihen. Daraus entsteht Tempeh – eine festere Masse, die etwa durch die Schimmelpilze ein Aroma erhält, das an Edelpilzkäse erinnert – sowie manches Würzmittel, beispielsweise Miso.

I. TOFU

Die Sojaflüssigkeit gewinnt man aus eingeweichten Bohnen, die zerquetscht, vermahlen, gekocht und anschließend ausgepresst und abgesiebt werden. Anschließend wird sie in einem Rührkessel aufgekocht und, sobald sie etwas abgekühlt ist, mit speziellen Salzen oder Säuren versetzt. Daraufhin gerinnt sie, und es fallen quarkähnliche Klümpchen aus. Jetzt kann man überschüssiges Nass abschöpfen oder abfließen lassen.

Der verbleibende Bruch wird für die hierzulande am weitesten verbreitete Tofu-Variante zu einer kompakten Masse gepresst. Die besteht zu rund 85 Prozent aus Wasser, zu acht Prozent aus Proteinen und zu vier Prozent aus Fett. In diesem Zustand wird der Tofu in Blöcke geschnitten, portionsweise abgepackt, verkauft und vom Verbraucher vielfältig verwendet: gewürzt, mariniert, gebacken, gegrillt, gebraten, als Suppeneinlage oder für Salate.

Der schnittfeste Tofu ist aber nur eine Form des Sojaquarks. Daneben gibt es den an Joghurt erinnernden Seidentofu (der nach dem Gerinnen nicht gepresst wird und daher feucht und zart ist) sowie den geräucherten, trockenen Tofu, der eine herzhafte Note hat. Gewöhnlich aber ist Tofu eher geschmacksneutral und kann daher zu so unterschiedlichen Produkten wie Pudding oder auch fleischloser Wurst verarbeitet werden.

II. TEMPEH UND MISO

Bei der zweiten Methode, die Bohnen zu verarbeiten, nutzt man Schimmelpilze, Hefen oder Milchsäurebakterien. Diese Mikroorganismen verarbeiten die störenden Bestandteile der Hülsenfrucht in ihrem Stoffwechsel. Dadurch entsteht Tempeh, aber auch eine Vielzahl von Würzmitteln. Das ist besonders interessant für Vegetarier, die den herzhaften Geschmack von Fleisch vermissen. Denn der wird vor allem durch einen Eiweißbaustein namens Glutamat hervorgerufen, der auf natürlichem Wege bei der Fermentation entsteht und etwa hochkonzentriert in Sojasoße enthalten ist.

Ebenso vielfältig wie Sojasoße ist Miso, eine Würzpaste, die wie ein Brühwürfel benutzt wird.

Vielfalt der Farben und Formen: Bohnen sind oft marmoriert, gefleckt oder gesprenkelt

d

Diese Varianten sind aber nur ein kleiner Teil der vielfältigen Sojaprodukte, die im Laufe der Jahrtausende entstanden sind. So gilt die Haut der milchigen Sojabohnenflüssigkeit vielerorts als Delikatesse. Sie lässt sich beim Erwärmen abschöpfen und, in mehreren Lagen aufgeschichtet, zu süßen oder deftigen Speisen verarbeiten.

Wer eine Alternative zu Soja sucht, kann auf Produkte aus Süßlupinensamen zurückgreifen. Lange Zeit waren

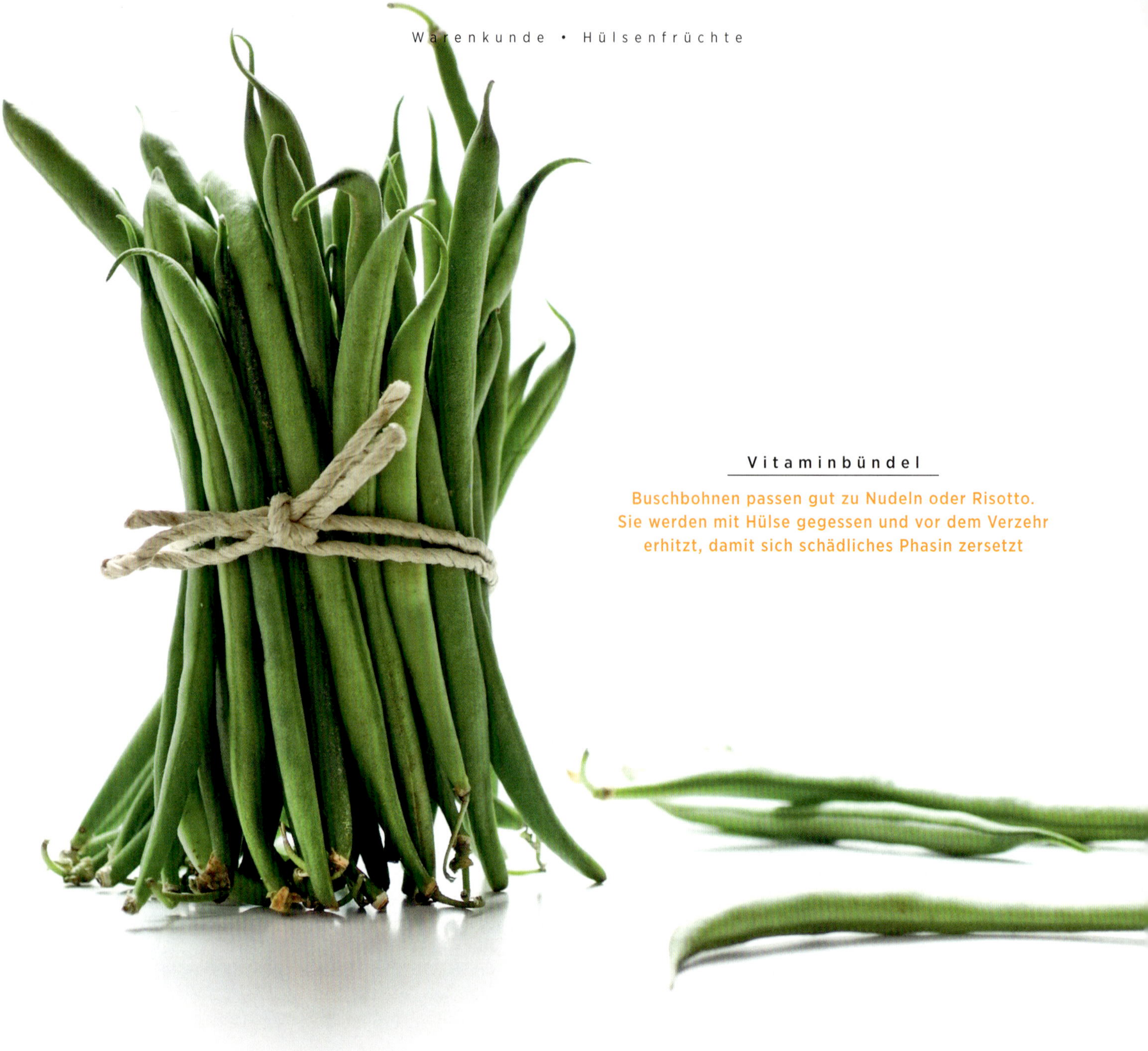

Vitaminbündel

Buschbohnen passen gut zu Nudeln oder Risotto. Sie werden mit Hülse gegessen und vor dem Verzehr erhitzt, damit sich schädliches Phasin zersetzt

sie wegen ihres strengen Geschmacks nicht sehr begehrt, doch vor einigen Jahren haben Forscher ein Verfahren entwickelt, mit dem sich der Hautgout der Lupinensamen neutralisieren lässt.

Der Prozess (bei dem die störenden Bitterstoffe entfernt und die für die Lebensmittelproduktion wertvollen Eiweiße isoliert werden) ist noch komplexer und aufwendiger als etwa die handwerkliche Herstellung von Tofu, führt aber zu einem ähnlichen Ergebnis: einem proteinreichen, vielseitigen, weitgehend geschmacksneutralen Rohstoff, aus dem inzwischen unter anderem vegetarische Wurstwaren, Mehl, Nudeln, Milchersatzgetränke, Joghurt und sogar mehrere Speiseeis-Sorten hergestellt werden.

a

Auch bei der Verarbeitung von Bohnen, Erbsen und Linsen in der heimischen Küche kommt es häufig lediglich auf die richtige Technik an, damit daraus ein bekömmliches, wohlschmeckendes Gericht wird.

Denn die meisten Hülsenfrüchte enthalten Stoffe, die durchaus unangenehme Auswirkungen haben können. Vor allem Bohnen verursachen mitunter starke Blähungen.

Grund dafür sind bestimmte Zuckermoleküle sowie Stoffe, die die pflanzlichen Zellwände verstärken und verkleben; sobald die im Dickdarm von Bakterien zersetzt werden, entstehen die ungeliebten Gase.

Andere Substanzen, die in einigen rohen Hülsenfrüchten vorkommen, können Durchfall, Erbrechen und Entzündungen des Darmes auslösen.

Doch ist es für Laien in der Regel leicht (anders als bei Soja und Lupinen), die unerwünschten Stoffe zu eliminieren: Die getrockneten Samen müssen

Küchenpraxis

Eiweiß vom Acker

Aus Soja, Lupinen oder Weizen entstehen vielseitige Produkte, die sich als Beilagen oder Fleischersatz eignen

TOFU

Weil der Sojaquark viele gesunde Nährstoffe enthält – Proteine, ungesättigte Fettsäuren, Mineralstoffe, Vitamine –, ist Tofu ungemein beliebt. Er lässt sich in zahlreichen Varianten aromatisieren (etwa indem man ihn in Kräutermarinade einlegt oder räuchert) sowie vielfältig würzen. Daher kann er sowohl Süßspeisen bereichern wie auch deftige Pfannengerichte.

Es gibt Tofu in unterschiedlichen Konsistenzen, von puddingweich bis zu fleischähnlich zäh, er kann dicht und kompakt oder schwammartig und locker sein.

TEMPEH

Für dieses Sojaprodukt werden geschälte und gekochte Sojabohnen mit speziellen Schimmelpilzen behandelt, die Mischung fermentiert ein bis drei Tage lang und entwickelt sich zu einer festen Masse, in der die einzelnen Bohnen noch zu erkennen sind. Der Pilz spaltet das Soja-Eiweiß auf, sodass es von Menschen besser verdaut werden kann.

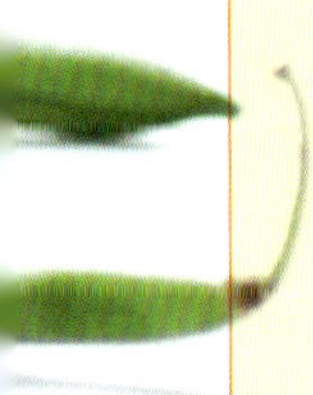

Tempeh ist reich an Ballast- und Mineralstoffen sowie an B-Vitaminen – aber auch sehr fettreich. Es hat eine feste Konsistenz und ein nussiges Aroma, das an Pilze oder Blauschimmelkäse erinnert. Besonders gut schmeckt es gebraten oder frittiert.

LOPINO

Auch aus den eiweißreichen Samen der Süßlupine lässt sich eine Art Tofu herstellen. Lupinen bieten einen entscheidenden ökologischen Mehrwert: Sie reichern den Boden mit Stickstoff an, düngen ihn also gleichsam, weshalb besonders Bio-Landwirte sie oft im Wechsel mit anderen Pflanzen anbauen.

SEITAN

Dieses Produkt besteht nicht aus Hülsenfrüchten, sondern aus Weizen. Dazu wird Mehl mit Wasser zu einem Teig verarbeitet und dann so lange in Wasser geknetet, bis die Stärke und andere wasserlösliche Bestandteile nahezu vollständig ausgewaschen sind. Übrig bleibt schließlich eine zähe Masse: Weizeneiweiß (Gluten).

In einer Brühe aus Sojasoße und Algen gekocht, bekommt Seitan eine fleischartige Beschaffenheit. Es ist leicht verdaulich, fettarm und so reich an Protein wie Fleisch. Die Vitamine und Mineralstoffe des Getreides gehen im Herstellungsprozess allerdings großteils verloren.

Man kann Seitan selbst herstellen, als Glutenpulver oder in Form fertig gewürzter und zubereiteter Stücke kaufen. Es lässt sich braten, backen, frittieren oder grillen, schmeckt aber auch in der Suppe.

nur lange einweichen und erhitzt werden. Je nach Art und Sorte müssen sie dazu mitunter eine ganze Nacht im Wasserbad verbringen oder bis zu einer Stunde kochen. Empfehlungen für optimale Quell- und Garzeiten finden sich meist auf den Verpackungen.

Dann aber haben sich die gefährlichen Stoffe vollständig zersetzt, sind die unangenehmen Blähsubstanzen größtenteils ausgewaschen.

BESONDERS GRÜNDLICH werden die Gasbildner entfernt, etwa bei Bohnen, wenn man das Einweichwasser abgießt (dabei allerdings gewisse Nährstoffverluste in Kauf nimmt), die Bohnen sorgsam spült und dann in frischem Wasser kocht.

Wenn es schnell gehen soll, finden sich aber auch Alternativen zu dieser etwas langwierigen Zubereitungsmethode. So gibt es durchaus Hülsenfrüchte, die ohne vorheriges Einweichen bereits nach 15 bis 20 Minuten Kochzeit verzehrt werden können, darunter viele Linsensorten.

Noch schneller und einfacher geht es mit Bohnen oder Kichererbsen aus der Dose. Sie sind bereits durchgegart und müssen, je nach Rezept, nur noch kurz erwärmt werden.

Ebenfalls gesund und praktisch ist Tiefkühlgemüse. So lassen sich beispielsweise gefrorene Erbsen sehr gut bevorraten und sind eine sinnvolle Ergänzung frischer Ware.

Und Zuckerschoten, eine besonders feine, süßliche Variante der Erbse, können sogar roh mitsamt ihrer zarten Hülse verspeist werden.

So vielfältig wie die Hülsenfrüchte sind auch die Möglichkeiten, sie in Szene zu setzen. Für Vegetarier und Veganer sind sie der mit Abstand beste Ersatz für tierisches Eiweiß. •

TORBEN MÜLLER, Jg. 1972, ist Journalist in Hamburg.

Was wir heute zu Salaten, Suppen und anderen Speisen verarbeiten, ist oft kein reines Produkt der Natur. Erst jahrtausendelange Hege, Pflege und Selektion hat jene Kulturpflanzen hervorgebracht, die uns vertraut sind. Doch die daraus entstandene Vielfalt ist durch moderne Monokulturen bedroht

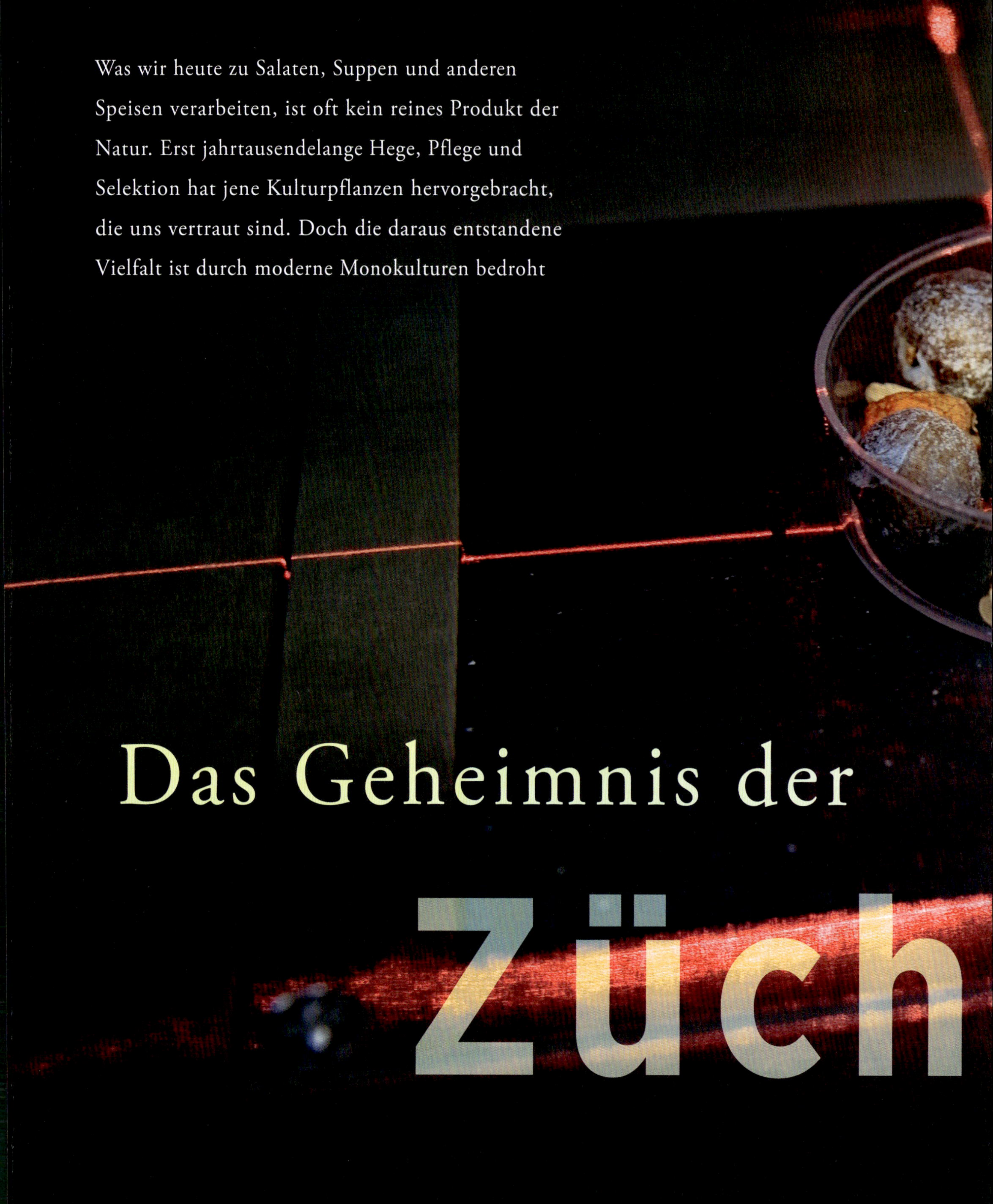

Das Geheimnis der Züch

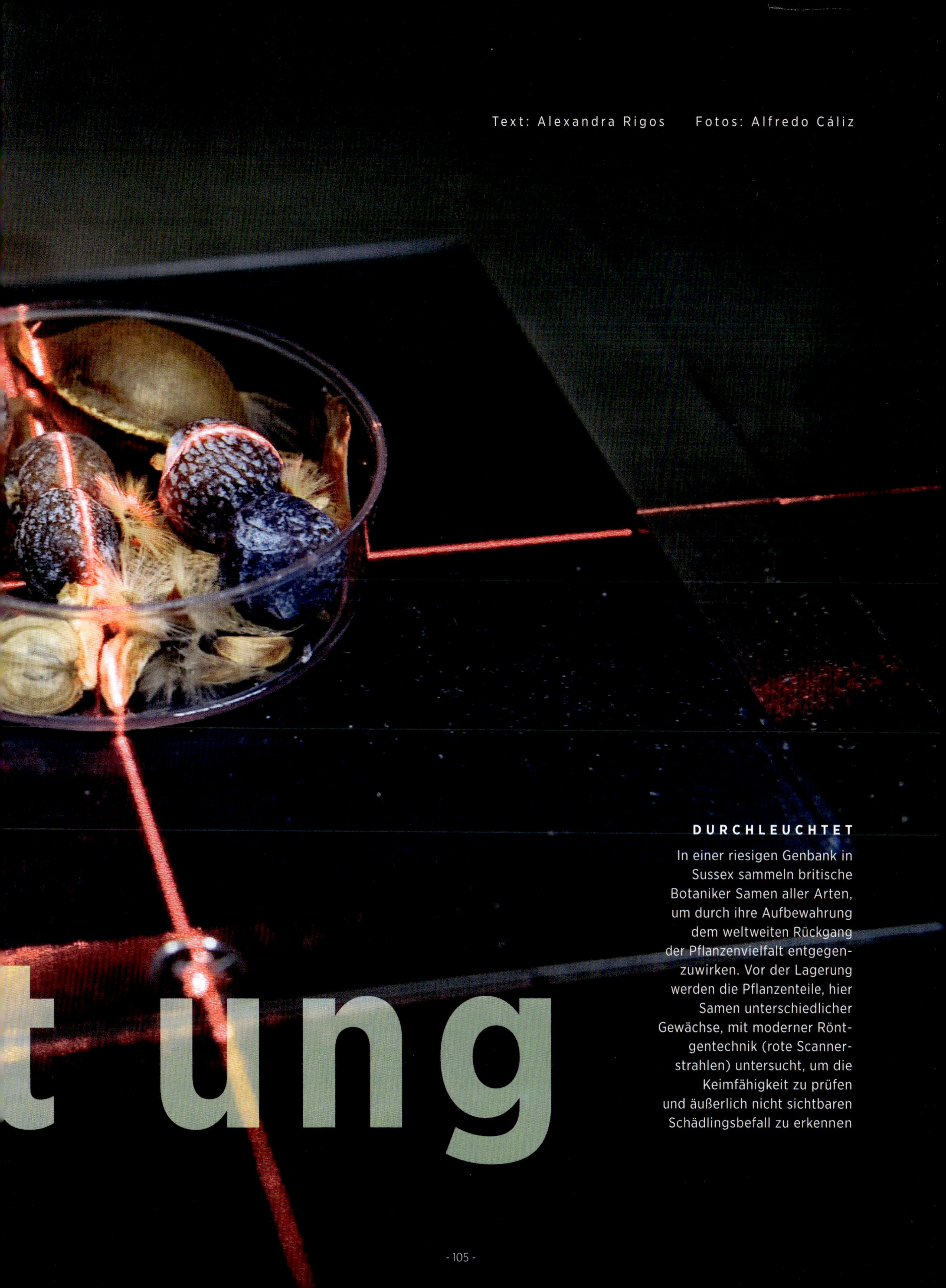

Text: Alexandra Rigos   Fotos: Alfredo Cáliz

t ung

DURCHLEUCHTET

In einer riesigen Genbank in Sussex sammeln britische Botaniker Samen aller Arten, um durch ihre Aufbewahrung dem weltweiten Rückgang der Pflanzenvielfalt entgegenzuwirken. Vor der Lagerung werden die Pflanzenteile, hier Samen unterschiedlicher Gewächse, mit moderner Röntgentechnik (rote Scannerstrahlen) untersucht, um die Keimfähigkeit zu prüfen und äußerlich nicht sichtbaren Schädlingsbefall zu erkennen

Viele von uns nehmen die kulinarische Vielfalt, die sich beim Einkaufen bietet, als gegeben hin: die Auswahl zwischen Römersalat, Rauke und Radicchio etwa. Oder die zwischen Broten aus Weizen, Roggen, Hirse und Dinkel. Oder die überwältigende Fülle an Obst und Gemüse, an Beeren, Wurzeln, Blättern und Knollen. Im Supermarkt liegen saftige Riesenäpfel neben duftenden Bananen und intensiv orangefarbenen Möhren. Kohlrabi und Wirsing reihen sich neben Blumen-, Weiß-, Spitz- und Rosenkohl.

Es erscheint uns beinahe selbstverständlich, dass dieser Reichtum auf den Feldern heranwächst – fast so, als hätte es in der Natur, auf Wiesen oder an Waldrändern, schon seit jeher pralle Tomaten, bunte Paprika und energiereiches Getreide gegeben.

Tatsächlich aber hat die Natur kaum eines dieser Gewächse von sich aus hervorgebracht. Vielmehr sind aus den meisten Kulturpflanzen erst nach jahrtausendelanger Züchtung durch den Menschen jene Getreide-, Obst- und Gemüsesorten hervorgebracht worden, die wir heute so schätzen.

Salatköpfe etwa, wie wir sie kennen, wachsen nicht einfach in freier Natur. Auch Weizen, Hafer oder Raps wird man in Wald und Flur allenfalls in der Nähe bewirtschafteter Felder finden.

Denn die Feldfrüchte, die uns so vertraut sind, haben nur noch sehr wenig mit ihren Ahnen gemein.

Wer beispielsweise an der Ostseeküste über ein unscheinbares, am Boden wucherndes Gewächs mit glänzenden, grünen Blättern stolpert, würde kaum auf die Idee kommen, dass es sich bei dieser Meer-Rübe um die Urform so unterschiedlicher Gemüsearten wie Rote Bete, Mangold und Zuckerrübe handelt.

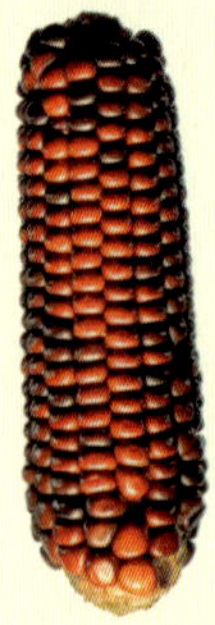

Orangeroter Mais

Kolben eines ursprünglichen Verwandten der weltweit wichtigsten Futterpflanze mit mehr als 200 Samenkörnern

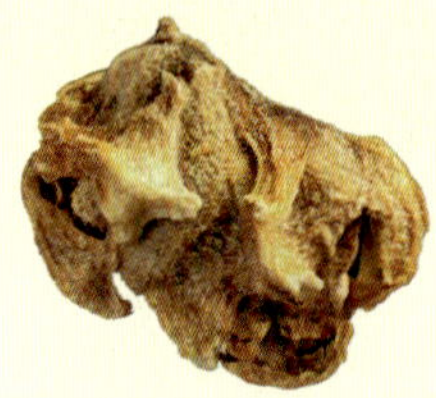

Rote Bete

Stark vergrößerte Aufnahme eines Samens des Wurzelgemüses. Dessen Saft enthält reichlich blutdrucksenkendes Nitrat

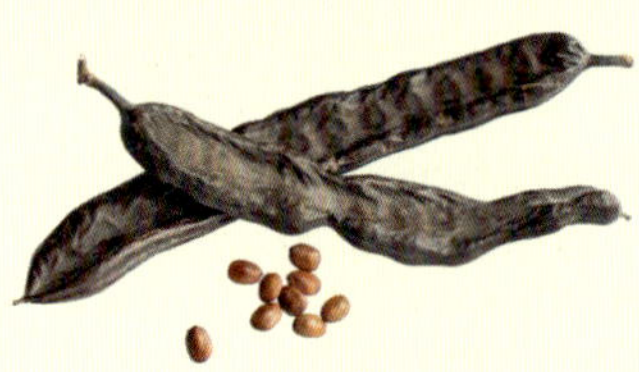

Johannisbrotbaum

In den Hülsen sind die Samen im nahrhaften Fruchtmark eingebettet, das reich an Zucker, Kalium und Eisen ist

Erst durch ausdauernde Züchtung haben Generationen von Bauern aus Wildformen mit häufig mickrigen Früchten, Samen und Wurzeln im Laufe der Zeit eine unglaubliche Vielfalt von ertragreichen und wohlschmeckenden Nahrungsmitteln geschaffen.

So ist die orangefarbene Möhre ebenso ein Produkt der Kultur wie die Erdbeere oder der milde Gemüsepaprika. Der Auslese durch den Menschen verdanken wir es, dass Kohl in so vielerlei Gestalt auf den Tisch kommt und dass wir die Wahl zwischen mehligen und festkochenden, fruchtigen und herb schmeckenden Kartoffeln haben.

Besonders deutlich zeigt sich der Variantenreichtum bei den Sorten: Allein in Deutschland gibt es schätzungsweise 2300 Apfelformen (auch wenn nur um die 70 davon im Handel zu finden sind); weltweit sollen es 30 000 sein. Auch Tomaten gibt es vermutlich zu Tausenden.

Doch wie genau kam diese beeindruckende Vielfalt zustande? Mit welchen Mitteln ist es unseren Ahnen gelungen, wilde Gewächse zu kultivieren und zu formen? Und was hat sich heute verändert, da moderne Hochleistungssorten die Ernährung von Milliarden Menschen sicherstellen?

Die Kunst der Pflanzenzüchtung ist mindestens so alt wie der Ackerbau und geht auf die Zeit vor etwa 11 000 Jahren zurück. Damals wurden im Na-

In Deutschland gibt es allein mehr als ***2000 Varianten*** des Apfels

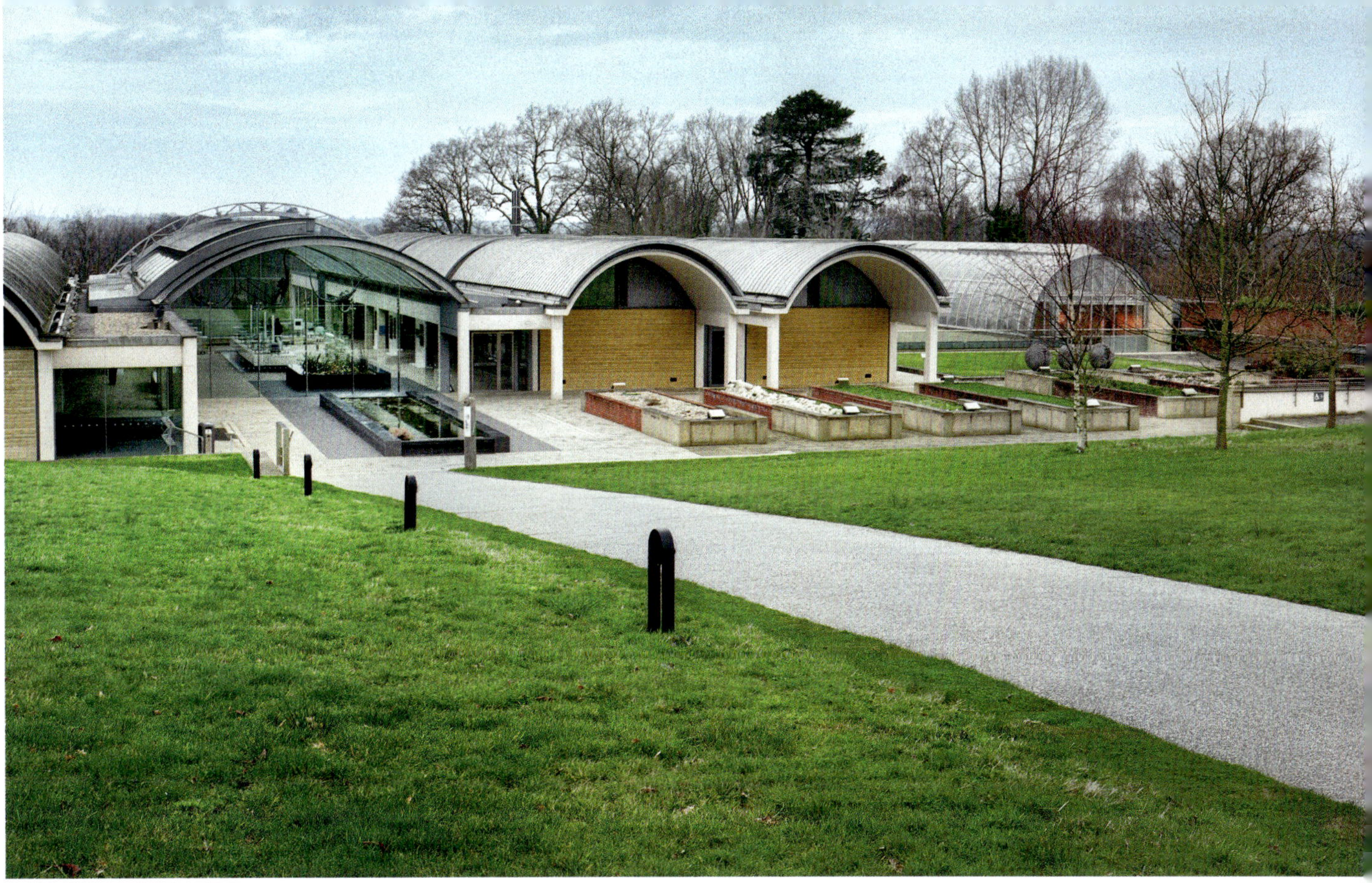

ORT DER VIELFALT

Die oberirdischen Gebäude der Samenbank in Sussex sind für Besucher und Forscher zugänglich. Darunter befinden sich Kühlräume, in denen mehr als eine Milliarde aus aller Welt zusammengetragene Samen Zehntausender Pflanzenarten kategorisiert und sicher verwahrt sind

hen Osten zuvor umherziehende Nomadenstämme sesshaft und ließen sich dauerhaft an festen Orten nieder.

Fortan sammelten diese Menschen Samen, Früchte und Knollen nicht mehr nur, um sie zu verspeisen, sondern säten einen Teil davon wieder aus und umsorgten die Sämlinge, damit neue Pflanzen heranwuchsen und geerntet werden konnten.

Bereits diese ersten Ackerleute veränderten die Feldfrüchte nach ihren Bedürfnissen – und zwar zunächst noch ohne bewusste Absicht, wie Forscher annehmen. Nach einer Dürre etwa konnten die Menschen nur jene Pflanzen ernten und weitervermehren, die mit der Trockenheit gut zurechtgekommen waren.

Insbesondere unser Getreide verdanken wir solchen Auslesevorgängen: Denn bei wilden Gräsern zerfallen die Ähren bei Berührung – was sinnvoll ist, weil die Pflanze ihre Samen auf diese Weise weiträumig verstreuen kann. Der Steinzeitbauer musste diese Körner mühsam vom Boden aufklauben, viele waren für ihn verloren.

Doch manche Ähren waren durch eine natürliche Mutation anders: Sie hielten fest zusammen und ließen sich so viel leichter sammeln. Und säten die Bauern nur solche Samen im nächsten Jahr wieder aus, vermehrten sie vor allem die Pflanzen mit stabilen Ähren.

Mit der Zeit müssen die Menschen so gelernt haben, dass auch Pflanzen der gleichen Art mitunter unterschiedliche Eigenschaften haben und diese Merkmale an ihre Nachkommen weitergeben. Dass etwa eine Ähre mit besonders dicken Körnern häufig Nachwuchs hervorbringt, der ebenfalls eine reichere Ausbeute verspricht.

Auf dieser Erkenntnis aufbauend, begannen sie allmählich, gezielt jene Gewächse zu vermehren, die hohe Erträge lieferten, besonders schmackhaft waren und sich gut kultivieren ließen.

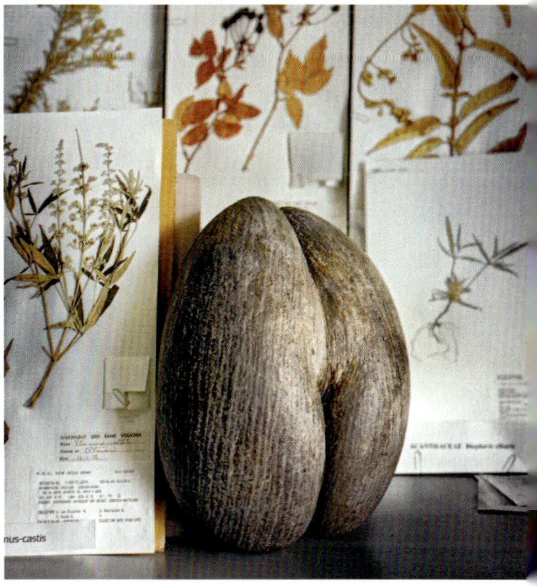

MEERESNUSS

Die 20 Kilogramm schweren, essbaren Samen der Seychellenpalme (Coco de Mer) sind die weltweit größten überhaupt

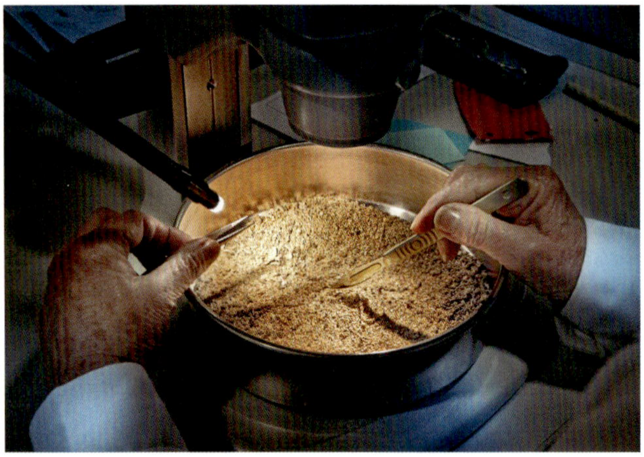

KORN FÜR KORN

In einem ersten Arbeitsschritt werden die Samen von Hand sortiert und anschließend analysiert

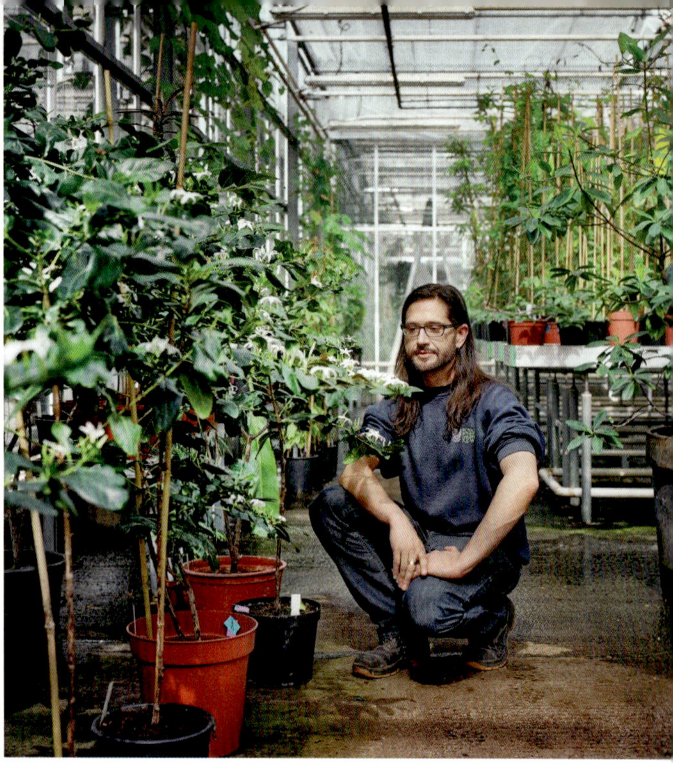

SORGSAME PFLEGE

Experten ziehen in den Gewächshäusern der Royal Botanical Gardens im Londoner Stadtteil Kew vom Aussterben bedrohte Arten heran

GESAMMELTES WISSEN

In den Archiven der Königlichen Botanischen Gärten lagern die historischen Schriften zahlreicher Pflanzenkundiger

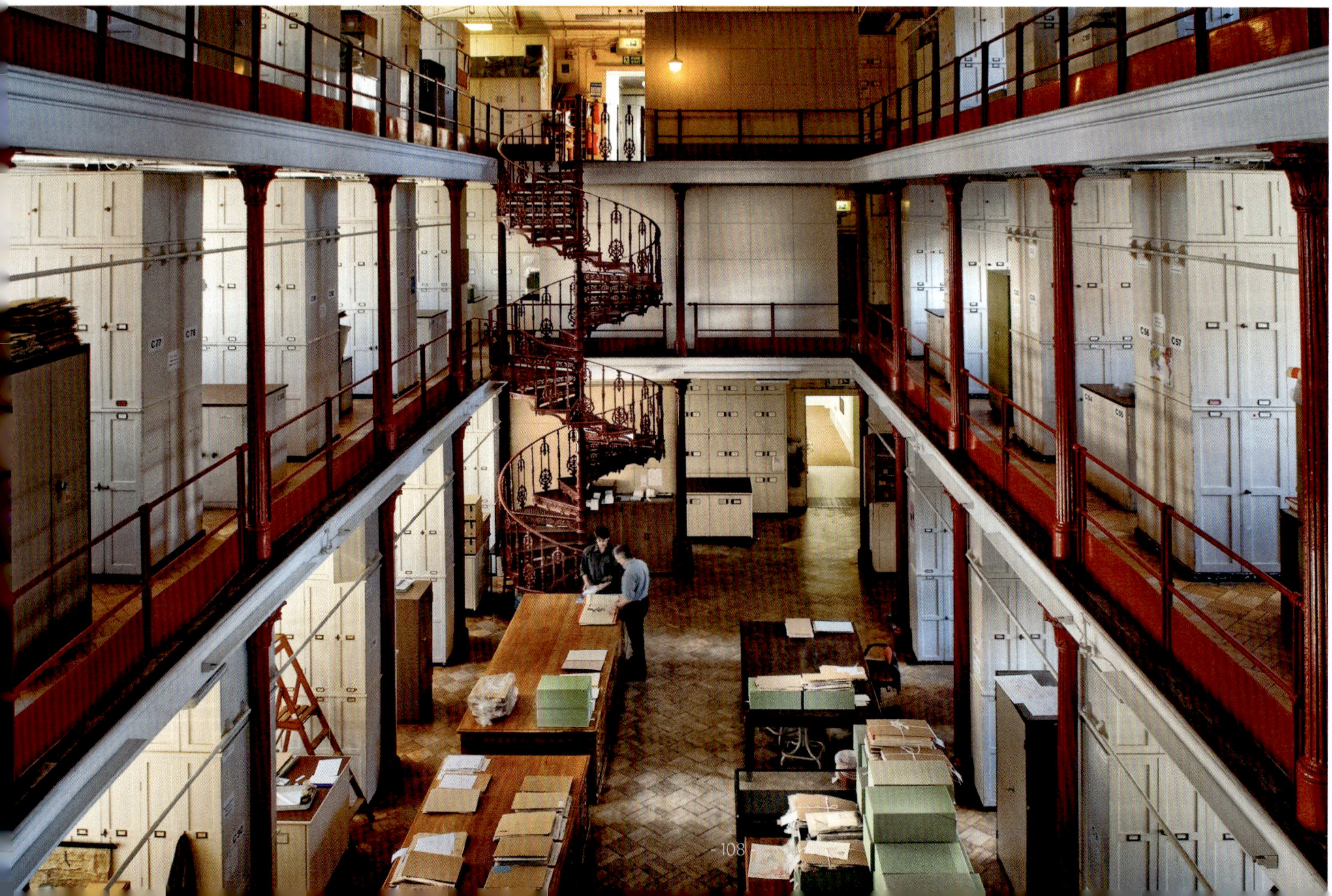

Ein antiker Gemüsebauer etwa wäre schlecht beraten gewesen, wenn er zwar sehr früh blühende, aber dann bitter schmeckende Salatpflanzen zur Gewinnung von Saatgut genutzt hätte. Denn so hätte sich die unerwünschte Eigenschaft weitervererbt.

Geschickte Bauern opferten daher die üppigsten und haltbarsten Salatpflanzen für die Saatgutgewinnung – um in der nächsten Generation noch mehr prächtige Exemplare zu erhalten.

Durch die Selektion gewünschter Merkmale entstanden über die Jahrhunderte Dutzende Formen von Salat mit glatten oder krausen, grünen, rötlichen oder gesprenkelten Blättern, festen Köpfen oder lockerem Grün.

Diese „Landsorten" wurden damals in der Regel nur in einer bestimmten Gegend angebaut, waren gut an die dortigen Umweltbedingungen angepasst und entsprachen dem Geschmack der lokalen Bevölkerung.

Auf diese Weise nahm mit der regionalen Verbreitung der Gewächse allmählich auch deren Sortenreichtum zu. Denn je nach Anbaugebiet herrschten unterschiedliche Wachstumsvoraussetzungen und waren andere Züchter mit eigenen Vorlieben am Werk.

Manchmal spielten etwa Äußerlichkeiten eine Rolle bei der Zuchtauswahl einer bestimmten Form oder Farbe: Mohrrüben beispielsweise kamen einst in den Farben Gelb oder Lila auf den Markt. Die orangefarbene Karotte wurde im 18. Jahrhundert erstmals erwähnt und war wohl das Ergebnis einer spontanen Erbgutveränderung. Niederländische Züchter vermehrten die Mutante dann in der Nationalfarbe ihres Landes gezielt weiter.

Ähnliche Mutationen führten dazu, dass Gemüsepaprika die Schärfe seiner Chili-Vorfahren einbüßte oder dass manche Melonen nicht mehr bitter, sondern angenehm süß schmeckten. Der Zufall spielte also eine erhebliche Rolle, denn er ließ immer wieder neue Varianten entstehen, die Züchter entdeckten und kultivierten.

Und noch ein weiteres spektakuläres Ereignis ist dem Zufall zu verdanken: Gelegentlich verschmelzen Keimzellen zweier Pflanzenarten und bilden ein völlig neues Gewächs.

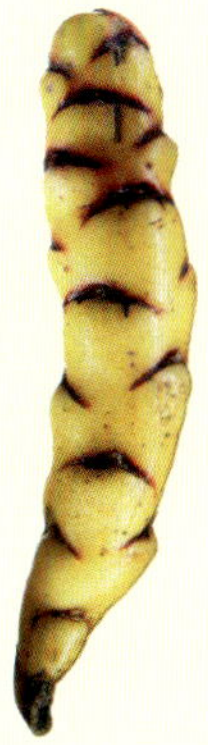

Kartoffel

Die aus den Anden stammende Pflanze, hier ein Exemplar aus Peru, gehört zu den wichtigsten Nahrungsmitteln der Welt

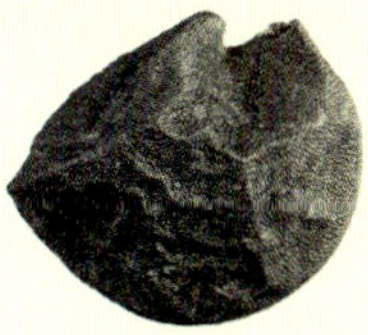

Zwiebel

Stark vergrößerte Aufnahme eines Samens der Lauchpflanze, die als Gemüse oder zum Würzen verwendet wird

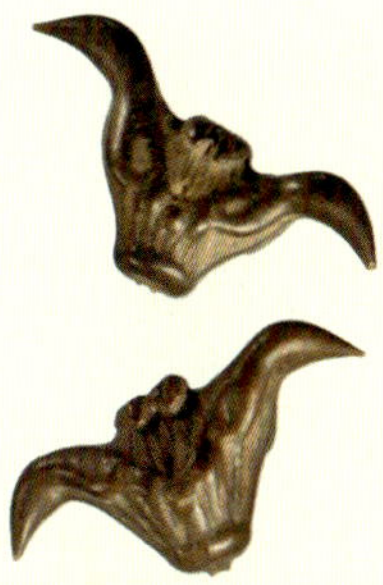

Wassernuss

Seit Jahrtausenden werden ihre Samen in China und Indien geröstet wie auch gekocht verzehrt oder zu Mehl verarbeitet

Dabei gilt in der Biologie eigentlich, dass Eltern aus unterschiedlichen Arten in der Regel keinen fortpflanzungsfähigen Nachwuchs hervorbringen. Ein Maulesel etwa, das Produkt einer Kreuzung zwischen Eselstute und Pferdehengst, ist unfruchtbar und vermag keine weiteren Nachkommen in die Welt zu setzen.

Bei Gewächsen scheint eine Kreuzung von Arten allerdings leichter zu gelingen – eine Besonderheit, die den Schatz unserer Kulturpflanzen ungemein bereichert hat. Immer wieder entstanden so neue Pflanzen, die dann von Menschen gehegt, vermehrt und weitergezüchtet wurden.

So stammt etwa der Raps von ungleichen Eltern ab. Er entwickelte sich im späten Mittelalter aus Kohl und dem rapsähnlichen, aber kleineren Rübsen. Die Kreuzung geschah vermutlich zufällig in einem holländischen Gemüsegarten, in dem die beiden (immerhin entfernt verwandten) Arten nebeneinander wuchsen.

Aus genetisch noch unterschiedlicheren Elternpflanzen entstand unser Weizen: Der ist eine Kreuzung aus Wildeinkorn, wildem Bartgras und einer unbekannten Grasart.

Dieses Wechselspiel von Zufall und Auslese hatte bis zum 19. Jahrhundert Bestand und sorgte für die Vermehrung und Ausdifferenzierung der Arten und Sorten. Doch dann erlebte die Pflanzenzüchtung eine Revolution.

Die geistige Vorarbeit dazu leistete der Mönch Gregor Johann Mendel, der einen Klostergarten im tschechischen Brünn bewirtschaftete. Im Jahr 1856 begann der Gelehrte mit seinen langjährigen Züchtungsexperimenten an Erbsen, aus denen er Vererbungsregeln ableitete. Sie erklären, wie sich bestimmte Eigenschaften der Eltern in der Kinder- und Enkelgeneration ausprägen, und gehören noch heute zum Gemeingut der klassischen Genetik.

Hatte man zuvor einfach nur die Samen von Pflanzen mit gewünschten Eigenschaften wieder ausgesät, begannen Züchter nun, nach Mendels Regeln gezielt unterschiedliche Sorten zu kreuzen, um daraus ein neues Gewächs zu erzeugen, das die Merkmale seiner Eltern in sich vereinigte. So paarten sie beispielsweise besonders aromatische Apfelsorten mit schädlingsresistenten Varietäten.

Kaum etwas wurde fortan dem Zufall überlassen, vor allem nicht die Befruchtung: Damit die Kreuzung auch wirklich gelingt, überträgt der Züchter bis heute von Hand mit einem kleinen Pinsel die männlichen Pollen der ausgewählten Vaterpflanze auf den weiblichen Fruchtknoten des Muttergewächses. Anschließend verhüllt er ihn mit einem Säckchen, um fremde Pollen fernzuhalten. Bei zweigeschlechtlichen Arten muss er zudem die Pollenanlagen der Mutterpflanze entfernen, damit sich diese nicht selbst bestäubt.

All das ist ziemlich aufwendig. Um Saatgut aus Kreuzungen zu gewinnen, werden heute daher meist Mutterpflanzen genutzt, die wegen eines Gendefekts keine fruchtbaren Pollen bilden – so werden die Gewächse nur von der dicht daneben gepflanzten Vatersorte bestäubt. Zudem helfen nun Erbgutanalysen und Gendatenbanken, mögliche Kombinationen und passende Kreuzungspartner zu finden.

Aber ob mit alter oder neuer Methode: Dank dieses Verfahrens ließen sich bewährte Sorten um wünschenswerte Eigenschaften ergänzen und somit immer weiter optimieren.

Ein eindrucksvolles Beispiel für die Findigkeit der Züchter ist ein weiteres Mal der Raps. Er gehört mit seinen fettreichen Samen zu den wichtigsten Speiseöllieferanten. Jahr für Jahr taucht er mit seiner Blüte Landschaften in ein strahlendes Gelb.

Doch das war nicht immer so. Ursprünglich galt Rapsöl als nahezu ungenießbar, da es eine Fettsäure namens Erucasäure enthielt, die bitter schmeckte und schnell ranzig wurde. Deshalb nutzte man es lange nur als Brennstoff für Lampen.

Durch Auslese von Exemplaren, die wenig Erucasäure bildeten, gelang es Züchtern in den 1960er Jahren, Sorten zu entwickeln, die ein hochwertiges Speiseöl lieferten. Es bot sich an, den bei der Ölherstellung zurückbleibenden, eiweißreichen Presskuchen an Tiere zu verfüttern. Doch verschmähte das Vieh ihn wegen seiner scharfen Senföle. Also kreuzte man den neuen Raps mit Pflanzen, die kaum Senföle bildeten, und schuf so die heute dominierenden Sorten, die weitgehend frei von den störenden Stoffen sind. In der Folge konnte Raps zu einer der wichtigsten Nutzpflanzen Deutschlands aufsteigen.

Diese gezielte Kreuzung unterschiedlicher Linien offenbarte jedoch noch einen weiteren Vorteil: Sie machte die Gewächse widerstandsfähiger. Durch zunehmende Inzucht waren nämlich im Laufe der Zeit viele Sorten mit einförmigem Erbgut entstanden.

Und mit der schwindenden Anzahl an Genvariationen hatten die betreffenden Gewächse immer weniger

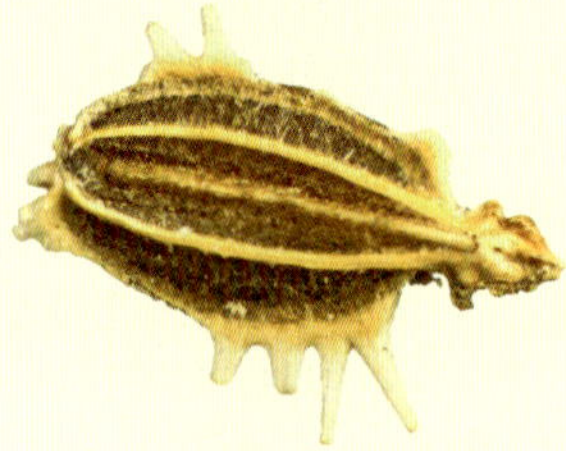

Karotte

Der winzige Samen einer Mohrrübe; deren essbare Pfahlwurzel enthält viel Carotin, Vitamin C und Kalium

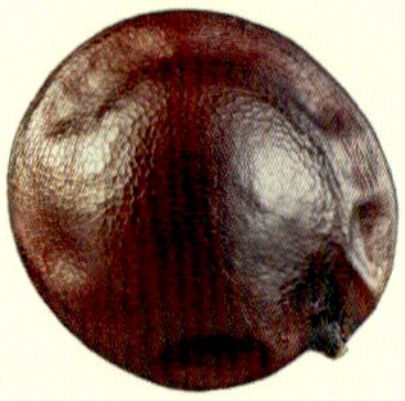

Amaranth

Als Getreideersatz bei Gluten-Unverträglichkeit werden die eisenhaltigen Samen des Gewächses häufig verwendet

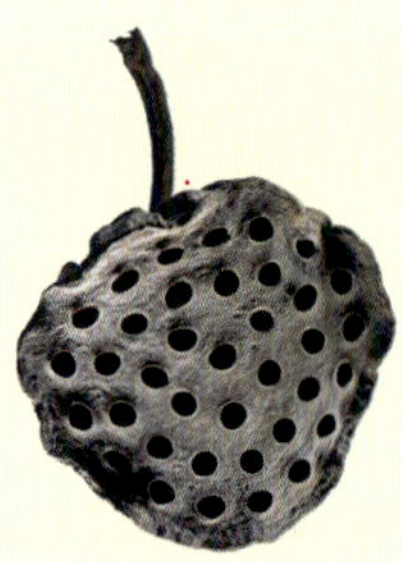

Lotos

Die Samen der Blume werden in der chinesischen Naturheilkunde genutzt, Blätter, Blüten und Wurzel zu Gemüse verarbeitet

Gut zu wissen

MANIPULATION

Viele Nutzpflanzen wie Äpfel oder Mais kommen in der Natur so nicht vor. Sie wurden über Jahrhunderte hinweg gezüchtet.

ZUFALL

Erste Varianten entstanden zufällig, weil etwa nach einer Dürre nur die robustesten Pflanzen überlebten und sich weiter vermehren konnten.

AUSWAHL

Durch gezielte Selektion entstanden verschiedenste Sorten – perfekt angepasst an ihre jeweilige Umgebung und die Vorlieben der Bevölkerung.

TECHNIK

Bereits im 19. Jahrhundert begann man, gewünschte Merkmale durch Kreuzung ausgesuchter Pflanzen zu stärken. Heute revolutioniert die Gentechnik die Pflanzenzucht.

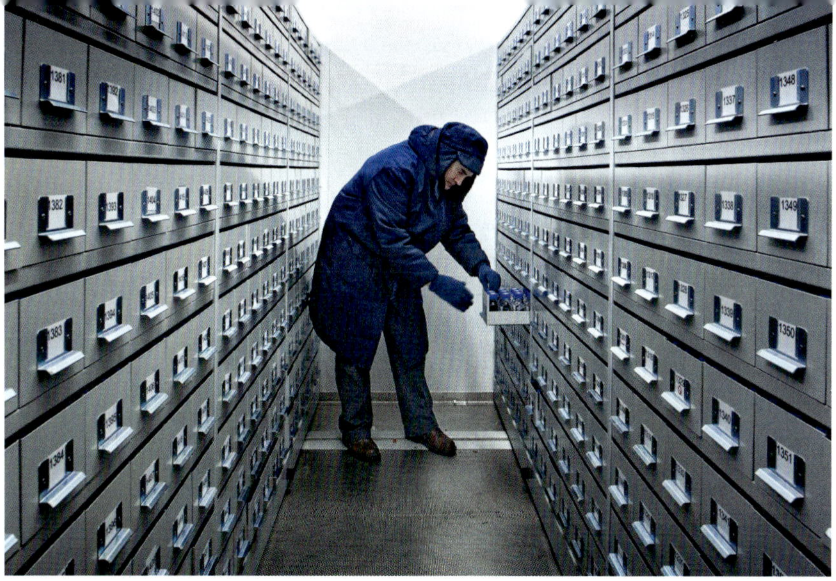

KALTES KLIMA
Die meisten der Samen werden in Kühlkammern bei minus 20 Grad Celsius gelagert – und können Jahre später wieder zum Leben erweckt werden

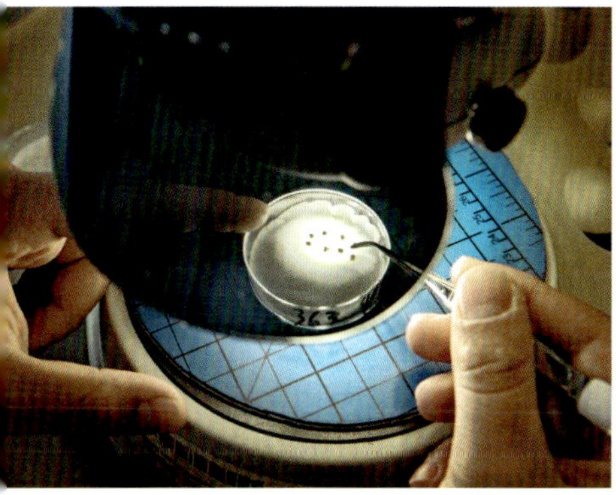

GENAUER BLICK
Auch unter dem Mikroskop nehmen die Mitarbeiter die Samen in Augenschein – damit nur einwandfreie Exemplare aufbewahrt werden

Möglichkeiten, flexibel auf Umweltstress zu reagieren. Ihre Widerstandskraft nahm ab, die Vitalität vieler Sorten schrumpfte kontinuierlich.

Kreuzt man jedoch zwei jeweils durch Inzucht entstandene reinerbige Elternlinien, entstehen Hybridsorten – das sind Pflanzen, die sich meist durch große Wuchskraft und hohen Ertrag auszeichnen.

Aus den Hybriden selbst lässt sich allerdings kein hochwertiges Saatgut mehr gewinnen. Denn in der folgenden Generation entsteht ein bunter Mix an Eigenschaften, mit dem die Züchter oft wenig anfangen können.

Daher sind in der modernen Landwirtschaft Saatgutgewinnung und Anbau immer häufiger getrennt: Große Agrarkonzerne haben sich darauf spezialisiert, reinerbige Linien aufzuziehen

> Die »Hollandtomate« wurde *zum Symbol* einer Züchtung, die niemand will

und miteinander zu kreuzen, um hybride Samen zu gewinnen. Die pflanzen Bauern großflächig auf ihren Feldern an und fahren eine reiche Ernte ein – allerdings müssen sie sich jedes Jahr neues Saatgut beschaffen, da sie die Hybride nicht sinnvoll weitervermehren können. Bei vielen Kulturpflanzen haben Hybride die alten Landsorten heute verdrängt. Sie sind nämlich nicht nur besonders vital und ertragreich, sondern kommen auch den Anforderungen der Industrie entgegen, da alle Früchte einheitlich ausfallen und gleichzeitig reif werden.

Doch zeigen sich inzwischen auch Nachteile: So führt die Dominanz einiger weniger Sorten in der Landwirtschaft dazu, dass Schädlinge und Krankheitserreger mitunter leichtes Spiel haben. Derzeit bedroht beispielweise ein Pilz den Bananenhandel, der zu 99 Prozent auf die anfällige Sorte „Cavendish“ setzt.

Um resistente Sorten zu gewinnen, müssen Züchter daher wieder vermehrt auf Wildarten zurückgreifen. Denn gerade bei den Urformen der Gewächse finden sich mitunter seltene Genvarianten, die Widerstandskraft gegen spezielle Schädlinge verleihen.

Auch vernachlässigten die Züchter lange Zeit den Geschmack von Obst und Gemüse zugunsten von Haltbarkeit und einheitlicher Form. So wurde die fade „Hollandtomate“ zum Sinnbild einer Züchtung, die keiner will.

Seit einiger Zeit legen Hersteller daher wieder zunehmend Wert auf die Aromen ihrer Produkte und entdecken die Vielfalt der regionalen Sorten mit ihren individuellen Geschmacksnuancen neu. Deshalb finden sich in den Supermärkten inzwischen immer mehr Varianten mit besonderem Aroma und Aussehen.

Die Züchter sind mit ihren Bemühungen noch lange nicht am Ende. Sie werden auch weiterhin versuchen, neue Feldfrüchte zu erschaffen und sie zu optimieren. Doch allen modernen Methoden zum Trotz werden sie auch in Zukunft auf Wildpflanzen und die unzähligen Landsorten zurückgreifen müssen, um deren Eigenschaften zu etwas Neuem zu kombinieren.

Und daher haben letztlich Agrarkonzerne, Biobauern und Verbraucher ein Interesse daran, die Vielfalt auf und abseits der Felder zu erhalten.

Um diesen über Jahrtausende von der Natur und durch Generationen von Züchtern geschaffenen Schatz zu bewahren. •

ALEXANDRA RIGOS, Jg. 1968, ist Wissenschaftsjournalistin in Berlin.

10 *mal* Pasta *und* Ragout

Alles andere als langweilig und geschmacklos:
Die hier vorgestellten Speisen zeichnen sich durch vielfältige, gesunde und vor allem leckere Zutaten aus

Rezepte: Jürgen Büngener, Adam Koor, Hege Marie Köster, Kay-Henner Menge, Susanne Walter, Michael Wolken

Linguine mit Auberginen

2 Auberginen (500–600 g),
Salz, Meersalz,
400 g Linguine,
2 Zwiebeln,
3 Knoblauchzehen,
4 Tomaten,
2 EL getrocknete Tomaten (in Öl, abgetropft),
80 ml Olivenöl,
3–4 EL Semmelbrösel,
je 3 Stiele Thymian und Basilikum,
2 EL Kapern, Pfeffer,
3 EL schwarze Oliven

1. Auberginen waschen, putzen und in 2 bis 3 cm große Würfel schneiden. Auberginen leicht mit Salz würzen, ca. 5 Minuten ziehen lassen. In einem großen Topf reichlich Wasser mit 2 EL Meersalz aufkochen, Linguine zugeben und nach Packungsanweisung bissfest garen.

2. Inzwischen Zwiebeln und Knoblauch in feine Würfel schneiden. Tomaten waschen, in feine Würfel schneiden, dabei den Stielansatz entfernen. Getrocknete Tomaten grob hacken.

3. Auberginen mit Küchenpapier trocken tupfen. 70 ml Öl in einer großen Pfanne erhitzen, Auberginen auf allen Seiten bei mittlerer bis starker Hitze hellbraun anbraten. Zwiebeln und Knoblauch zugeben, 2 Minuten bei mittlerer Hitze mitbraten. Tomatenwürfel und getrocknete Tomaten zugeben, 10 Minuten leicht kochen lassen. Restliches Olivenöl in einer Pfanne erhitzen, Semmelbrösel zugeben, bei mittlerer Hitze goldbraun rösten. Thymianblätter von den Stielen zupfen, fein schneiden, unter die Brösel rühren und sofort auf einen Teller geben.

4. Nudeln abgießen, dabei ca. 100 ml Nudelwasser auffangen. Nudeln und Nudelwasser zurück in den Topf geben. Basilikumblätter von den Stielen zupfen und grob schneiden. Kapern in einem Sieb abtropfen lassen. Mit Oliven, der Hälfte des Basilikums und der Auberginensoße unter die Nudeln heben, 1 bis 2 Minuten leicht kochen lassen, mit Salz und Pfeffer abschmecken. Auf Teller verteilen, mit Bröseln und dem restlichen Basilikum bestreut sofort servieren.

Zubereitungszeit: 40 Minuten

Pro Portion 17 g E (Eiweiß), 30 g F (Fett), 92 g KH (Kohlenhydrate) = 726 kcal (3040 kJ)

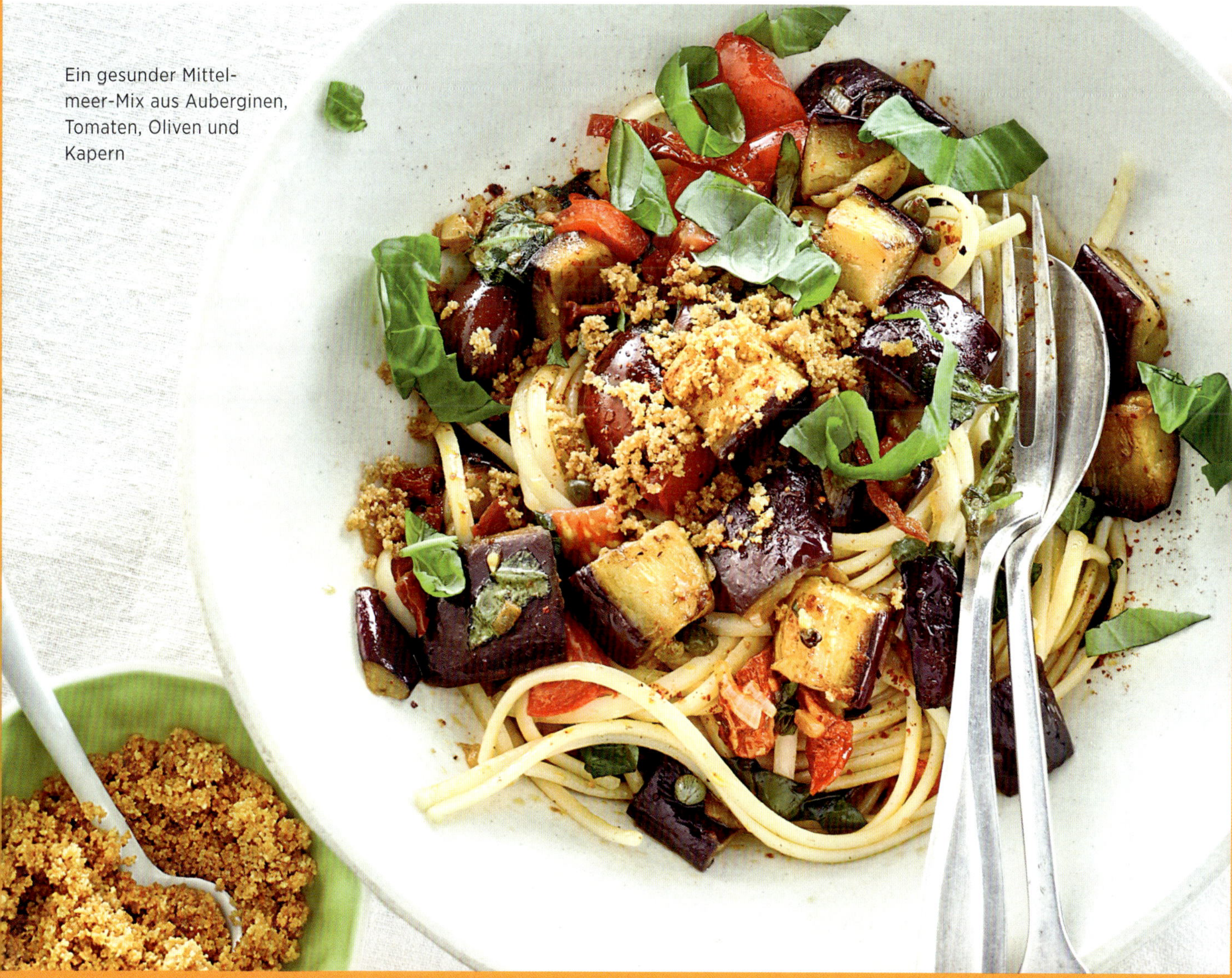

Ein gesunder Mittelmeer-Mix aus Auberginen, Tomaten, Oliven und Kapern

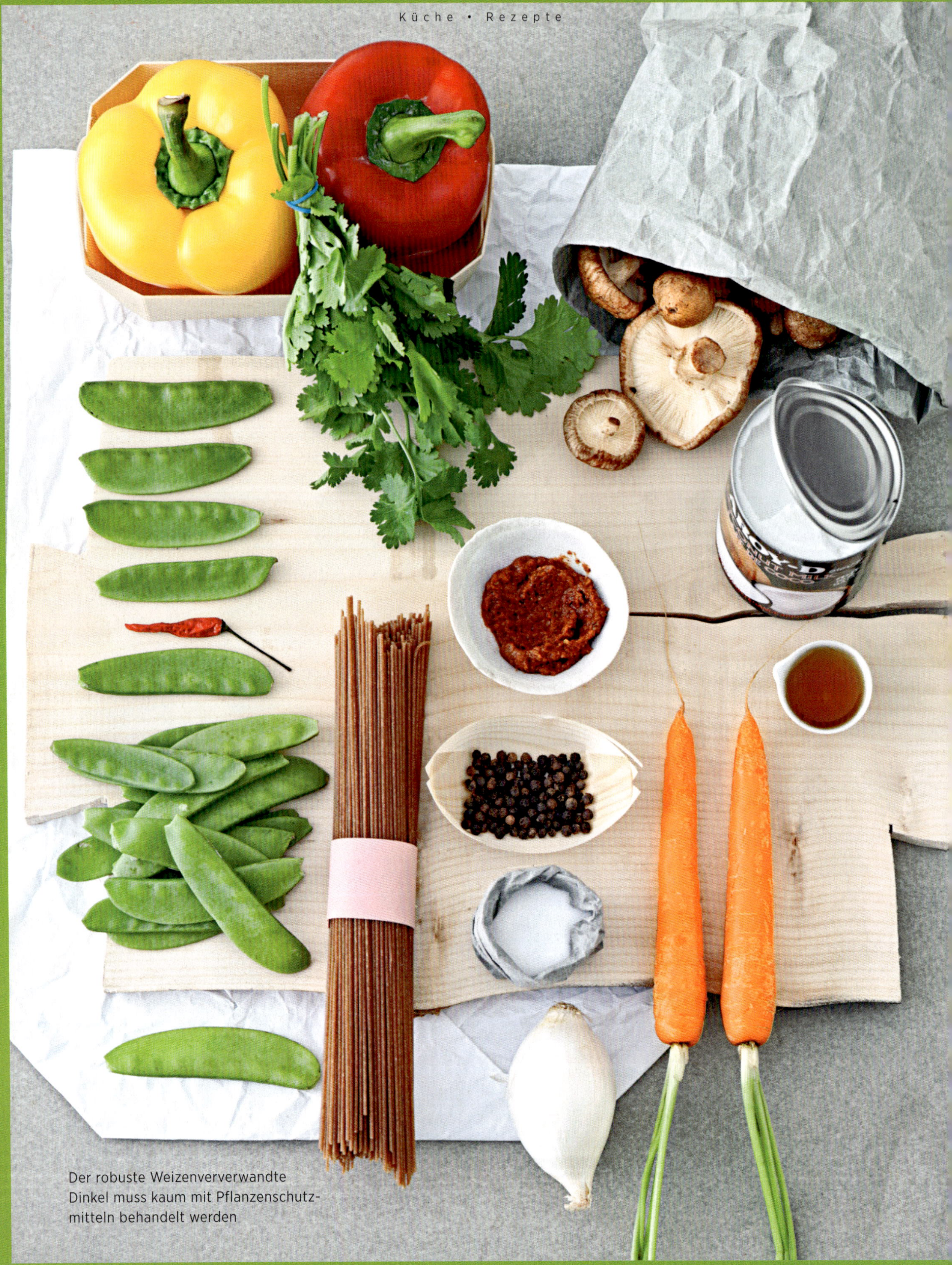

Der robuste Weizenververwandte
Dinkel muss kaum mit Pflanzenschutz-
mitteln behandelt werden

vegan

Dinkelnudeln mit Wok-Gemüse

für 4 bis 6 Personen

1 gelbe und 1 rote Paprikaschote (à ca. 250 g), 150 g Shiitake-Pilze, 100 g Zuckerschoten, 120 g Bundmöhren, 180 g Zwiebeln, 1 Bund Koriandergrün, 1 Bio-Limette, 400 ml Kokosmilch, 1 TL Sesamöl, 1–2 TL rote Currypaste, 300 g Dinkelnudeln, Salz, Pfeffer, 6–8 EL Öl

1. Paprika putzen, vierteln, entkernen und in feine Streifen schneiden. Pilze putzen, Stiele entfernen, Köpfe halbieren oder vierteln. Zuckerschoten längs in dünne Streifen schneiden. Möhren putzen, schälen und schräg in dünne Scheiben schneiden. Zwiebeln in feine Streifen schneiden. Korianderblätter von den Stielen zupfen und fein schneiden. Limettenschale fein abreiben, Saft auspressen.

2. Kokosmilch mit Sesamöl, Currypaste und der Hälfte des Koriandergrüns verrühren, auf die Hälfte einkochen, mit dem Schneidstab fein pürieren. Mit Limettenschale und 1 EL Limettensaft würzen.

3. Nudeln in reichlich kochendem Salzwasser nach Packungsanweisung bissfest garen, in ein Sieb gießen und abtropfen lassen, dabei 150 ml Nudelwasser auffangen. Nudeln mit 1 EL Öl vermengen. Nudelwasser mit der Kokossoße verrühren und sämig einkochen.

4. Öl in einem Wok oder einer Pfanne stark erhitzen und in eine Schale gießen, beim Braten jeweils etwas von dem erhitzten Öl zugeben. Die Hälfte der Zwiebeln und Möhren in den Wok geben und 1 Minute stark anbraten. Die Hälfte der Paprika und Zuckerschoten zugeben, 1 bis 2 Minuten braten. Die Hälfte der Pilze zugeben, 1 Minute braten, mit Salz und Pfeffer würzen. Die Hälfte der Nudeln, etwas Limettensaft und etwas Koriander unterrühren. Wok-Gemüse in tiefe Schalen geben, mit etwas Soße auffüllen und heiß servieren. Restliches Gemüse, restliche Nudeln, restlichen Koriander und Limettensaft ebenso zubereiten.

Zubereitungszeit: 1:15 Stunde

Pro Portion (bei 6 Portionen)
9 g E, 24 g F,
43 g KH = 425 kcal (1780 kJ)

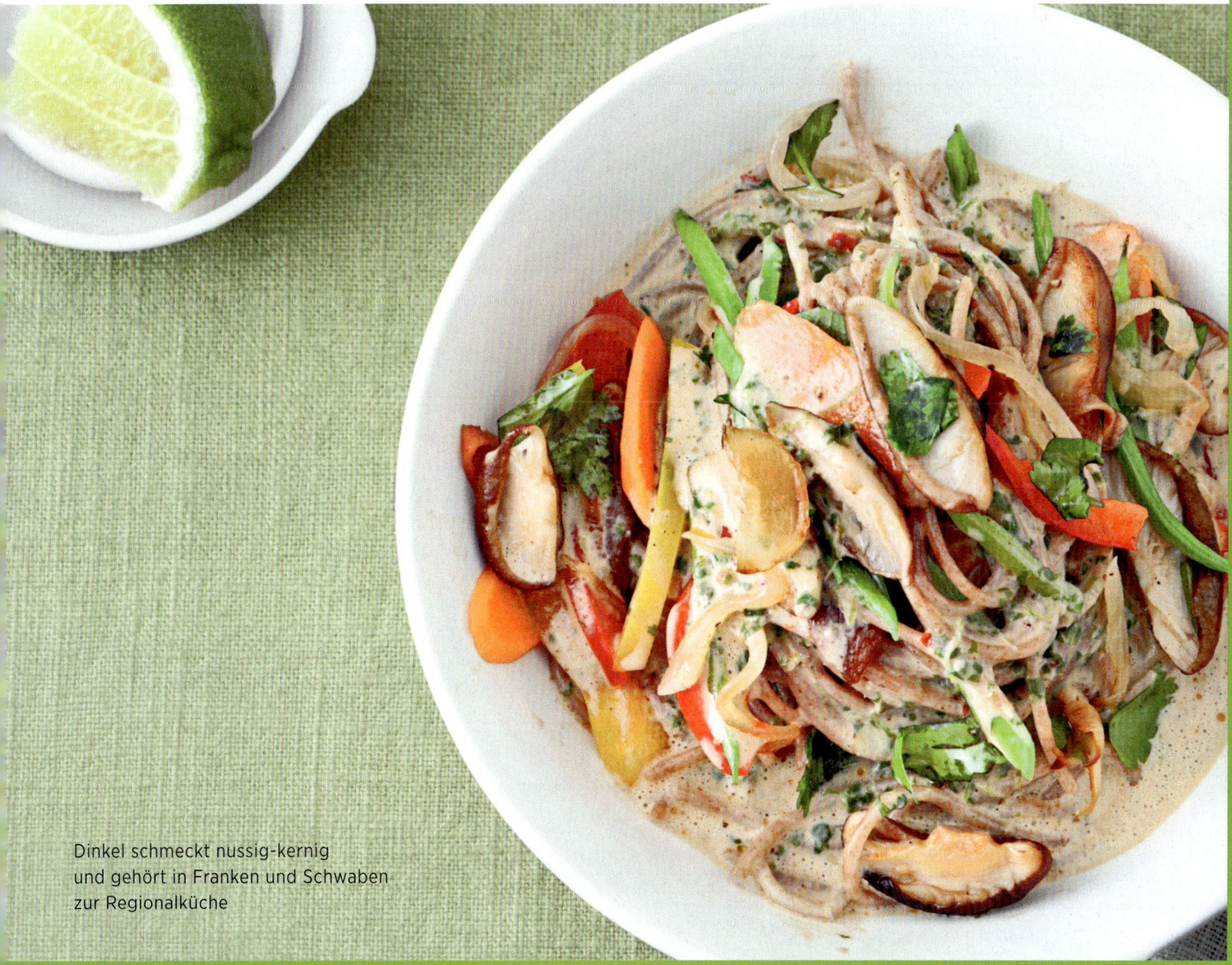

Dinkel schmeckt nussig-kernig und gehört in Franken und Schwaben zur Regionalküche

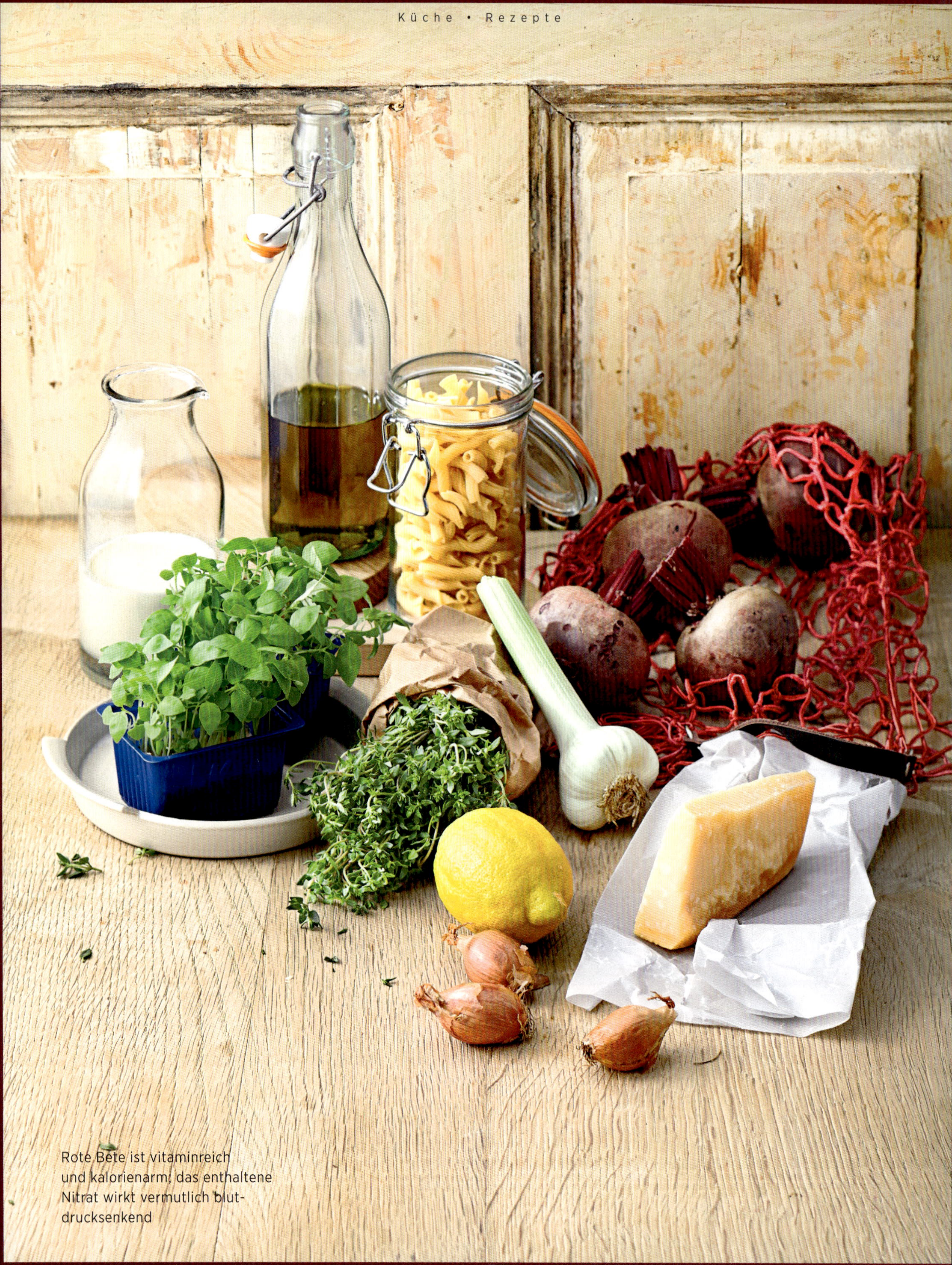

Rote Bete ist vitaminreich
und kalorienarm; das enthaltene
Nitrat wirkt vermutlich blut-
drucksenkend

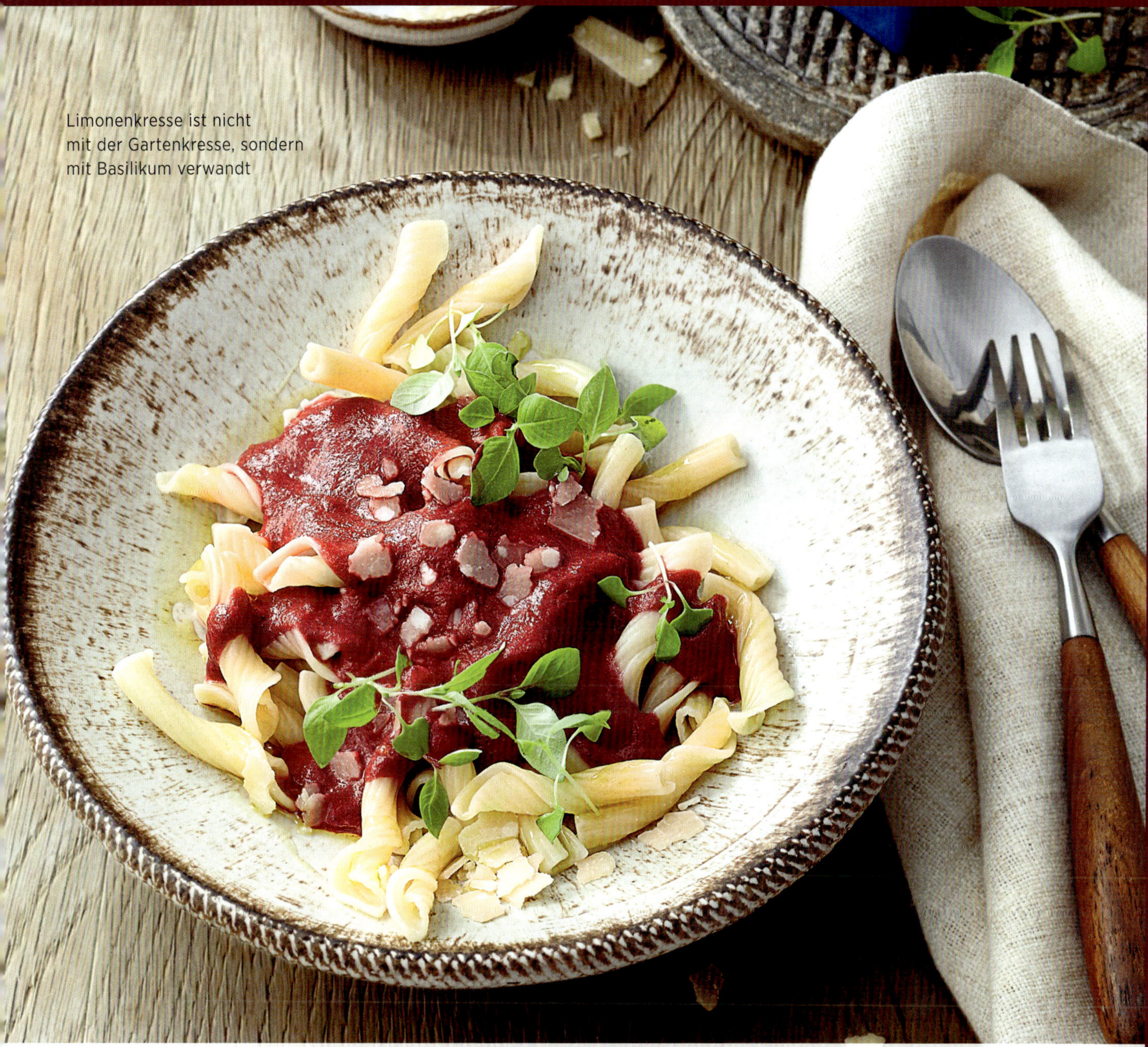

Limonenkresse ist nicht mit der Gartenkresse, sondern mit Basilikum verwandt

Pasta mit Rote-Bete-Soße

für 4 bis 5 Personen

10 Stiele Thymian,
700 g Rote Bete,
2 Schalotten (60 g),
3 Knoblauchzehen,
4 EL Olivenöl,
Salz, Pfeffer,
40 g alter italienischer Hartkäse (z. B. Grana Padano),
500 g Torchiette (Naturkostladen; ersatzweise Penne),
200 ml Schlagsahne,
Zitronensaft,
2 Beete Limonenkresse

1. Thymianblätter von den Stielen zupfen. Rote Bete schälen (Handschuhe tragen) und in 2 cm große Würfel schneiden. Schalotten vierteln, Knoblauch halbieren. Rote Bete, Schalotten, Knoblauch und Thymian auf einem Backblech mit 2 EL Öl mischen, dann mit Salz und Pfeffer würzen. Im vorgeheizten Backofen bei 200 Grad (Gas 3, Umluft nicht empfehlenswert) auf der zweiten Schiene von unten 30 bis 40 Minuten lang weich garen, dabei einmal durchmischen.

2. Käse mit dem Sparschäler in dünne Streifen hobeln. Nudeln in kochendem Salzwasser bissfest garen, abgießen, dabei ca. 600 ml Nudelwasser auffangen. Rote-Bete-Mischung mit der Sahne im Mixer fein pürieren.

3. Rote-Bete-Soße mit 400 bis 500 ml Nudelwasser mischen und mit Salz, Pfeffer und 1 bis 2 Spritzern Zitronensaft abschmecken. Kresse (ersatzweise 4 bis 6 Stiele Thai-Basilikum) vom Beet schneiden. Nudeln mit Soße, Käse und Kresse anrichten. Mit dem restlichen Öl beträufeln.

Zubereitungszeit: 1 Stunde

Pro Portion (bei 5 Portionen)
17 g E, 24 g F, 82 g KH = 625 kcal (2617 kJ)

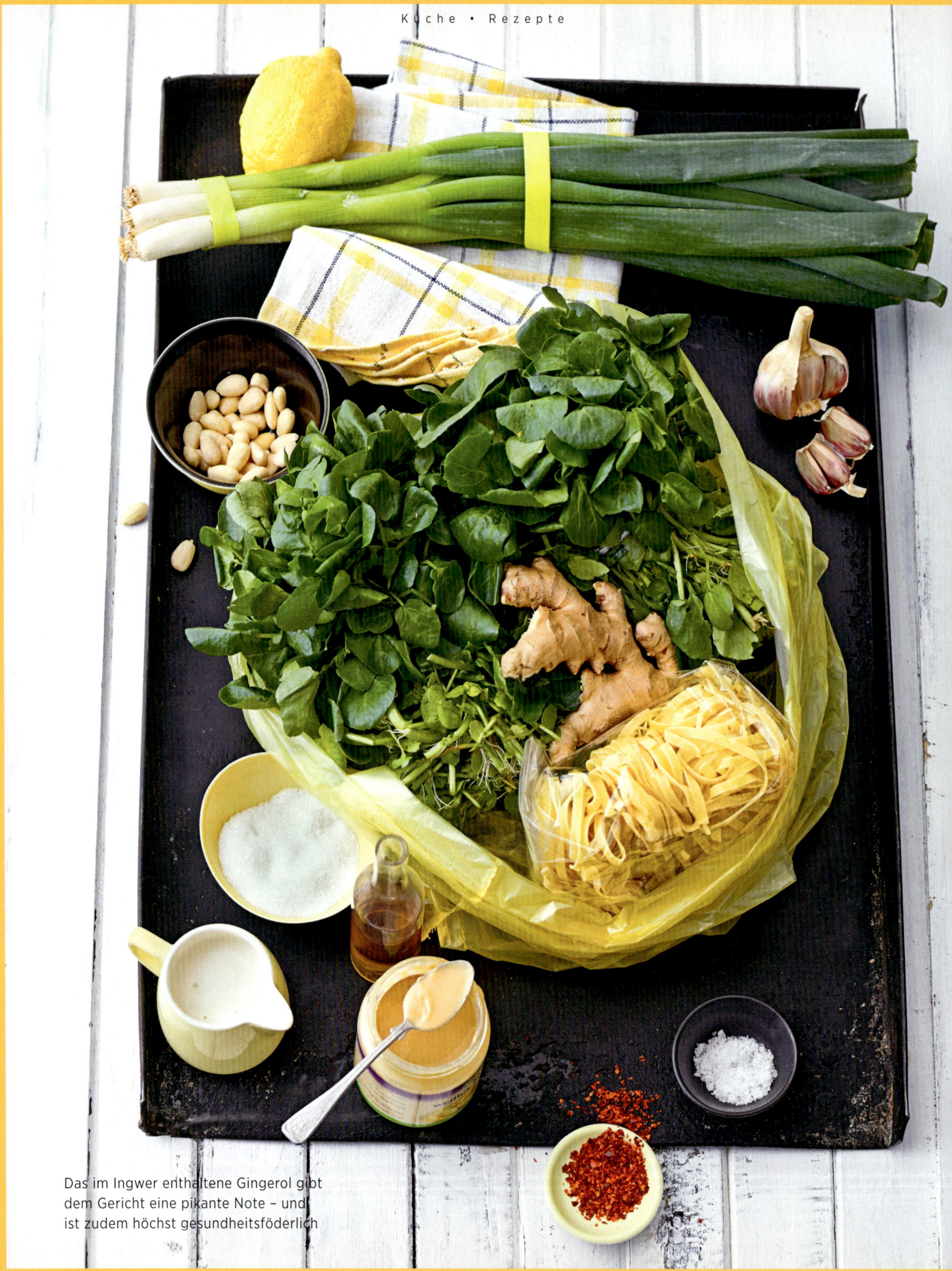

Das im Ingwer enthaltene Gingerol gibt dem Gericht eine pikante Note – und ist zudem höchst gesundheitsföderlich

Tagliatelle mit Brunnenkresse und Mandelsoße

für 4 Personen

70 g Zucker,
80 g geschälte Mandelkerne,
1 TL Fleur de sel,
1/2 TL Chiliflocken,
2 Bund Brunnenkresse (à 400 g),
5 EL Olivenöl,
Salz, Pfeffer,
1 Knoblauchzehe,
15 g frischer Ingwer,
1 Bund Frühlingszwiebeln,
300 g Tagliatelle,
250 ml Sojasahne,
3–4 TL helles Mandelmus,
1–2 EL Zitronensaft

1. Zucker mit 100 ml Wasser in einem kleinen Topf in 3 bis 4 Minuten sirupartig einkochen. Mandeln, 1 TL Fleur de sel und Chili zugeben, mit dem Holzlöffel gut mischen und sofort auf ein mit Backpapier belegtes Backblech geben. Im vorgeheizten Backofen bei 180 Grad (Gas 2 bis 3, Umluft nicht empfehlenswert) auf der zweiten Schiene von unten in 10 bis 15 Minuten goldbraun backen. Mandelkrokant aus dem Backofen nehmen, abkühlen lassen, grob hacken und beiseitestellen.

2. Von der Brunnenkresse die Stiele im unteren Drittel abschneiden. Blätter mit den zarten Stielen waschen, gut abtropfen lassen und sorgfältig putzen. 40 g Brunnenkresse mit 3 EL Öl und etwas Salz im Blitzhacker zu einem sehr feinen Püree mixen. Püree in einem Schälchen beiseitestellen.

3. Knoblauch und Ingwer in feine Würfel schneiden. Frühlingszwiebeln waschen, putzen und das Weiße und Hellgrüne in feine Ringe schneiden.

4. Nudeln in reichlich kochendem Salzwasser bissfest garen, in ein Sieb gießen, abtropfen lassen, dabei 300 ml Nudelwasser auffangen. Restliches Öl in einer großen Pfanne (oder einem großen flachen Topf) erhitzen, Knoblauch, Ingwer und Frühlingszwiebeln darin bei mittlerer Hitze 1 bis 2 Minuten glasig dünsten. Nudelwasser und Sojasahne zugeben und kurz aufkochen. Mandelmus mit dem Schneebesen einrühren, mit Salz, Pfeffer und Zitronensaft abschmecken. Restliche Brunnenkresse und Nudeln zugeben. Bei starker Hitze gut vermengen und sofort auf einer vorgewärmten Platte anrichten. Mit Brunnenkressepüree und Mandelkrokant servieren.

Zubereitungszeit: 50 Minuten

Pro Portion 18 g E, 39 g F, 79 g KH = 753 kcal (3153 kJ)

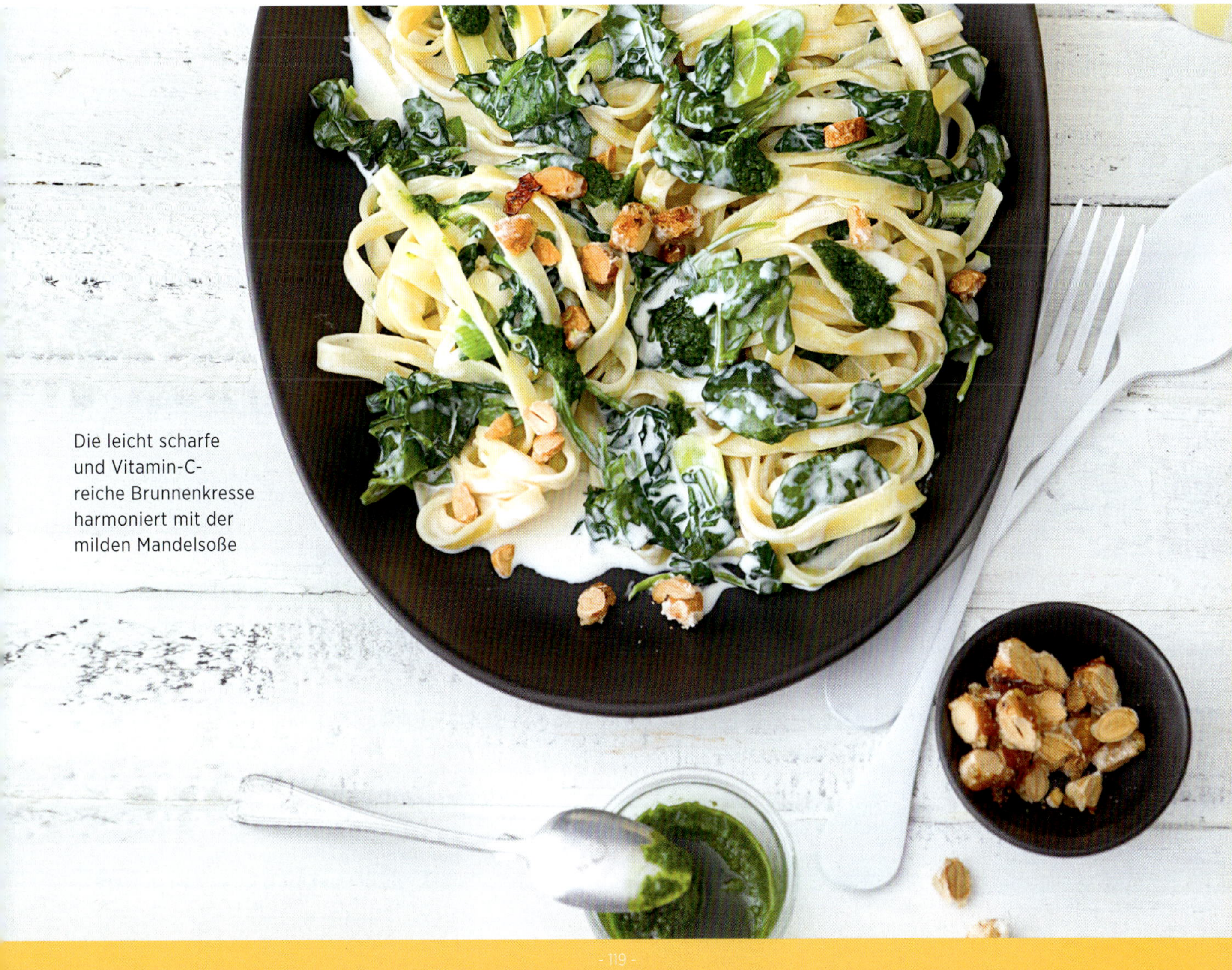

Die leicht scharfe und Vitamin-C-reiche Brunnenkresse harmoniert mit der milden Mandelsoße

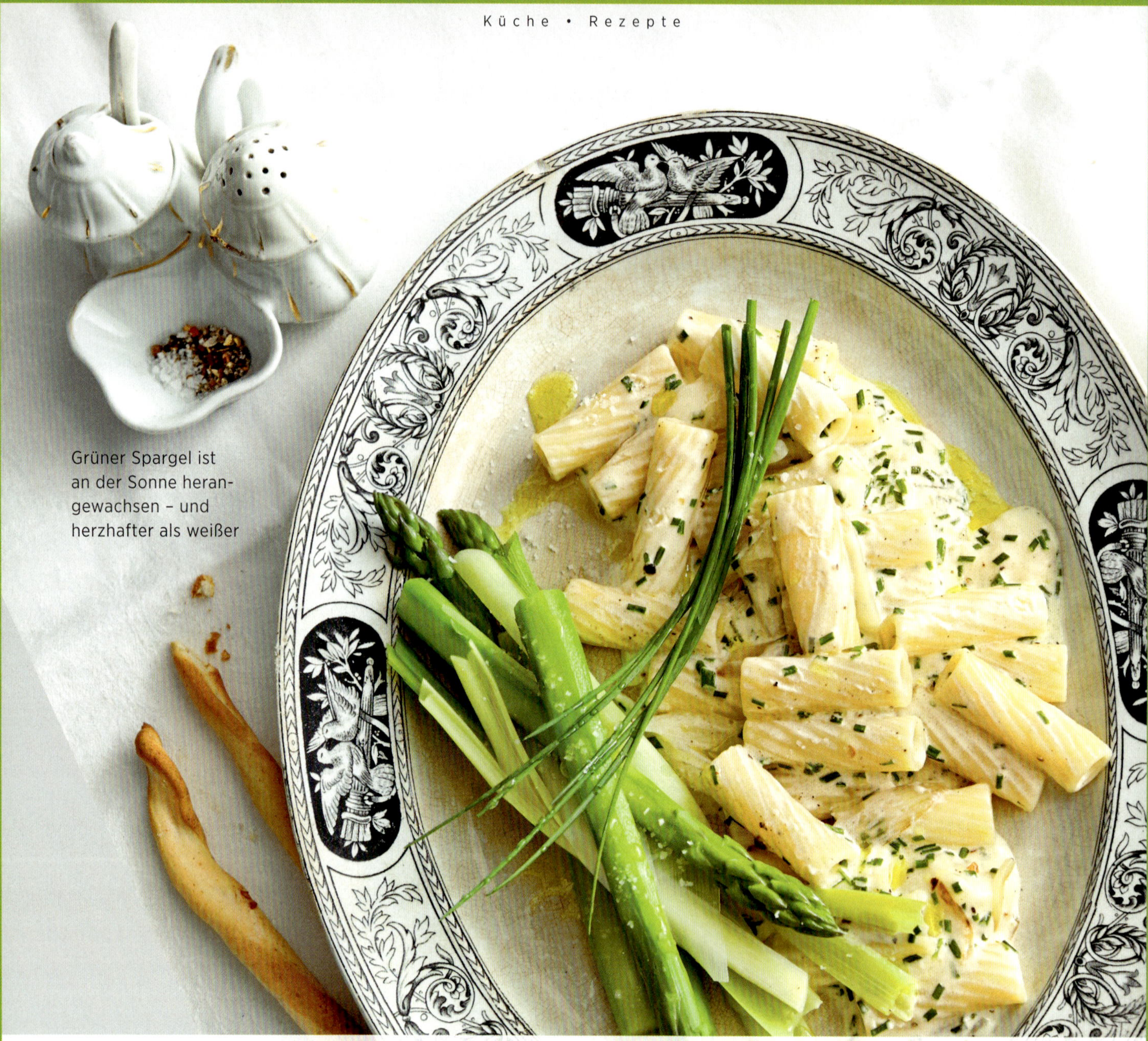

Grüner Spargel ist an der Sonne herangewachsen – und herzhafter als weißer

Tortiglioni mit Spargel und Ziegenkäsesoße

für 4 Personen

3 Schalotten,
160 g Ziegengouda,
1 Bund Schnittlauch,
2 EL Olivenöl,
300 ml Schlagsahne,
600 g grüner Spargel,
1 Stange Lauch (ca. 300 g),
350 g Tortiglioni,
Salz, Pfeffer,
400 ml Gemüsefond

1. Schalotten in feine Würfel schneiden. Käse grob reiben, ein halbes Bund Schnittlauch in feine Röllchen schneiden, beiseitestellen. Öl in einer Pfanne erhitzen, Schalotten bei mittlerer Hitze glasig dünsten. Sahne zugießen, langsam aufkochen, Käse unter ständigem Rühren zugeben und so lange rühren, bis der Käse geschmolzen ist. Soße abgedeckt warm stellen.

2. Spargel im unteren Drittel schälen und die Enden abschneiden. Lauch waschen und putzen, das Weiße und Hellgrüne längs vierteln und quer halbieren. Nudeln in reichlich kochendem Salzwasser nach Packungsanweisung bissfest garen, in ein Sieb abgießen.

3. Inzwischen Gemüsefond in einem Topf aufkochen. Lauch und Spargel zugeben, bei mittlerer Hitze 3 bis 4 Minuten kochen. Nudeln und Schnittlauchröllchen zur Soße geben und gut durchschwenken (falls die Soße zu dick ist, etwas vom Gemüsefond zugeben). Mit Salz und Pfeffer abschmecken.

4. Spargel und Lauch mit der Schaumkelle aus dem Fond nehmen und in tiefen Tellern anrichten. Nudeln zugeben. Mit dem restlichen Schnittlauch garnieren. Dazu passen Grissini.

Zubereitungszeit: 40 Minuten

Pro Portion 26 g E, 39 g F, 68 g KH = 749 kcal (3136 kJ)

Pasta mit scharfer Paprikasoße

für 4 Personen

4 Knoblauchzehen,4 EL Olivenöl, 2 rote Spitzpaprikaschoten, 300 g Ajvar (Paprikapaste), Salz, Pfeffer, 6 Stiele glatte Petersilie, 400 g Capellini (ersatzweise Spaghetti), 150 g Feta

1. Knoblauch in dünne Streifen schneiden. Olivenöl in einer Pfanne erhitzen, Knoblauch darin bei milder Hitze 5 bis 6 Minuten goldbraun braten. Paprika putzen, in sehr dünne Scheiben hobeln (oder schneiden).

2. Ajvar zum Knoblauch geben und mit Salz und Pfeffer würzen. Petersilienblätter von den Stielen zupfen und grob hacken.

3. Nudeln in reichlich kochendem Salzwasser nach Packungsanweisung bissfest garen. Paprika in ein großes Sieb geben und die Nudeln darüber abgießen, dabei 150 ml Nudelwasser auffangen.

4. Nudelwasser in die Soße rühren. Nudeln und Paprika mischen und mit der Soße sofort in eine vorgewärmte Schüssel geben. Mit zerkrümeltem Feta und Petersilie bestreut servieren.

Zubereitungszeit: 35 Minuten

Pro Portion 20 g E, 20 g F, 84 g KH = 610 kcal (2554 kJ)

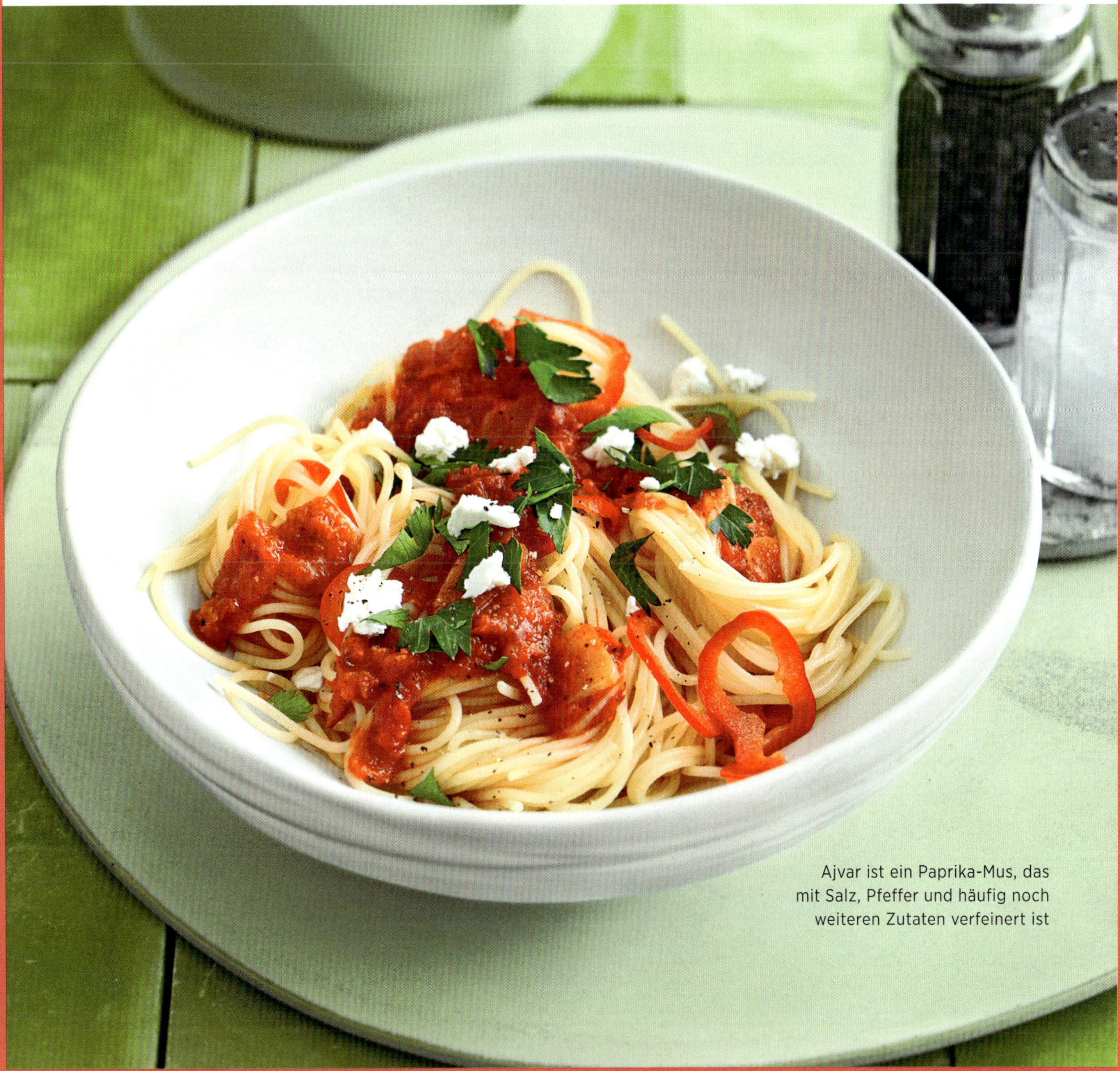

Ajvar ist ein Paprika-Mus, das mit Salz, Pfeffer und häufig noch weiteren Zutaten verfeinert ist

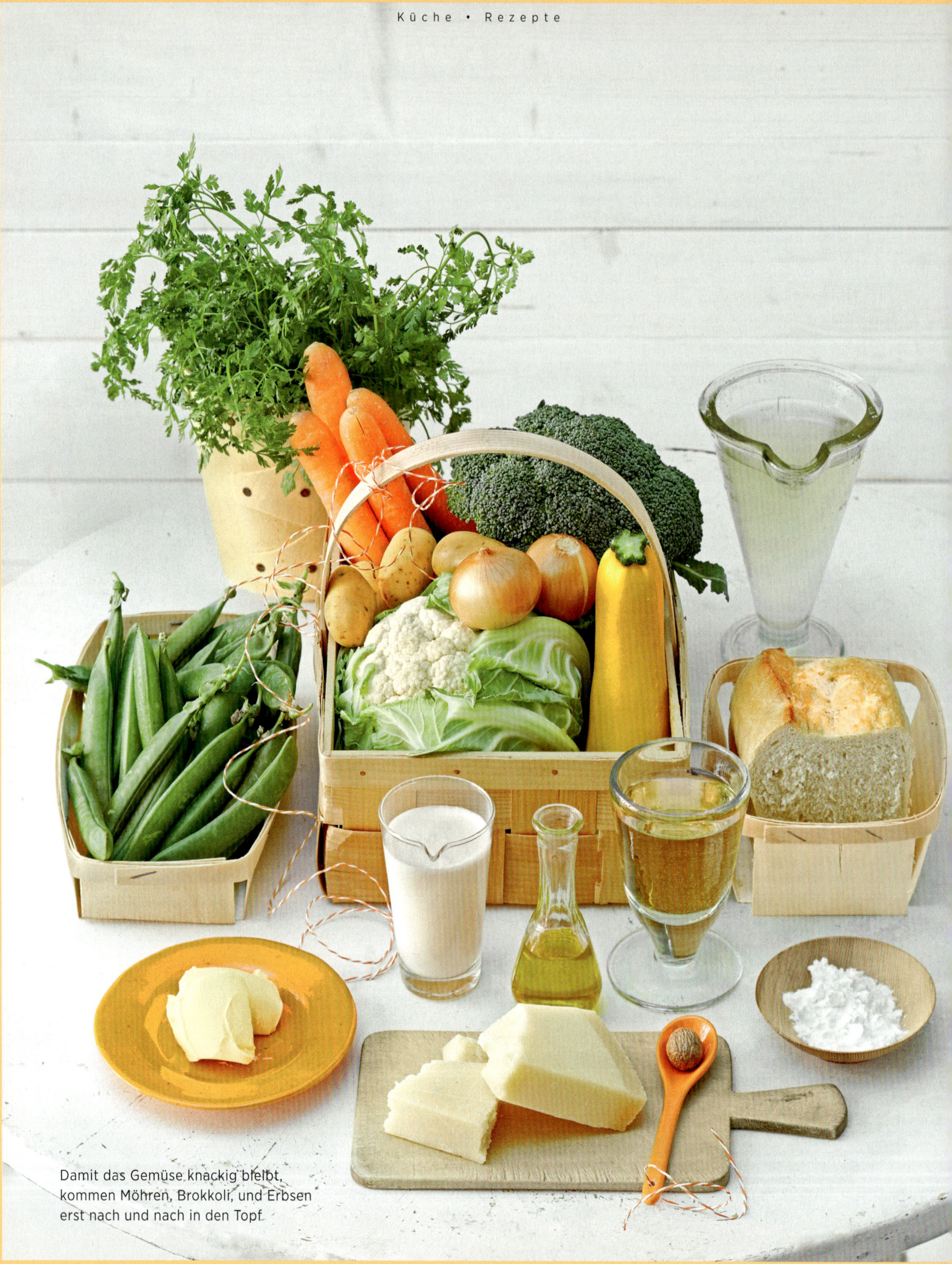

Damit das Gemüse knackig bleibt, kommen Möhren, Brokkoli, und Erbsen erst nach und nach in den Topf.

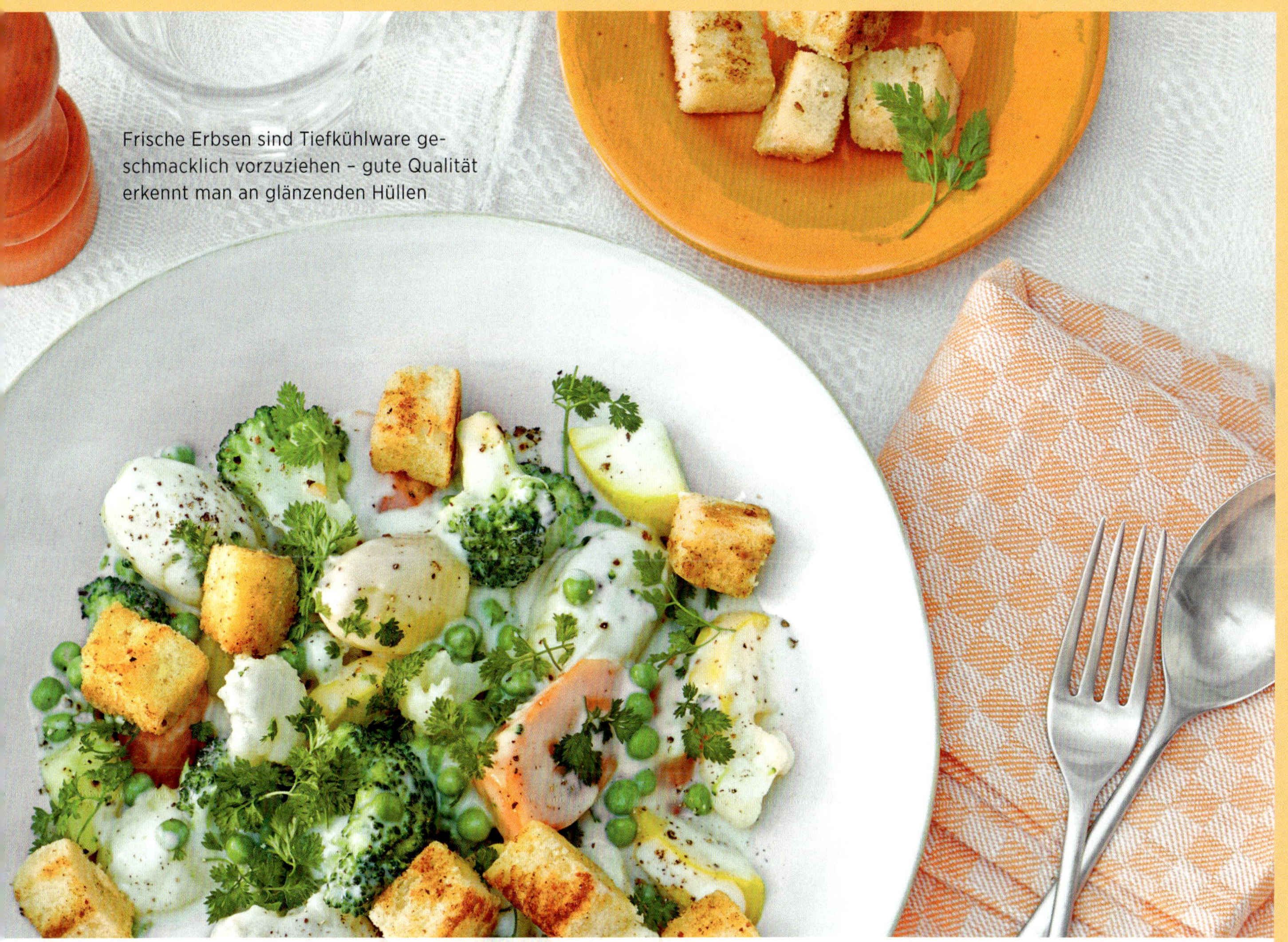

Frische Erbsen sind Tiefkühlware geschmacklich vorzuziehen – gute Qualität erkennt man an glänzenden Hüllen

Gemüseragout mit Muskat-Croûtons

für 4 Personen

70 g Zwiebeln,
2 EL Olivenöl,
150 ml Weißwein,
400 ml Gemüsefond,
250 ml Schlagsahne,
100 g italienischer Hartkäse (z. B. Grana Padano, fein gerieben),
Salz, Pfeffer, Muskat,
2 TL Speisestärke,
300 g Kastenweißbrot (vom Vortag),
50 g Butter,
300 g kleine festkochende Kartoffeln,
300 g Möhren,
1/2 Blumenkohl (ca. 400 g),
1 kleiner Brokkoli (ca. 350 g),
1 gelbe Zucchini (ca. 200 g),
300 g Erbsen (ersatzweise 100 g TK-Erbsen),
1 kleines Bund Kerbel

1. Zwiebeln in feine Würfel schneiden und im heißen Öl glasig dünsten. Mit Wein ablöschen und auf die Hälfte einkochen lassen. Mit Fond und Sahne auffüllen und bei mittlerer Hitze 5 Minuten kochen lassen. Käse zugeben und weitere 5 Minuten unter gelegentlichem Rühren leicht kochen lassen, bis der Käse geschmolzen ist. Mit dem Schneidstab fein mixen und mit Salz, Pfeffer und Muskat abschmecken. Stärke mit 5 EL kaltem Wasser verrühren, die Soße damit binden. Soße abgedeckt warm stellen.

2. Brot in 2 cm dicke Scheiben schneiden, entrinden und in 2 cm große Würfel schneiden. Butter in einer großen Pfanne erhitzen, Brotwürfel darin bei mittlerer Hitze unter Schwenken hellbraun rösten. Croûtons mit etwas Muskat und Salz würzen und sofort in eine Schale füllen.

3. Kartoffeln schälen und halbieren. Möhren schälen und schräg in 3 bis 4 cm lange Stücke schneiden. Blumenkohl und Brokkoli putzen, die Röschen von den Stielen schneiden. Zucchini putzen, längs vierteln und quer in ca. 5 mm dicke Stücke schneiden. Erbsen aus den Schoten herauslösen.

4. Kartoffeln im Salzwasser in 10 bis 15 Minuten gar kochen, abgießen und ausdämpfen lassen. Möhren in 2 l leicht gesalzenem Wasser bei mittlerer Hitze 8 Minuten garen. Nach 3 Minuten Blumenkohl und Brokkoli zugeben. Gegartes Gemüse in einem Durchschlag gut abtropfen lassen. Soße kurz aufkochen, Zucchini, Erbsen und das Gemüse zugeben und weitere 3 Minuten bei milder Hitze kochen. Kartoffeln zugeben und alles bei ausgeschalteter Herdplatte 3 Minuten ziehen lassen. Kerbelblätter von den Stielen zupfen.

5. Ragout in einer vorgewärmten Schüssel anrichten. Mit Kerbel garnieren und sofort mit den Muskat-Croûtons servieren.

Zubereitungszeit: 1:20 Stunden

Pro Portion 24 g E, 46 g F, 60 g KH = 770 kcal (3224 kJ)

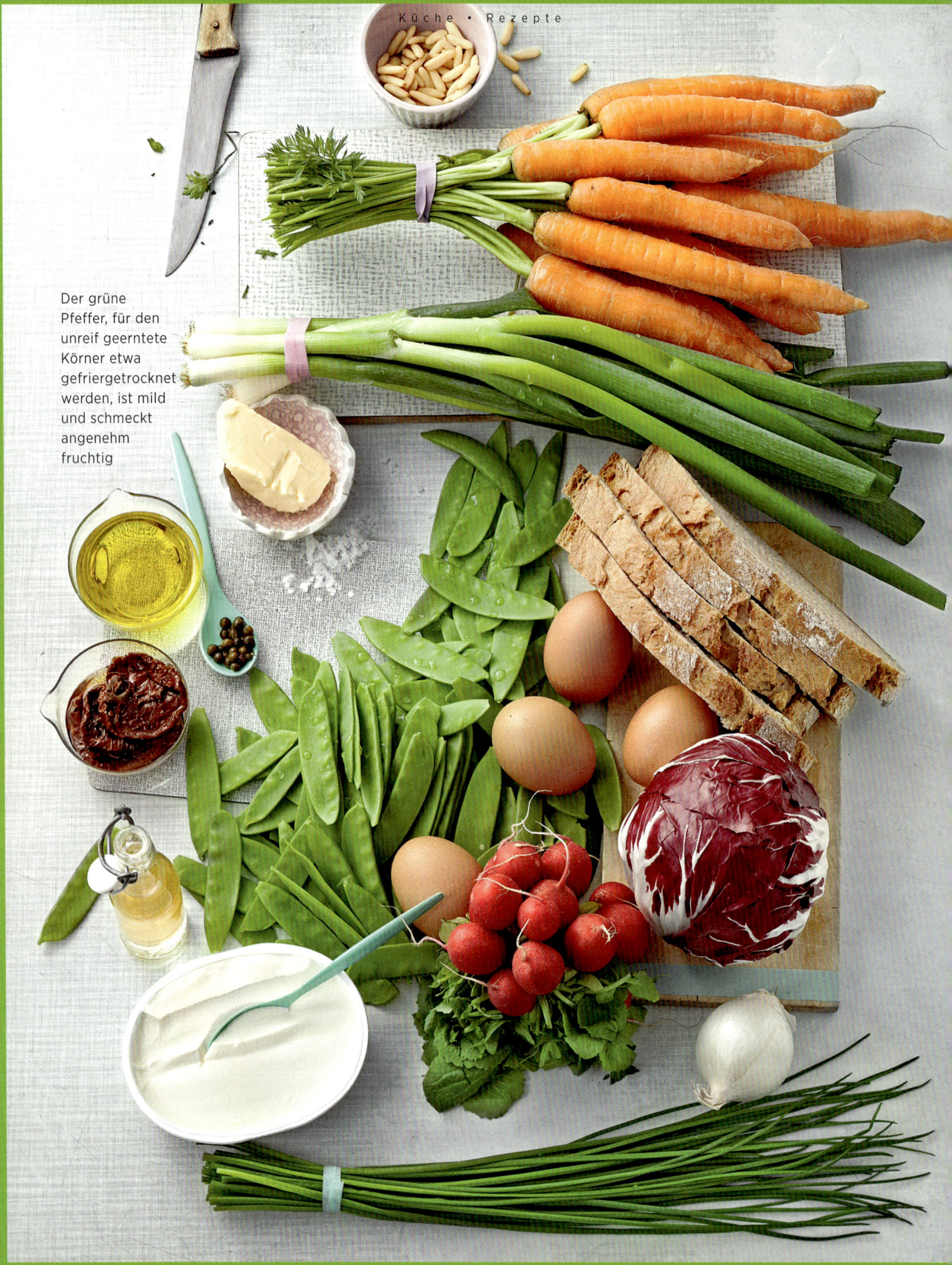

Der grüne Pfeffer, für den unreif geerntete Körner etwa gefriergetrocknet werden, ist mild und schmeckt angenehm fruchtig

Gemüse-Max

für 4 Personen

20 g Pinienkerne,
70 g getrocknete Tomaten in Öl,
1/2–1 TL eingelegter grüner Pfeffer,
175 g Frischkäse (Doppelrahmstufe),
Fleur de sel,
8 Radieschen,
1 weiße Zwiebel (40 g),
1 kleines Bund Schnittlauch,
3 EL Chardonnay-Essig (ersatzweise Weißweinessig),
130 ml Mineralwasser,
Salz, Pfeffer, Zucker,
4 EL Olivenöl,
1 Bund Bundmöhren (400 g),
100 g Zuckerschoten,
1 Bund Frühlingszwiebeln,
1 kleiner Radicchio,
60 g Butter,
4 Eier (Kl. M),
4 Scheiben Bauernbrot

1. Für die Tomaten-Frischkäse-Creme Pinienkerne in einer Pfanne ohne Fett goldbraun rösten, abkühlen lassen. Tomaten abtropfen lassen, Öl dabei auffangen. Grünen Pfeffer, Pinienkerne, Tomaten und 1 EL Tomatenöl in den Blitzhacker geben und sehr fein mixen. Frischkäse und etwas Fleur de sel zugeben, zu einer glatten Creme mixen und kalt stellen.

2. Für die Vinaigrette Radieschen putzen, waschen und in dünne Scheiben schneiden. Zwiebel in feine Würfel, Schnittlauch in feine Röllchen schneiden. Essig mit 30 ml Mineralwasser, Salz, Pfeffer, 1 Prise Zucker und Olivenöl verrühren. Radieschen, Zwiebeln und Schnittlauch zugeben und beiseitestellen.

3. Möhren putzen und schälen, dickere längs halbieren. Zuckerschoten putzen. Frühlingszwiebeln putzen, das Weiße und Hellgrüne quer halbieren. Radicchio putzen, grob zupfen, waschen und trocken schleudern.

4. 50 g Butter in einem großen flachen Topf erhitzen und Möhren zugeben. Restliches Mineralwasser zugießen und mit etwas Salz und Pfeffer würzen. Zugedeckt 15 Minuten bei mittlerer Hitze garen. Nach 10 Minuten Zuckerschoten und Frühlingszwiebeln zugeben.

5. Restliche Butter in einer Pfanne erhitzen. Eier aufschlagen und hineingeben. Bei mittlerer Hitze 3 bis 4 Minuten zu Spiegeleiern braten, bis das Eiweiß fest, das Eigelb noch weich ist. Eier mit etwas Salz würzen.

6. Brote mit Tomaten-Frischkäse-Creme bestreichen. Radicchio auf der Creme und darauf das Gemüse verteilen. Brote mit je 1 Spiegelei belegen. Je 2 bis 3 EL Vinaigrette darübergeben, und mit etwas Pfeffer bestreut servieren.

Zubereitungszeit: 1:15 Stunden

Pro Portion 19 g E, 45 g F, 43 g KH = 673 kcal (2818 kJ)

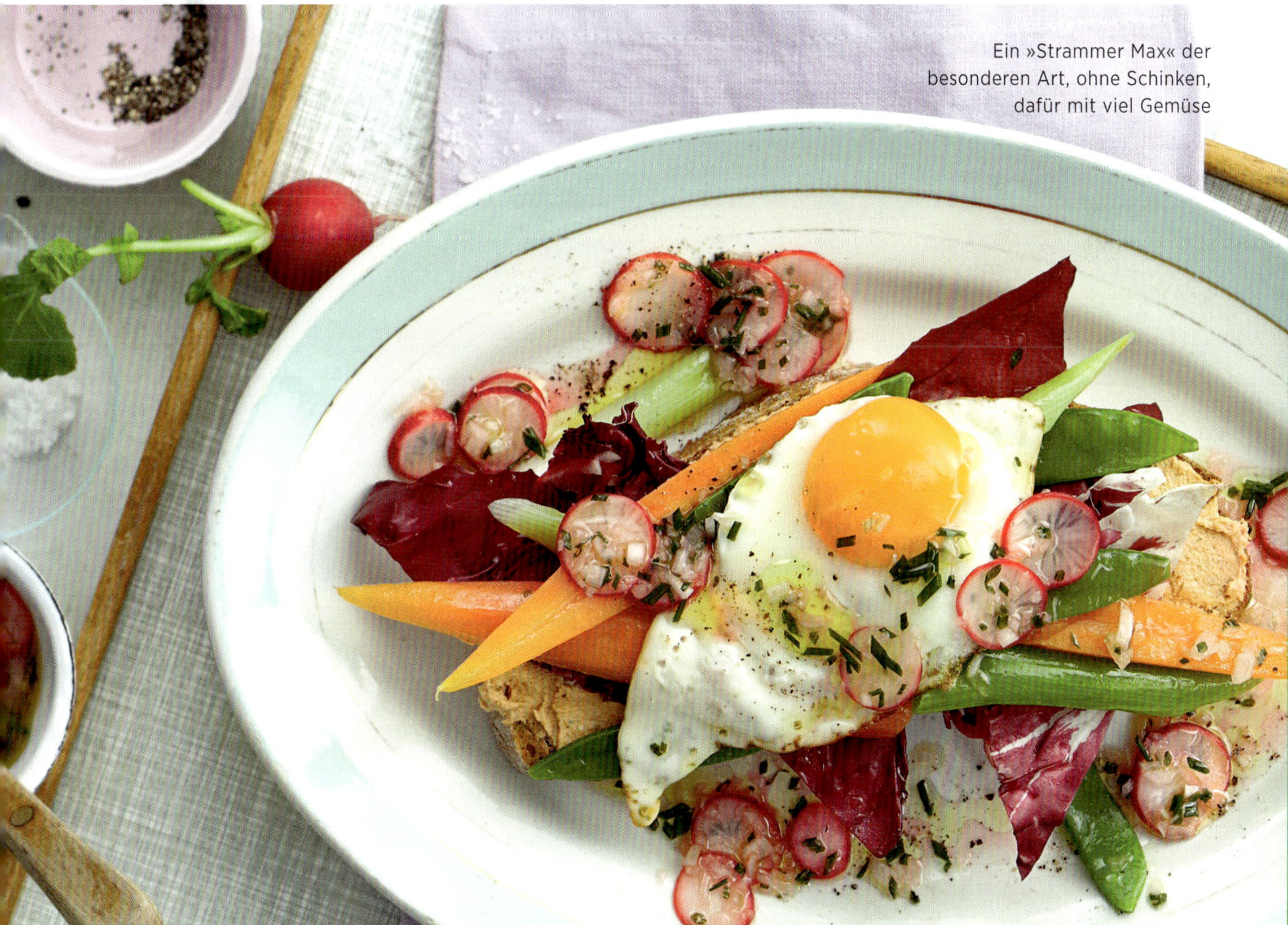

Ein »Strammer Max« der besonderen Art, ohne Schinken, dafür mit viel Gemüse

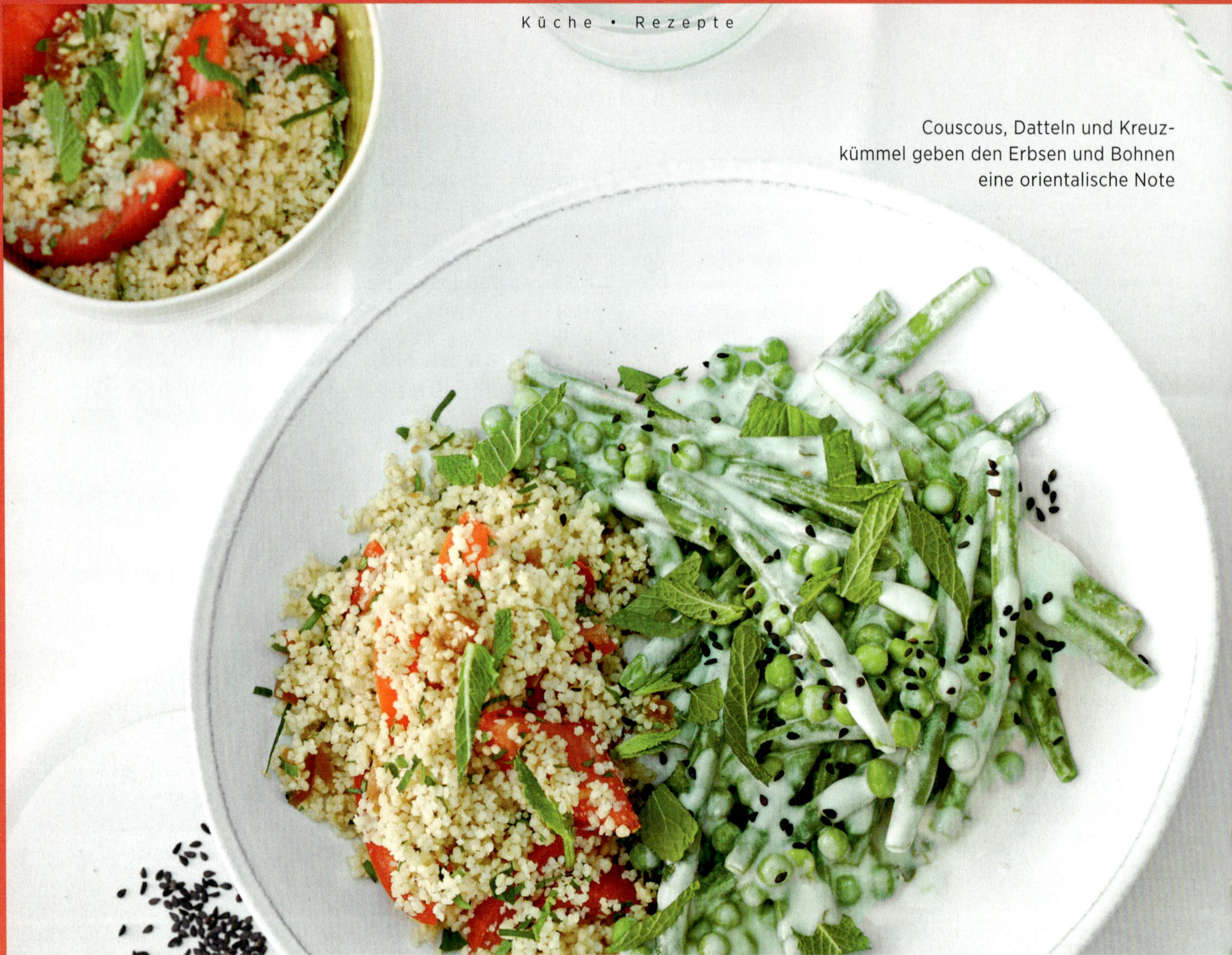

Couscous, Datteln und Kreuzkümmel geben den Erbsen und Bohnen eine orientalische Note

Erbsen-Bohnen-Ragout

für 4 Personen

400 g Tomaten,
40 g Datteln ohne Stein,
1⁄4 TL Zimtpulver,
1⁄4 TL gemahlener Kreuzkümmel,
Salz, Chiliflocken,
150 g Instant-Couscous,
4 EL Olivenöl, Pfeffer,
2 EL Chardonnay-Essig (ersatzweise Weißweinessig),
4 Stiele glatte Petersilie,
900 g Erbsen (ersatzweise 300 g TK-Erbsen),
500 g Prinzessbohnen,
80 g Zwiebeln,
1 kleine Knoblauchzehe,
400 ml Gemüsefond,
300 g griechischer Joghurt,
1 gehäufter EL Mehl,
1 Bio-Limette, 10 Stiele Minze,
1 TL Schwarzkümmelsaat

1. Die Tomaten vierteln, entkernen und grob in Stücke schneiden. Datteln in feine Streifen schneiden.

2. 250 ml Wasser mit Zimt, Kreuzkümmel und ½ TL Salz aufkochen. Couscous und 2 EL Öl hinzugeben und bei ausgeschaltetem Herd zugedeckt etwa 4 Minuten quellen lassen. Couscous mit Gabeln auflockern. Anschließend Tomaten und Datteln untermischen. Das Couscous mit Salz, Pfeffer und Essig abschmecken. Petersilienblätter von den Stielen zupfen, fein schneiden und unterheben. Couscous abgedeckt beiseitestellen.

3. Erbsen aus den Schoten herauslösen. Bohnen putzen, in kochendem Salzwasser 3 bis 5 Minuten garen, abgießen, abschrecken und im Sieb gut abtropfen lassen. Zwiebeln und Knoblauch in feine Würfel schneiden.

4. Restliches Öl in einem Topf erhitzen, Zwiebeln und Knoblauch darin glasig dünsten. Mit Fond auffüllen und kurz aufkochen. Joghurt und Mehl mit dem Schneebesen glatt rühren, in den heißen Fond geben und bei mittlerer Hitze unter Rühren mit dem Schneebesen kurz aufkochen lassen. Mit Salz, Pfeffer und Chili abschmecken. Limette waschen, trocknen, die Schale fein abreiben und unterrühren. Bohnen und Erbsen zugeben und bei mittlerer Hitze 2 bis 3 Minuten leicht kochen lassen. Minzblätter von den Stielen zupfen, grob schneiden. Die Hälfte der Minze zum Ragout geben und vorsichtig unterheben.

5. Ragout auf vorgewärmten Tellern mit dem Couscous anrichten. Mit der restlichen Minze und dem Schwarzkümmel bestreuen und sofort servieren.

Zubereitungszeit: 1:15 Stunden.

Pro Portion 17 g E, 19 g F, 59 g KH = 490 kcal (2054 kJ)

Süßsaures Ragout

für 4 Personen

200 g Möhren,
150 g Staudensellerie,
200 g Zucchini,
je 1 rote und gelbe Paprikaschote
(à 150 g), 100 g Zuckerschoten,
1 Bund Frühlingszwiebeln,
20 g frischer Ingwer,
1 kleine Knoblauchzehe,
1 TL Koriandersaat,
1 TL Szechuan-Pfeffer,
2 EL Öl, Salz, 1 TL Currypulver,
250 ml Gemüsefond,
6–7 EL Weißweinessig, 6 EL
Akazienhonig, 4 EL Sojasoße,
1–2 TL Speisestärke,
1 kleines Bund Koriandergrün

1. Möhren schälen, in 3 bis 4 mm dünne Scheiben schneiden. Staudensellerie putzen, entfädeln und schräg in 5 mm breite Stücke schneiden. Zucchini putzen, längs halbieren und quer in 5-mm-Stücke schneiden. Paprika putzen, halbieren, entkernen, in 3 bis 4 cm große Stücke zerteilen. Zuckerschoten putzen und halbieren. Frühlingszwiebeln putzen, das Weiße und Hellgrüne in dünne Ringe schneiden.

2. Ingwer und Knoblauch in feine Würfel schneiden. Koriandersaat und Szechuan-Pfeffer im Mörser fein zerstoßen.

3. Öl im Wok erhitzen, Ingwer und Knoblauch darin bei starker Hitze glasig dünsten. Curry und Koriander-Szechuan-Mischung zugeben und bei mittlerer Hitze 2 bis 3 Minuten dünsten. Fond mit Essig, Honig, Sojasoße und Stärke verrühren, mit den Möhren in den Wok geben und bei mittlerer Hitze 3 Minuten kochen. Restliches Gemüse zugeben und zugedeckt 6 bis 7 Minuten kochen, dabei öfter wenden. Das Ragout mit Salz abschmecken.

4. Korianderblätter von den Stielen zupfen und grob schneiden, Gemüseragout damit bestreuen und sofort servieren. Dazu passt Basmati-Reis.

Zubereitungszeit: 50 Minuten

Pro Portion 4 g E, 6 g F, 28 g KH = 193 kcal (806 kJ)

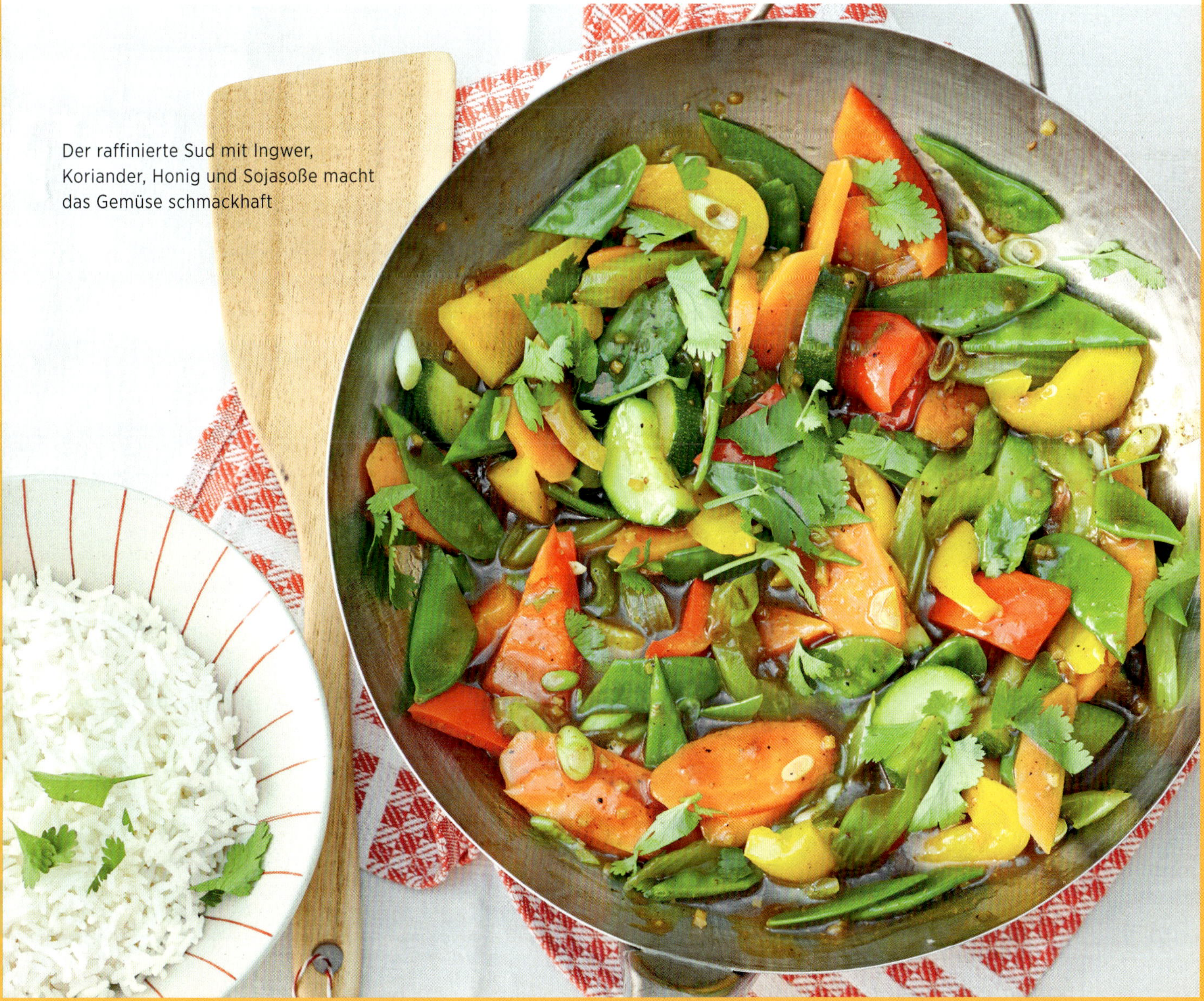

Der raffinierte Sud mit Ingwer, Koriander, Honig und Sojasoße macht das Gemüse schmackhaft

Walnuss

Wertvoll auch als Öl

Ihre ursprüngliche Bezeichnung »Welsche Nuss« verrät, dass die Walnuss einst aus Italien und Frankreich nach Nordeuropa gekommen ist. Durch den außergewöhnlich hohen Anteil an mehrfach ungesättigten Fettsäuren – die unter anderem Entzündungen vorbeugen und das Risiko für Fettstoffwechselstörungen senken können – ist die Walnuss gesund für Herz und Kreislauf. Auch ihr Öl wirkt sich positiv aus, etwa auf den Cholesterinspiegel

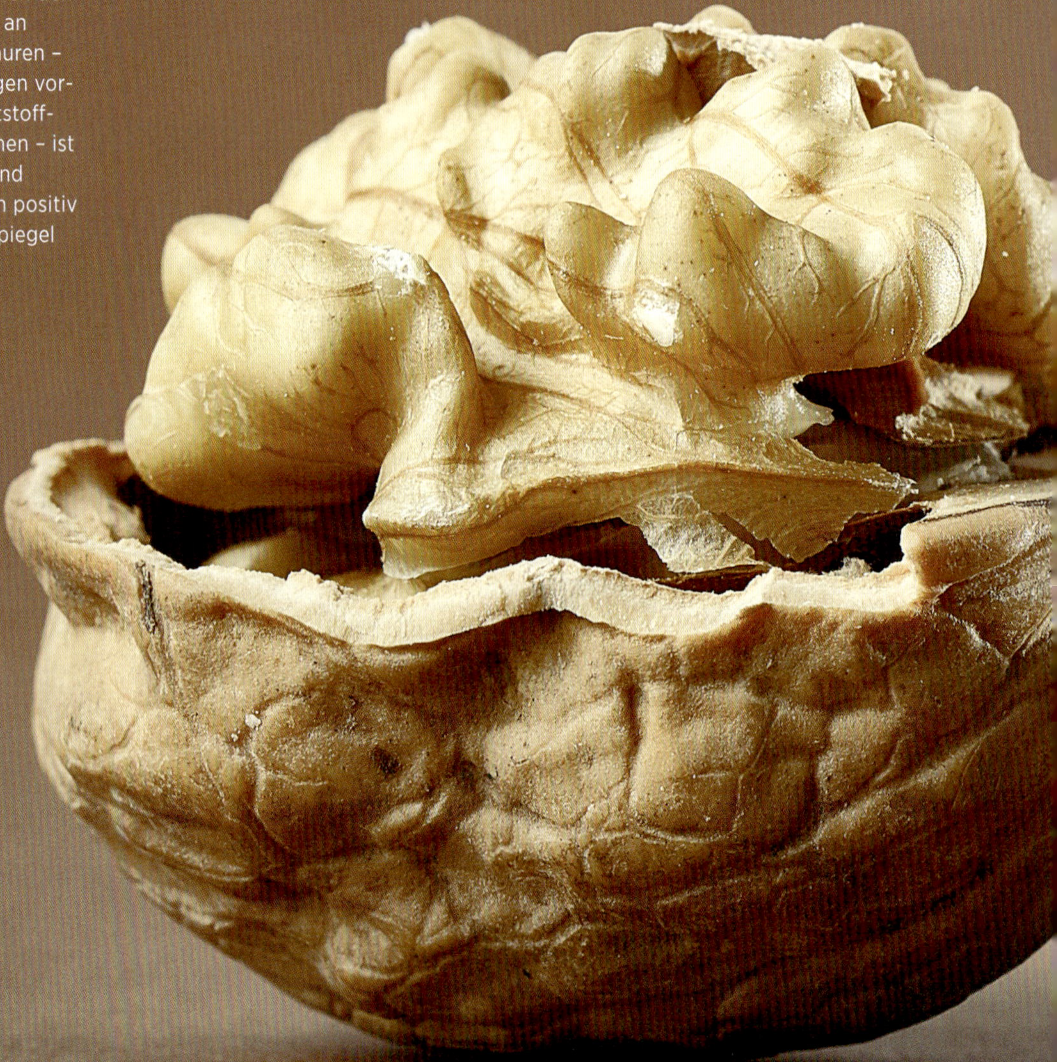

Fotos: Reinhard Hunger Text: Patrick Blume

exklusiv für **GEO WISSEN ERNÄHRUNG**

Die Energie aus den **Kernen**

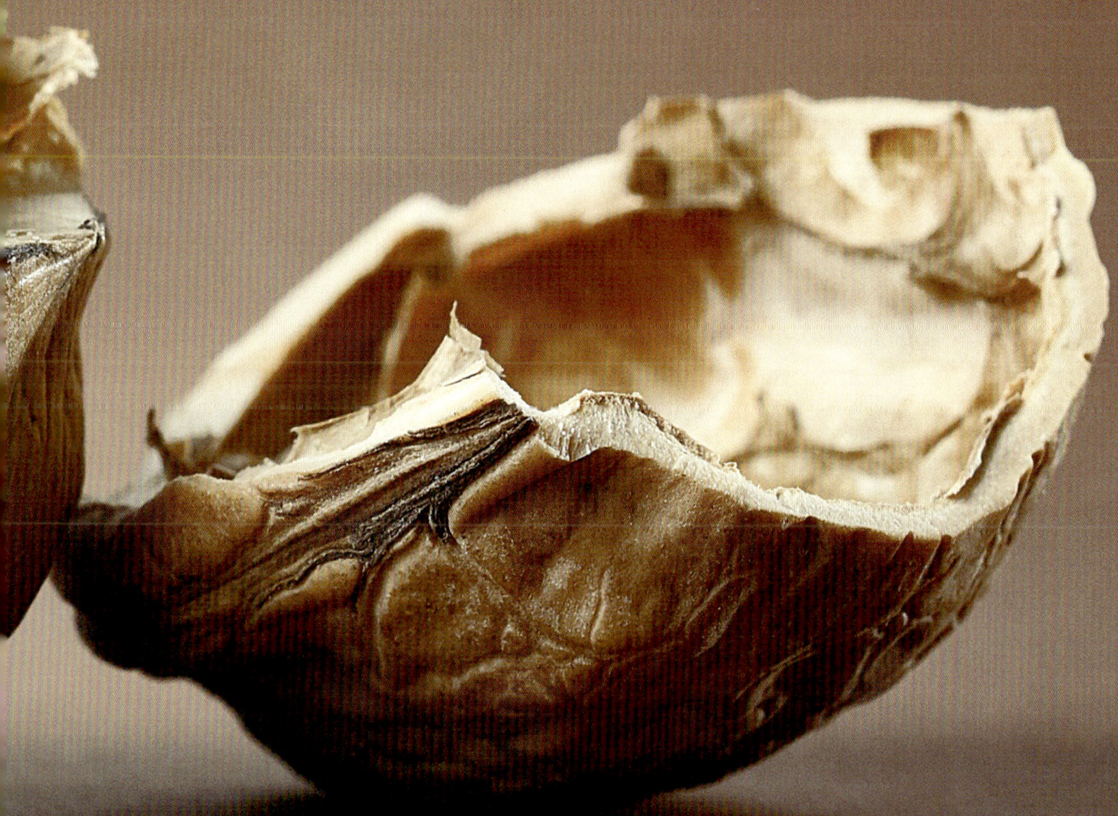

Nüsse sind meist reich an ungesättigten Fetten und Eiweiß: Beides macht sie zu besonders wertvollen Bestandteilen einer pflanzlichen Ernährung. Wer sie regelmäßig genießt, kann damit vermutlich sogar Krankheiten vorbeugen

Pekannüsse stammen ursprünglich aus Nordamerika, werden heute aber etwa auch in Australien, China oder Südafrika angebaut. Der Baum gehört zur Familie der Walnussgewächse. Seine Nüsse werden vielfach zu Kuchen verarbeitet. Sie zählen zu den fettreichsten Lebensmittel überhaupt, doch der Anteil gesättigter Fettsäuren ist extrem gering

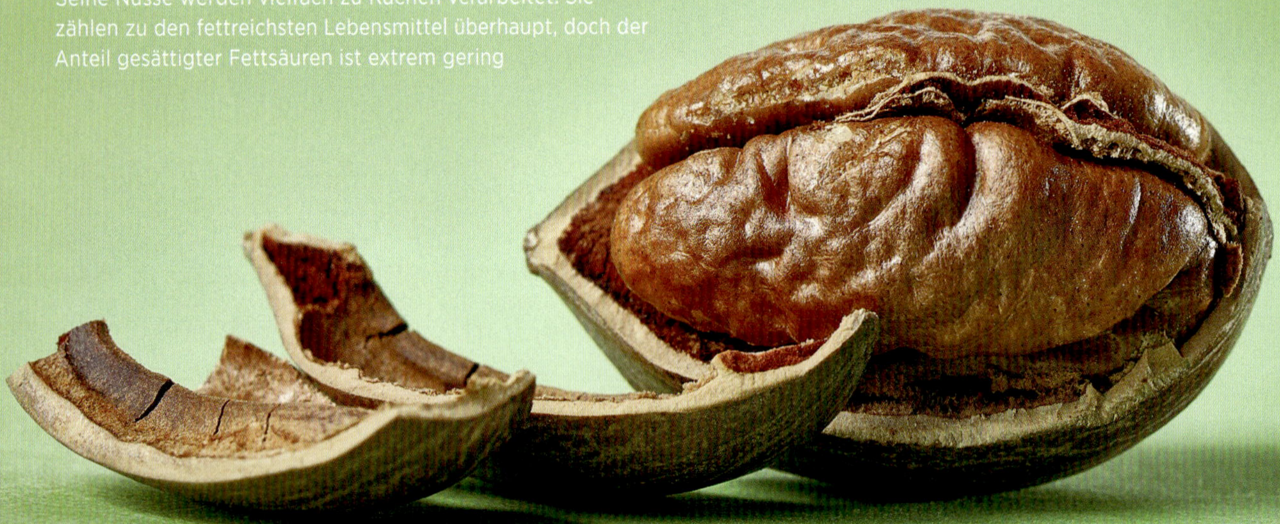

Pekan

Fett und dennoch gesund

Kokosnüsse unterscheiden sich in Aufbau und Inhaltsstoffen deutlich von anderen Nüssen. Vor allem die aus ihnen gewonnene Milch wird in den Küchen tropischer Länder vielfältig genutzt. Ihr Fruchtfleisch ist reich an Ballaststoffen und besteht zu etwa 30 Prozent aus Fett – allerdings handelt es sich dabei überwiegend um weniger gesunde gesättigte Fettsäuren

Kokosnuss

Die Größte von allen

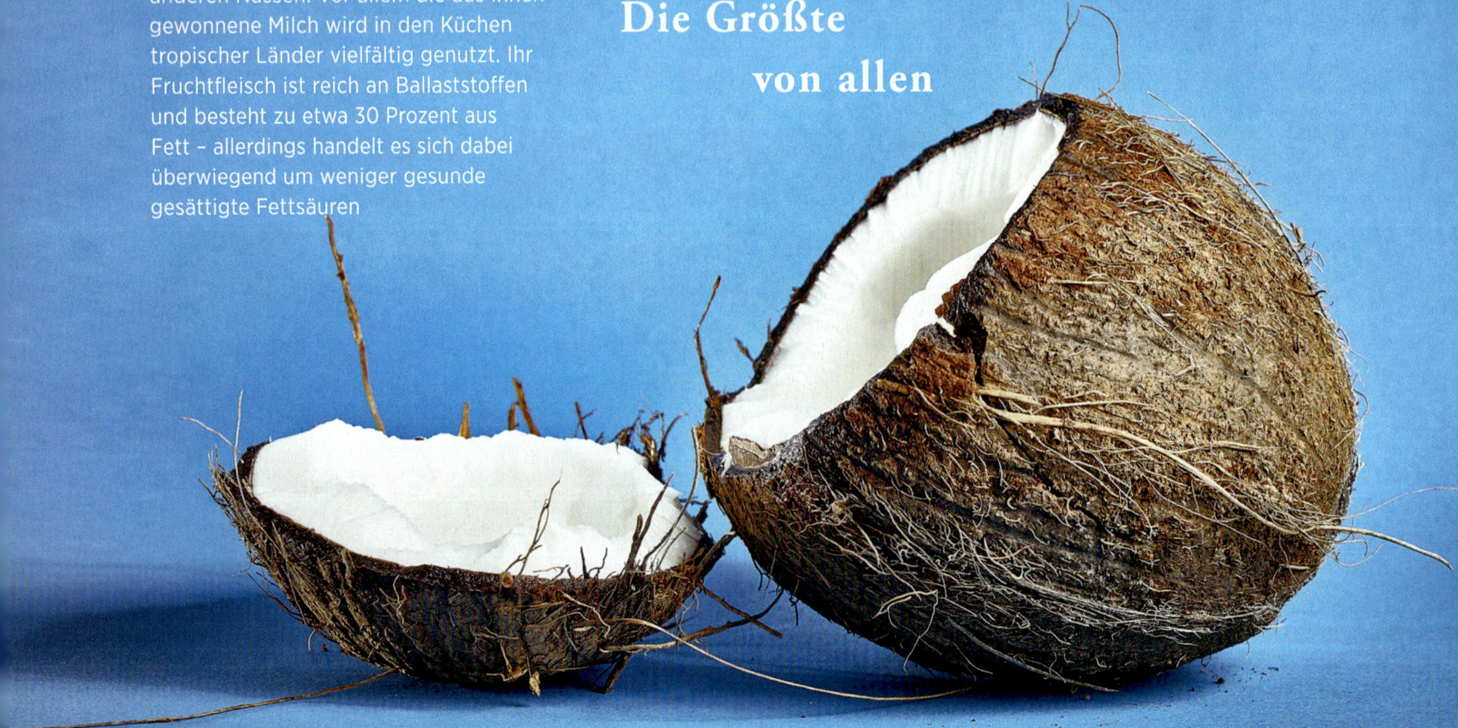

A

Als gesund galten Nüsse lange Zeit nicht. Mit einem Fettgehalt von je nach Art bis zu 73 Prozent hielt man sie für Dickmacher. Doch inzwischen ist klar: Dieses Fett gehört zu den gesündesten Speisefetten überhaupt.

Zusammen mit einer Reihe weiterer hochwertiger Nährstoffe macht es Nüsse zu wertvollen Bestandteilen einer gesunden Ernährung. Und wer als Verbraucher weiß, wie sich das Aroma der Kerne mit einfachen Tricks deutlich intensivieren und durch richtige Lagerung lange bewahren lässt, der vermag auch ohne Zucker oder Salz großen Genuss zu erzielen.

Denn Nüsse sind überaus vielseitige kulinarische Leckerbissen: Knackige Cashewnüsse und Pinienkerne etwa bereichern mit ihrem Aroma Salate, Suppen und Gemüsegerichte. Erdnüsse werden als gesalzener Snack geschätzt, Mandeln als Süßigkeit in einem zuckrig-karamelligen Mantel.

Und längst nicht mehr nur in der dunklen Jahreszeit ist das Knacken der harten Hüllen und das Knabbern der Kerne von Wal- und Haselnüssen für viele ein festes Ritual.

Im streng botanischen Sinn handelt es sich nur dann um sogenannte Nussfrüchte, wenn sie über ein vollständig geschlossenes, verholztes Fruchtgehäuse verfügen, das in der Regel nur einen Samen birgt – so wie das unter anderem bei Maronen, Macadamia- und Haselnüssen der Fall ist.

Dagegen sind viele Arten, die in der Ernährungswissenschaft zu den Nüssen gezählt werden, gar keine echten Nussfrüchte. Mandeln, Kokosnüsse, Pistazien und Pekannüsse etwa sind die Kerne von Steinfrüchten, Erdnüsse gehören zu den Hülsenfrüchten, Paranüsse sind die Samen einer Kapselfrucht; sie wachsen in kokosnussartigen Gebilden heran, die bis zu 2,5 Kilo wiegen.

Cashewkerne gedeihen als kleiner Fortsatz der Cashewäpfel, die in den Anbaugebieten als Obst verzehrt werden. Und Pinienkerne sind nicht Teil einer Frucht, sondern wachsen auf den Schuppen der Zapfen heran.

Trotz ihrer so unterschiedlichen botanischen Zuordnung eint die meisten Nüsse, dass ein Großteil ihres Fetts aus ungesättigten Fettsäuren besteht, die Körper und Geist außerordentlich guttun (sie beugen unter anderem Entzündungen vor).

Cashew

Zart und reich an Stärke

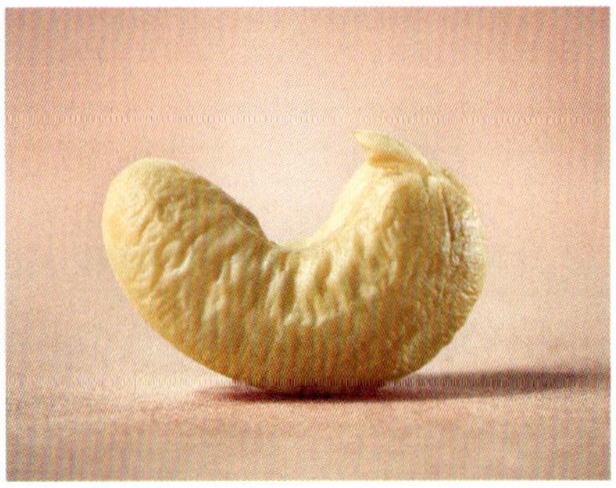

Der delikate Samen der Cashewfrucht enthält neben wertvollen Fettsäuren auch reichlich Stärke. Bemerkenswert ist zudem der hohe Gehalt des Mineralstoffs Magnesium, der Muskeln und Knochen festigt

Walnüsse stechen durch ihren ausgesprochen hohen Anteil an mehrfach ungesättigten Fettsäuren hervor, die in dem vorhandenen Mischverhältnis als besonders gut für das Herz und die Blutgefäße gelten.

Kokosnüsse enthalten dagegen gesättigte Fettsäuren und sind nicht ganz so gesund wie die anderen Nussarten.

Der zweithäufigste Nährstoff in vielen Nüssen ist hochwertiges Eiweiß, das dem Körper vor allem als Baustoff dient. Darüber hinaus bergen die gesunden Kerne Ballaststoffe, die die Verdauung fördern – und oft nur relativ geringe Mengen von Kohlenhydraten wie Zucker und Stärke.

Zudem enthalten Nüsse je nach Art wertvolle Vitamine, Minerale und Ballaststoffe sowie Antioxidantien (Verbindungen, die helfen, unsere Körperzellen vor schädlichen Substanzen zu schützen). Sie finden sich etwa in Haselnüssen und Mandeln.

Erdnüsse enthalten wiederum besonders viele B-Vitamine, die sich unter anderem positiv auf das Gehirn und die Nervenzellen auswirken.

Um ein breites Nährstoffspektrum abzudecken, empfehlen Ernährungswissenschaftler daher, möglichst viele Nüsse der unterschiedlichen Arten zu verspeisen.

Denn wer regelmäßig Nüsse verzehrt, lebt offenbar gesünder und somit länger. Mehrere Übersichtsstudien, in denen Daten von Zehntausenden Probanden ausgewertet wurden, belegen, dass Nussesser im Durchschnitt signifikant seltener als andere von gefährlichen und oft tödlichen Krankheiten wie Herzleiden, Diabetes Typ II und einigen Krebsarten betroffen sind.

Um von der Kraft der Kerne zu profitieren, muss man sie keineswegs in großen Mengen verzehren: Schon eine Handvoll pro Tag genügt, das sind rund 25 Gramm. Erhebungen zufolge essen die Deutschen im Schnitt deutlich weniger.

Wer regelmäßig zu den gehaltvollen Kernen greift, profitiert zudem von einem weiteren verblüffenden Effekt: Obwohl Nüsse mit 600 Kilokalorien pro 100 Gramm zu den energiereichsten Lebensmitteln überhaupt gehören, fällt es Nussessern offenbar leichter, ihr Körpergewicht zu halten oder sogar zu reduzieren, als anderen Menschen.

Natürlich ist letztlich immer die Bilanz entscheidend: Nur wer weniger Kalorien zu sich nimmt, als er verbraucht, nimmt ab – daran ändern auch Nüsse nichts.

Allerdings machen sie es uns ein wenig leichter, dieses Ziel zu erreichen. Zum einen sättigen sie besonders gut, sodass wir weniger schnell erneut Appetit bekommen. Zum anderen sorgen ihr hoher Ballaststoffgehalt und ihre

Pistazie

Grüne Perlen zum Knabbern

Pistazienkerne sind der essbare Samen des Pistazienbaums; sie bestehen fast vollständig aus Keimblättern – den ersten Blättern des pflanzlichen Embryos, die sich in Speicherorgane voller Nährstoffe verwandeln. Der Farbstoff Chlorophyll gibt den mild-süßen Kernen ihr hellgrünes Äußeres und macht sie auch als färbende Zutat in Eiscremes und anderen Süßigkeiten begehrt

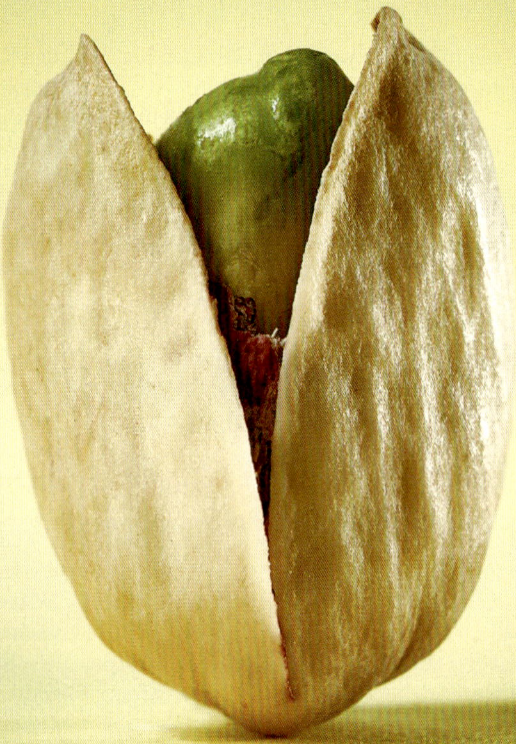

Erdnuss

Ernte aus dem Erdreich

Die Erdnuss wächst ungewöhnlich heran: Die Pflanze senkt ihre Früchte mithilfe eines besonderen Stiels in den Boden ab, sodass sie im Untergrund reifen. Botanisch gehört die Erdnuss zu den Hülsenfrüchten und zeichnet sich wie Bohnen und Linsen durch einen hohen Eiweißanteil aus – und durch reichlich Folsäure

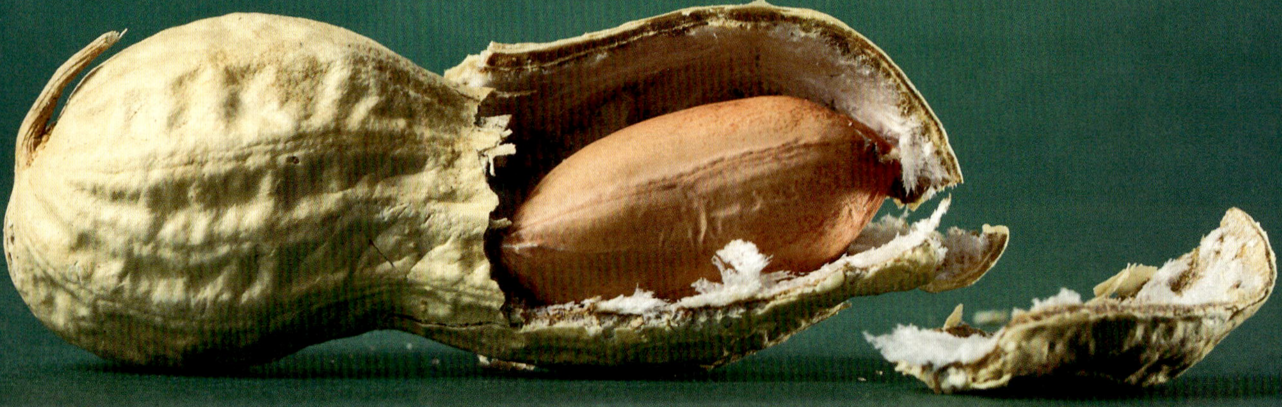

Haselnuss

Kernig schon seit Urzeiten

Haselsträucher und -bäume sind in ganz Europa verbreitet. Menschen nutzen ihre Früchte schon seit vielen Tausend Jahren. Die Kerne bestehen etwa zur Hälfte aus einfach ungesättigten Fettsäuren, enthalten viel Vitamin E und sehr wenig Zucker. Das charakteristische Aroma der Haselnüsse verstärkt sich deutlich, wenn sie geröstet werden

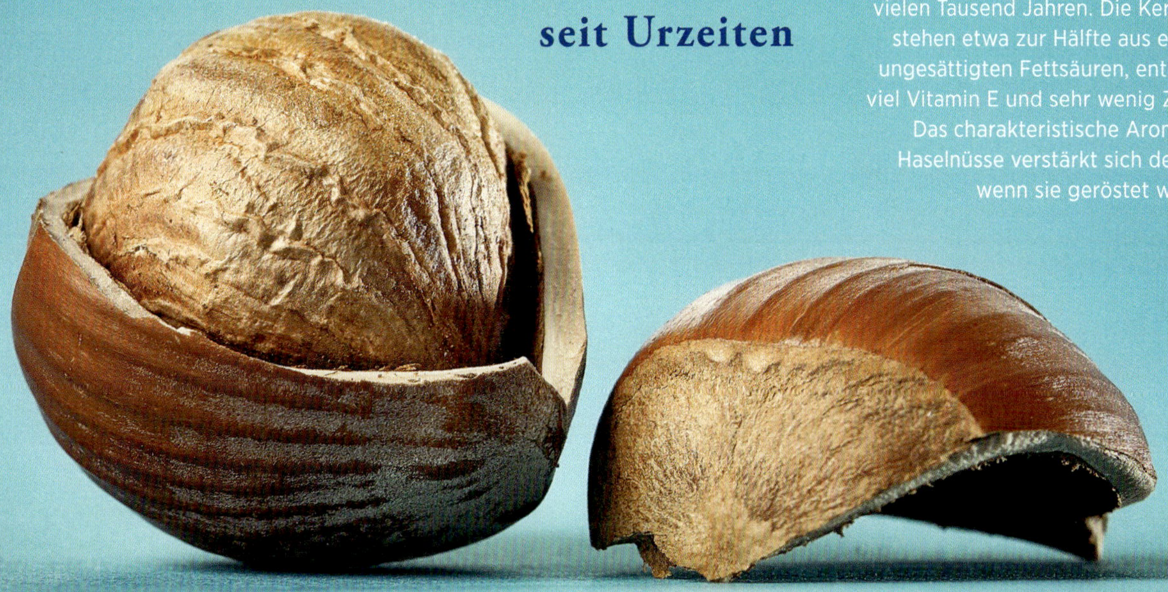

Paranuss

Der Riese vom Amazonas

Die großen, ölig-süß schmeckenden Kerne sind nach dem Bundesstaat Pará in Brasilien benannt. Sie enthalten viel Vitamin B_1 und Selen. Diesem Spurenelement wird ein Schutz vor Krebs zugesprochen. Dennoch sollte man wegen ihrer möglichen Belastung mit natürlichem Radium maximal zwei Paranüsse pro Tag zu sich nehmen

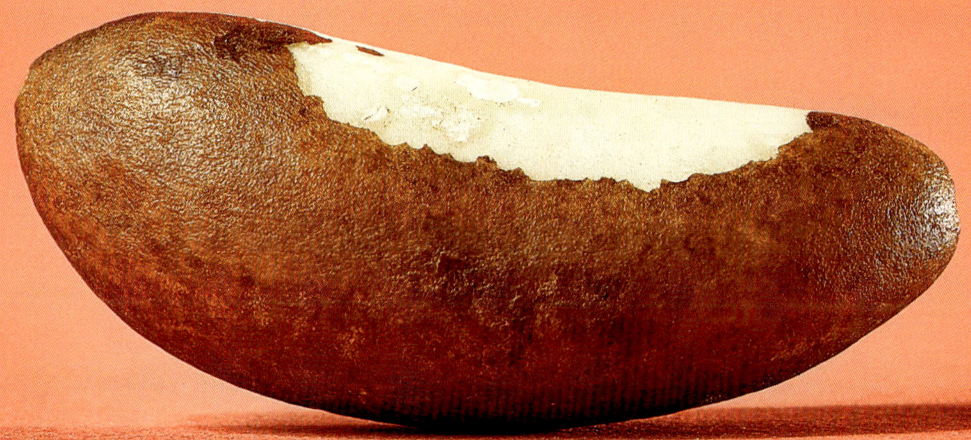

Macadamia

Vornehm und empfindlich

Die aus Australien stammenden Nüsse mit der extrem harten Schale gehören zu den teuersten überhaupt; sie zeichnen sich durch einen mild-buttrigen Geschmack und viele ungesättigte Fettsäuren aus. Die oft vakuumverpackten Kerne sollten nach dem Öffnen in einem verschließbaren Gefäß gelagert und bald verzehrt werden, da sie durch ihren hohen Fettgehalt leicht ranzig werden können

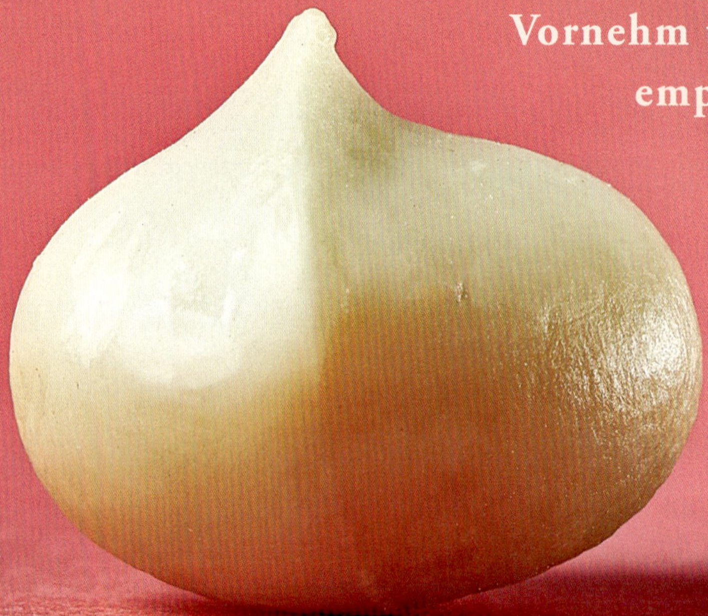

Mandel

Die Süße Kaliforniens

Die weiß und rosafarben blühenden Mandelbäume gehören im Februar zum Landschaftsbild vieler Mittelmeerländer; auch in Kalifornien, China und in zahlreichen Staaten Vorderasiens werden die Gewächse kultiviert. Neben gesunden Pflanzenfetten enthalten sie das antioxidativ wirkende Vitamin E, Folsäure und Mineralstoffe wie Kalzium, Magnesium und Eisen. Zudem sind Mandeln reich an Ballaststoffen. Ihr regelmäßiger Verzehr senkt Studien zufolge den Cholesterinspiegel und fördert die Herzgesundheit

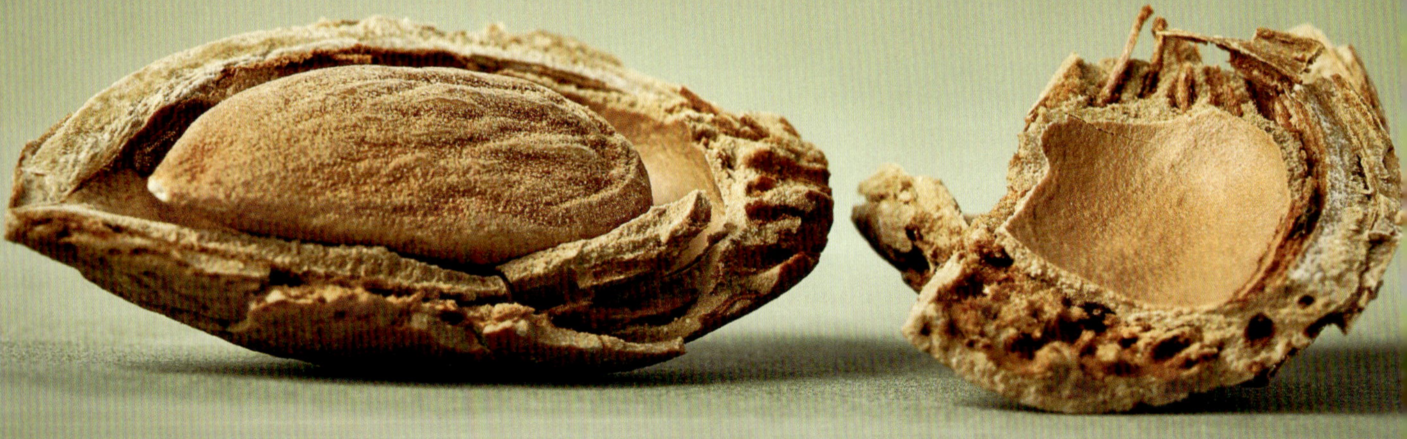

Pinienkern

Klein, aber fein

Die länglichen Kerne wachsen als Samen rund drei Jahre lang in den Zapfen der Pinienbäume heran. Sie enthalten hohe Mengen Eisen und Magnesium sowie viele gesunde Omega-3-Fettsäuren. Das süße, feinharzige Aroma von Pinienkernen ist in der Küche vielseitig verwendbar. Ideal kommt es zur Geltung, wenn die Kerne kurz in der Pfanne geröstet werden. Roh haben die Samen eine leicht cremige Konsistenz

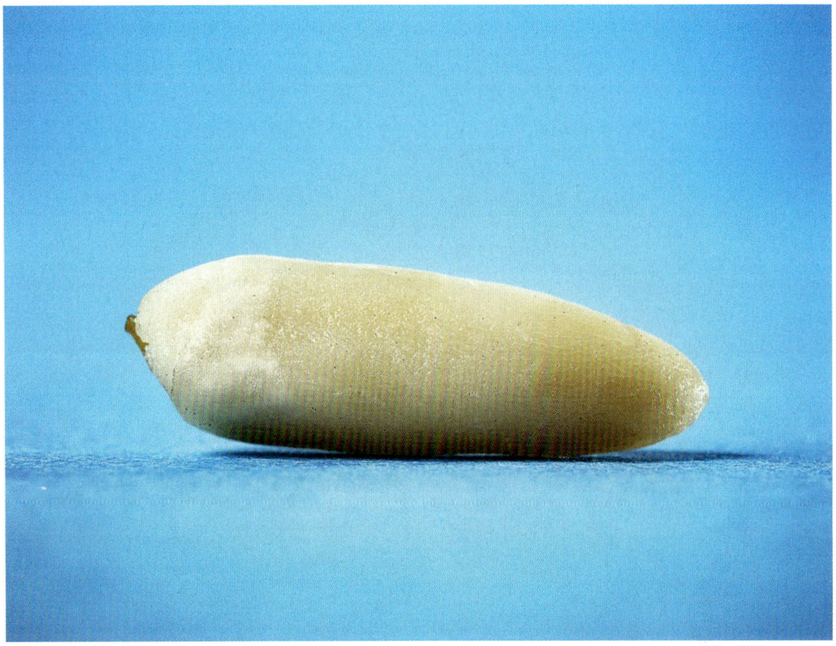

stabilen Zellwände offenbar dafür, dass wir das enthaltene Fett gar nicht vollständig verwerten – sondern zum Teil einfach wieder ausscheiden.

Wer Lust auf einen Snack verspürt, kann bei Nüssen also ohne schlechtes Gewissen zugreifen.

Dabei müssen es nicht unbedingt teure Arten wie Cashew, Macadamia oder Pekan sein. Auch bei preisgünstigen Erdnüssen beobachteten die Forscher zwar zum Teil etwas kleinere, aber noch immer signifikant positive Effekte.

Allerdings schimmeln Nüsse zuweilen, und dann entstehen krebserregende Giftstoffe. Wer selber Nüsse sammelt, sollte sie daher sofort sorgfältig trocknen. In den Einzelhandel gelangt heutzutage nur noch selten problematische Ware.

Vergleichsweise häufig sind Pistazien betroffen, etwa drei bis vier Prozent sind nicht einwandfrei. Allerdings sind schimmelige Exemplare oft an grünlich-braunen Stellen oder einem muffigen Geruch zu erkennen sowie durch einen deutlichen Bitterton.

Am Geschmack lässt sich auch ein anderer Mangel erkennen, der zwar nicht direkt der Gesundheit, wohl aber dem Genuss schadet: Noten von Pappe oder Wandfarbe sind ein eindeutiges Zeichen dafür, dass das Nussfett ranzig

Rund 25 Gramm Nüsse am Tag **empfehlen Experten** – die meisten Deutschen bringen es jedoch nur auf einen Bruchteil davon

geworden ist. Dabei zerfallen die Fettsäuren durch Einwirkung von Licht und Sauerstoff in kleinere Fragmente, die die unerwünschten Aromen erzeugen.

Besonders anfällig sind Arten mit vielen mehrfach ungesättigten Fettsäuren wie etwa Wal- und Pekannüsse, aber auch Erdnüsse und Cashewkerne.

Äußere Beschädigungen, Wärme und Feuchtigkeit beschleunigen diesen Prozess noch.

Daher sollten Verbraucher schon beim Kauf darauf achten, dass die Nüsse unversehrt sind. Wer sie für längere Zeit frisch halten will, sollte sie in licht- und luftdichten Behältern aufbewahren. Kerne ohne Schale halten sich am besten im Kühlschrank.

Da sie allerdings leicht Gerüche aus der Umgebung annehmen, sollte man sie auch hier sorgfältig einpacken, damit sie nicht am Ende nach Käse oder Fisch schmecken.

Wer all diese Regeln beherzigt, kann sich schließlich ganz dem Genuss der feinen Nussaromen hingeben – und dem Gefühl, dass er etwas Gutes für seine Gesundheit tut. •

Der Fotograf **REINHARD HUNGER,** Jg. 1964, lebt, wie auch der Wissenschaftsjournalist **PATRICK BLUME,** Jg. 1985, in Hamburg.

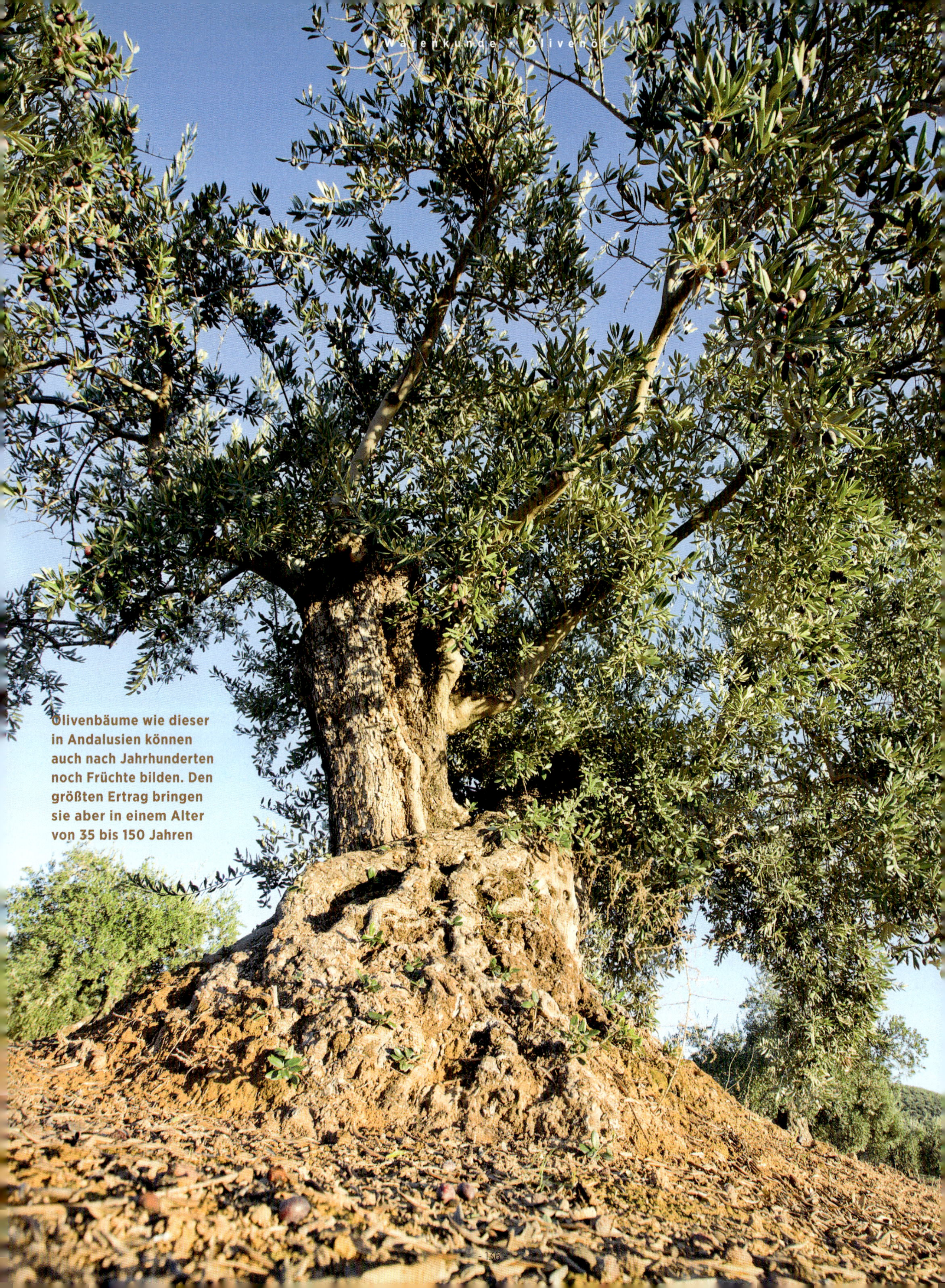

Olivenbäume wie dieser in Andalusien können auch nach Jahrhunderten noch Früchte bilden. Den größten Ertrag bringen sie aber in einem Alter von 35 bis 150 Jahren

Zur Erntezeit verfärben sich die Früchte von grün zu fast schwarz. Während dieses Prozesses ist die Konzentration an Aromastoffen und gesunden Phenolen am höchsten

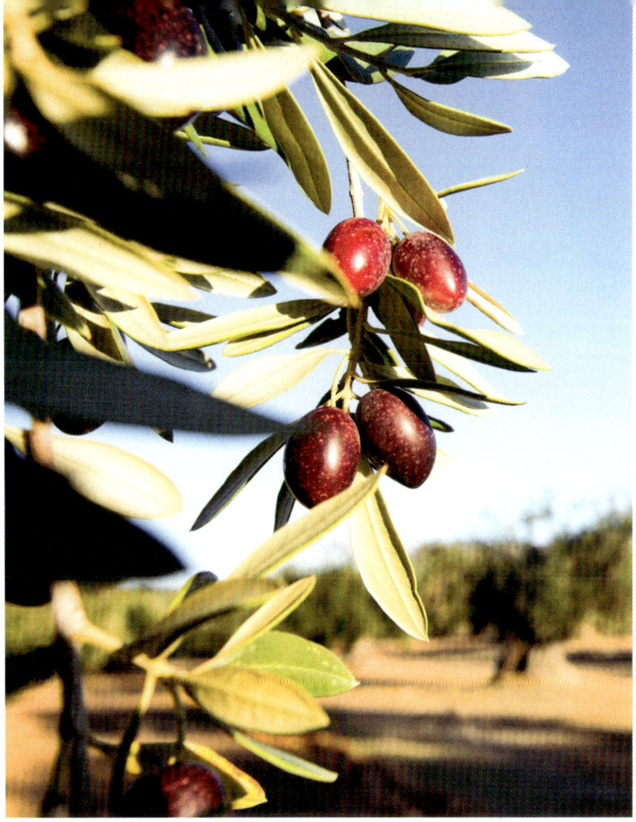

Der lange Weg zum edlen Öl

Text: Ute Eberle

Fotos: Monica Gumm

Sorgsam verarbeitet, verleiht Olivenöl Speisen einzigartig grasige, fruchtige und scharfe Noten. Doch nur hochwertige Produkte garantieren das typische Aroma und ein Höchstmaß an gesunden Inhaltsstoffen – daher sollte man beim Kauf ein paar Regeln beachten

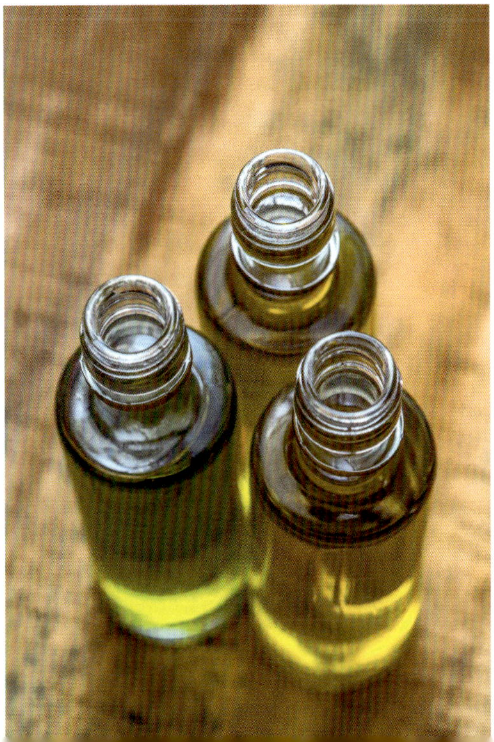

Für einen Liter Öl sind rund fünf bis zehn Kilo Oliven zu ernten. Die Qualität erkennt man an den fruchtigen Noten und der Schärfe. Minderwertiges Öl schmeckt dagegen oft buttrig-neutral oder gar muffig-ranzig

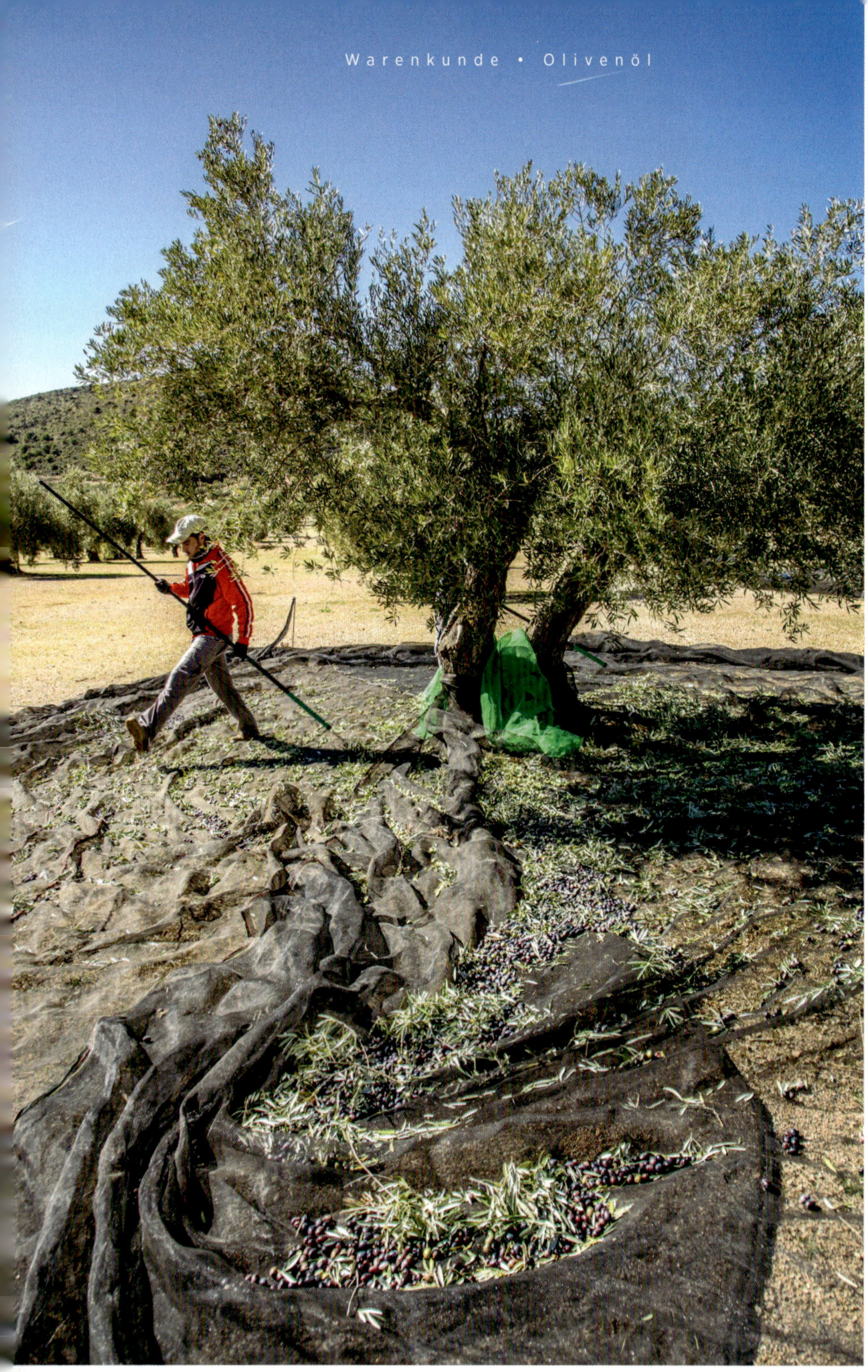

Die Früchte für hochwertige Öle gewinnen die Bauern meist von Hand. Mit langen Stöcken lösen sie die Oliven vom Baum und sammeln sie in Netzen auf dem Boden

E

Ein Bukett aus fruchtigen und pflanzlich-grünen Aromen steigt beim Genießen in die Nase, darunter Gerüche, die an gemähtes Gras erinnern, an Artischocken, Mandeln oder Strauchtomaten. Hinzu kommt eine feine Bitterkeit, und im Abgang stimuliert eine gewisse Schärfe die Kehle, ein leichtes, ungewöhnliches Kratzen, wie man es nur von wenigen Lebensmitteln kennt.

Diese Beschreibung gilt nicht etwa einem hochwertigen Wein, sondern einem Produkt, das viele zu kennen glauben, das aber doch kaum jemand jemals so genau kostet: Olivenöl.

Jeder Hobbykoch hat in seiner Küche wohl eine Flasche mit der gold-grün schimmernden Flüssigkeit stehen. Um darin Fleisch und Gemüse zu braten, Salate, Suppen und Soßen zu verfeinern.

Rund 60 000 Tonnen Olivenöl verbrauchen die Deutschen jährlich, fast fünfmal so viel wie vor 25 Jahren. Der Zuwachs basiert zum Teil darauf, dass qualitativ hochwertiges Olivenöl als besonders gesund gilt; es stärkt, sagen zahlreiche Forscher, das Immunsystem, schützt vor Herzkrankheiten, vielleicht sogar vor Krebs.

Schon im alten Griechenland galt der Olivenbaum als heilig, als ein Geschenk der Götter. Seit Jahrtausenden schätzen Menschen den besonderen Geschmack des Öls.

Das Paradoxe daran: Viele wissen heute gar nicht, wie ein frisches Olivenöl eigentlich schmecken soll.

Zu sehr haben sich Konsumenten an den Geruch und Geschmack der oft mittelmäßigen Produkte aus dem Supermarkt gewöhnt, die zumeist in riesigen Mengen erzeugt und zu Kampfpreisen angeboten werden.

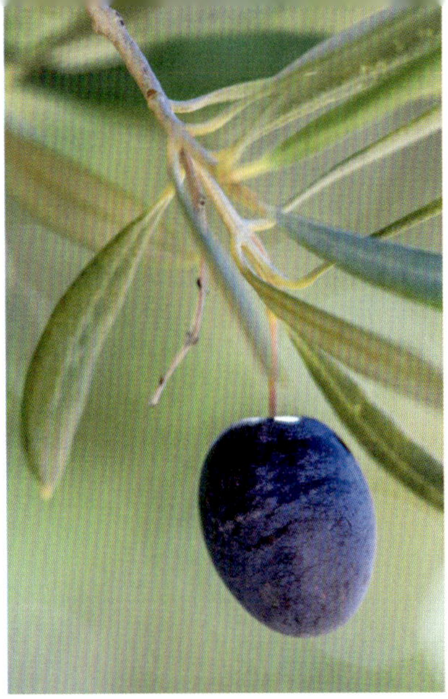

Der Mensch nutzt Olivenbäume seit rund 6500 Jahren als Kulturpflanze. Bis zu 90 Prozent der geernteten Früchte werden zu Öl verarbeitet

Aber auch teure Öle fallen bei Geschmackstests oft durch. Häufig fehlen ihnen nur die fruchtigen Noten, und die Schärfe, der Eindruck ist buttrig-neutral, vielleicht etwas erdig. Nicht selten schmecken sie aber auch muffig und abgestanden, gar ranzig.

Das ist nicht nur ein kulinarisches Problem: Viele der Nachlässigkeiten, die bei der Herstellung von Olivenöl den Wohlgeschmack mindern, setzen ausgerechnet jenen Inhaltsstoffen zu, die das Öl so gesund machen. Tricks der Lebensmitteltechniker (etwa die Zugabe von Farbstoffen) sowie Panschereien und Falschdeklarationen sorgen zudem dafür, dass Olivenöle immer wieder in Verruf geraten.

Und selbst wer das Glück hat, ein gutes Öl zu erstehen, kann durch eigene Fehler bei der Verwendung das einzigartige Aroma und die gesundheitsförderlichen Inhaltsstoffe zerstören.

Daher sollte man bei Kauf und Zubereitung ein paar Regeln beachten.

DASS MAN VON EINEM großen Teil des hierzulande angebotenen Olivenöls keine außergewöhnlich hohe Qualität erwarten kann, verdeutlicht vor allem eine Zahl: Viele Supermärkte bieten einen Liter bereits für fünf Euro an, obwohl es nach Einschätzung von Experten 15 bis 20 Euro kostet, um etwa in den Traditionshainen der Toskana diese Menge hochwertigen Öls zu produzieren – und da sind noch nicht der Transport des Öls sowie die Gewinne für Erzeuger, Zwischenhändler und Endverkäufer einberechnet.

Die Kosten sind, neben der aufwendigen Pflege der Haine in hügeligen Lagen, deshalb so hoch, weil Oliven empfindliche Früchte sind.

Viele andere Öle werden aus Samen gewonnen, etwa denen der Sonnenblume, die robust sind und bei der Ernte und der Verarbeitung keiner sehr vorsichtigen Behandlung bedürfen. Anders Oliven: Sie sind Steinfrüchte (wie Kirschen und Pflaumen), und das Öl wird aus dem Fleisch gewonnen.

Genau genommen ist es also eine Art von Fruchtsaft, und der lässt sich in hoher Qualität nur aus gesunden, unbeschädigten Früchten und durch schonende Verarbeitung gewinnen.

In den oft uralten Hainen Italiens, wo bis zu 1000 Jahre alte Bäume in teils steilen Hanglagen wachsen, bedeutet das auch heute noch vor allem Handarbeit; Erntemaschinen lassen sich in dem unwegsamen Gelände meist nicht einsetzen, deshalb pflücken Helfer die Früchte.

Der ideale Zeitpunkt für die Ernte ist gekommen, wenn die Oliven gerade noch grün sind. Dann ist die Konzentration der fruchtigen Aromastoffe sowie der gesundheitsfördernden Polyphenole am höchsten.

Ein für den Menschen gesundes Speiseöl zeichnet sich in der Regel dadurch aus, dass es wenig gesättigte Fettsäuren enthält und reich ist an einfach und mehrfach ungesättigten. Das ist bei hochwertigem Olivenöl der Fall: Es kann – je nach Sorte und Anbauregion – bis zu etwa 85 Prozent aus den wertvollen ungesättigten Fettsäuren bestehen. Damit schneidet es gut, wenn

Olivenöl wird oft gestreckt und gepanscht: Bei keinem anderen **Lebensmittel** decken Prüfer in Europa so viele **Betrugsfälle** auf

Oliven sind hochempfindliche Früchte: Werden sie bei der Ernte beschädigt, gehen oft wertvolle Inhaltsstoffe verloren und die Qualität des Öls leidet

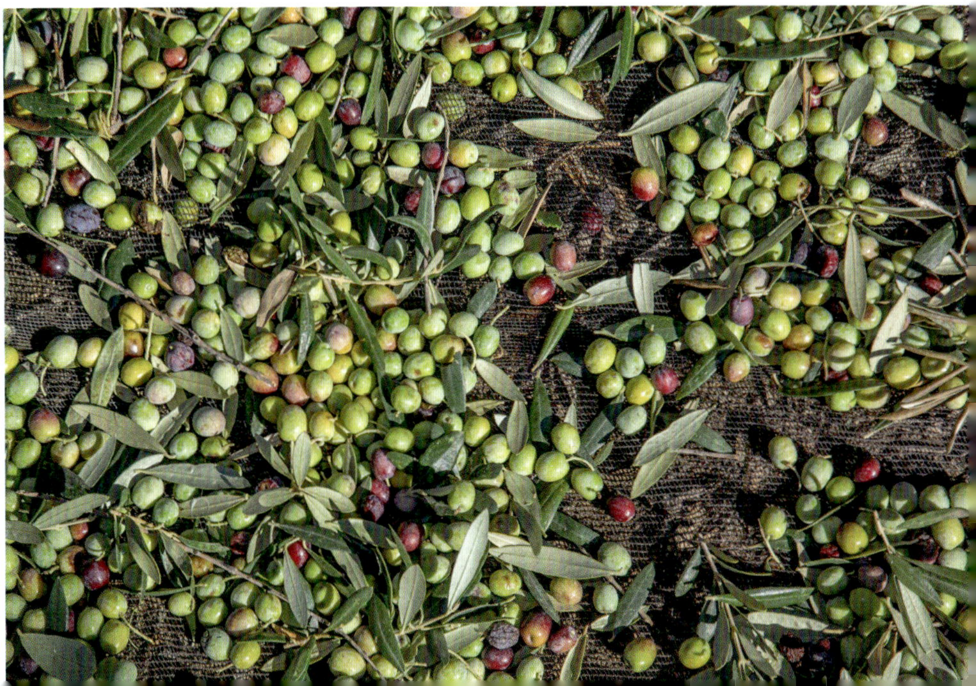

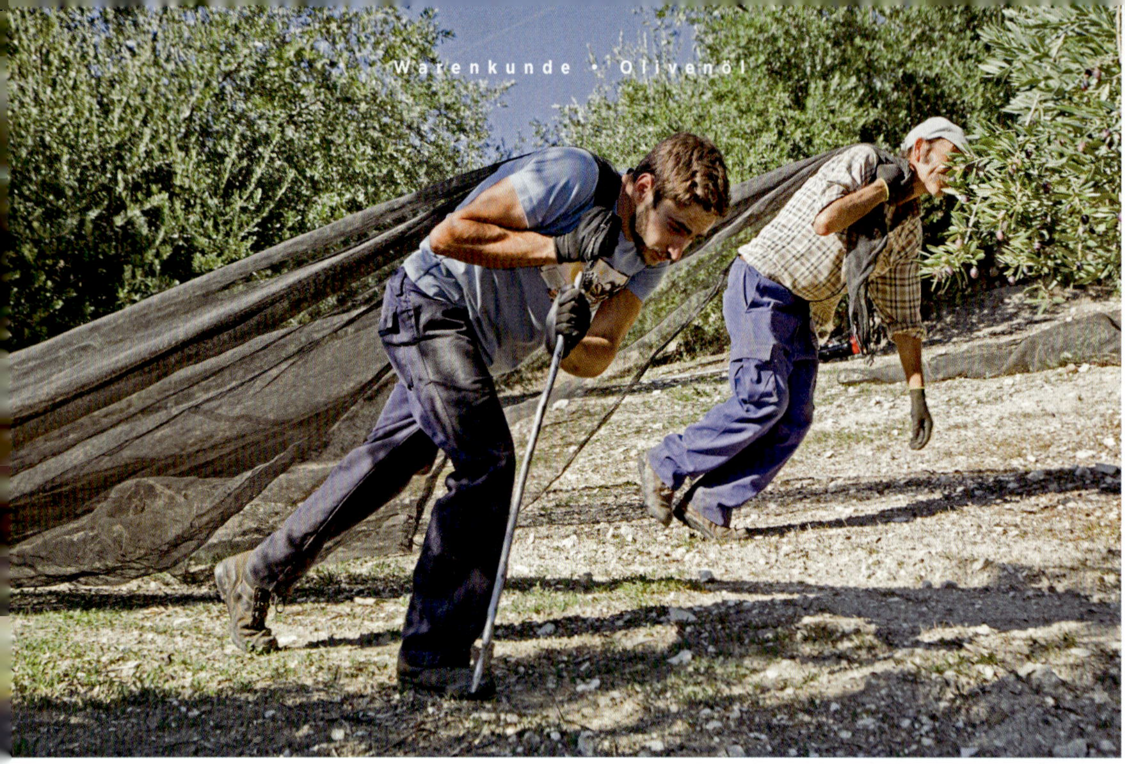

Tempo ist gefragt: Vom Moment der Ernte an sollte maximal ein Tag vergehen, bis das Öl in einen Behälter fließt

auch nicht herausragend ab (Rapsöl hat in der Regel ein noch idealeres Spektrum an ungesättigten Fettsäuren). Dass Olivenöl dennoch als besonders gesund gilt, ist vor allem auf die Polyphenole zurückzuführen.

Jede der mehr als 2600 Olivensorten enthält diese meist bitteren, sekundären Pflanzenstoffe in unterschiedlichen Zusammensetzungen.

Studien haben gezeigt, dass die Substanzen entzündungshemmend wirken, und es gibt Hinweise darauf, dass sie Cholesterinwerte verbessern und den Blutdruck senken können.

DER RECHTE ERNTEZEITPUNKT ist aber nur der erste Schritt zu einem guten Olivenöl. Beim Pflücken und beim Transport ist es wichtig, die Früchte nicht zu beschädigen – und zügig zu arbeiten. Nur so bleiben Aromastoffe und Polyphenole weitgehend erhalten, kann man Zerfallsprozesse verhindern, die zu Fehlnoten im Öl führen.

Vom Moment der Ernte an sollten daher höchstens 24 Stunden vergehen, bis das Öl in einen Behälter fließt. Das aber erfordert kurze Transportwege und kleine Ölmühlen, die Oliven aus der Umgebung verarbeiten.

Gewissenhafte Hersteller kontrollieren die Ernte vor der weiteren Verarbeitung noch einmal gründlich. Denn verdorbene Früchte können Aroma und Geschmack einer ganzen Charge negativ beeinflussen.

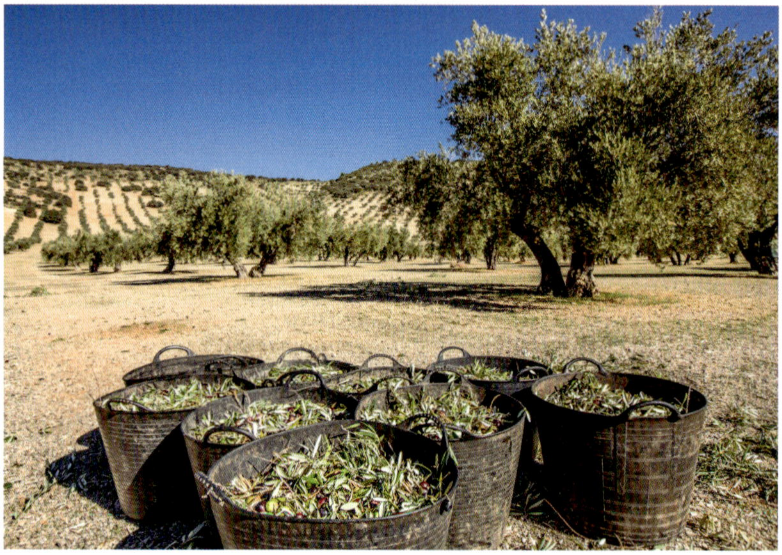

Unbehandelt verderben die frisch geernteten Früchte sehr schnell. Beschädigte Exemplare können dann den Geschmack der ganzen Charge verfälschen

Nun beginnt die eigentliche Ölproduktion: Nach vorsichtigem Waschen werden die Oliven in Ölmühlen durch Mahlsteine aus Granit zermalmt oder (bei hochqualitativen Ölen) in moderneren Anlagen durch Messer- und Hammeranlagen zerkleinert.

Anschließend wird der Olivenbrei maschinell geknetet und dann das Öl von den restlichen Bestandteilen der Olive durch Zentrifugieren getrennt

Früher haben die Bauern den Olivenbrei anschließend auf Matten gestrichen, gepresst und das austretende

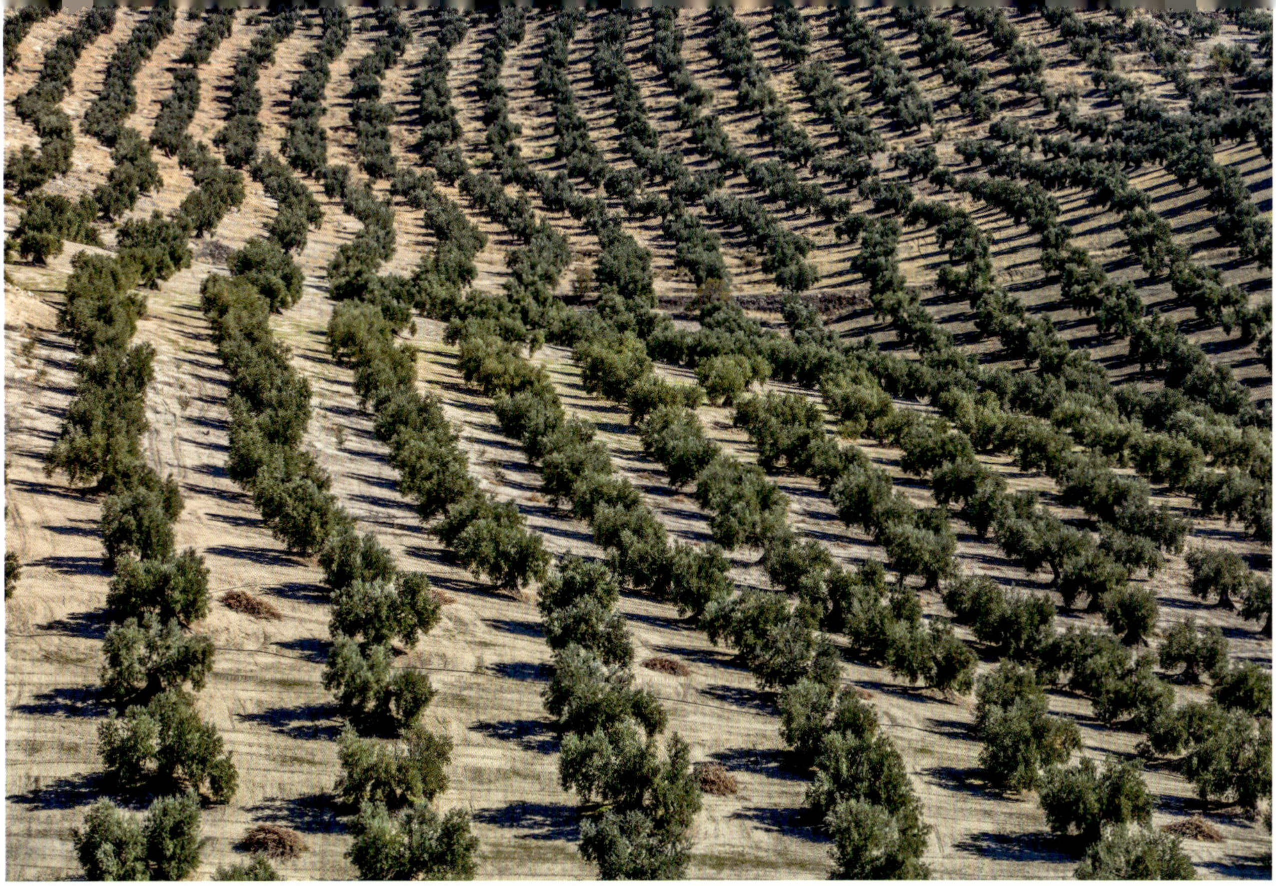

Die weltweite Nachfrage nach Olivenöl ist groß. Deshalb werden in südlichen Ländern wie Spanien immer mehr Früchte in großen Plantagen angebaut

Öl aufgefangen. Das hatte allerdings Nachteile: Die Matten waren schwer zu reinigen, und übermäßiger Kontakt mit Sauerstoff beschleunigte den Oxidationsprozess erheblich. Das ergab ein schnell verderbliches, oft ranzig schmeckendes Produkt.

Daher schleudert man die fettige Flüssigkeit heute meist in hygienischen Stahlzentrifugen aus dem Brei und filtert sie anschließend erneut, bevor sie abgefüllt und verkauft wird.

Neben dieser traditionellen Fertigung gibt es aber auch die Olivenölindustrie, die sich darauf spezialisiert hat, günstig zu produzieren. Auf ihren modernen Plantagen wachsen keine knorrigen Strünke, sondern junge Bäume, die in ordentlichen Reihen angepflanzt werden – und das mittlerweile auch in Regionen, in denen es früher keine Olivenkultur gab, wie etwa in Indien.

Für die Qualität des Öls muss das zwar kein Nachteil sein, doch die Gewächse stehen viel dichter zusammen als traditionell üblich; statt vielleicht nur 30 gibt es nun bis zu 2500 Bäume auf einem Hektar. Sie werden kontrolliert bewässert und gedüngt.

Prinzipiell lässt sich auch auf diese Weise ein hochwertiges Öl herstellen. Doch oft entscheiden sich die Erzeuger dafür, möglichst viel möglichst billiges Öl zu produzieren. Wenn sie beispielsweise ihre Bäume stärker wässern, lässt sich aus den Oliven später mehr Öl gewinnen – das aber deutlich ärmer an gesunden Polyphenolen ist.

Noch weiter steigern lässt sich der Ertrag, wenn die Früchte am Baum reifen, bis sie schwarz werden. Doch auch das senkt den Polyphenolgehalt.

Zur Erntezeit rücken zudem keine menschlichen Helfer an, sondern Maschinen, die die Früchte von den Zweigen schütteln oder abkämmen. Anschließend werden sie auf Lastwagen verladen und zu Fabriken gefahren, wo die Ernten aus einem weitläufigen Einzugsgebiet gebündelt werden.

All diese Faktoren führen dazu, dass die Qualität leidet. Ein Großteil der Früchte aus solchen Plantagen stapelt sich in riesigen Bergen vor den Ölmühlen, wird schon vom Eigengewicht zerquetscht und beginnt zu

Rund **60 000 Tonnen** Olivenöl verbrauchen die Deutschen jedes Jahr – fast **fünfmal so viel** wie vor 25 Jahren

gären oder sogar zu schimmeln – unangenehme Aromen können entstehen.

Um diese Gerüche zu entfernen, wird das Öl chemisch bearbeitet, was den verbliebenen gesunden Polyphenolen weiter zusetzt. Heraus kommt ein geruchsneutrales Öl mit kaum noch gesundheitsförderlichen Inhaltsstoffen. Wenn es mit einem kleinen Prozentsatz an nativem oder extra nativem Olivenöl verschnitten wird, ist es wieder zum Verzehr zugelassen.

Solche Praktiken sind völlig legal. Die EU-Olivenölverordnung legt dabei nur fest, wie die für den Verzehr bestimmten Qualitäten zu kennzeichnen sind. Im deutschen Einzelhandel gibt es vor allem:

- Olivenöl
- natives Olivenöl
- natives Olivenöl extra.

Öl, das stark erhitzt und bearbeitet wurde, darf nur als „Olivenöl“ in den Handel kommen. Es ist praktisch geschmacksneutral. „Natives Olivenöl“ muss dagegen rein mechanisch gewonnen werden, also durch Pressen oder Schleudern, und darf sich dabei auf höchstens 27 Grad Celsius erwärmen. Manchmal wird dies durch den Zusatz „kalt gepresst“ oder „kalt extrahiert“ betont. Zudem darf es höchstens zwei Prozent an freien Fettsäuren enthalten. So soll ein Mindestmaß an Sorgfalt bei der Herstellung garantiert werden.

Denn diese Stoffe entstehen, wenn die langen Molekülketten, aus denen die pflanzlichen Öle bestehen, durch schlechte Produktionspraktiken wie ausgedehnte Lagerzeiten oder unhygienische Bedingungen zerfallen. Weist ein Öl mehr als zwei Prozent dieser Substanzen auf, gilt es als ungeeignet für den menschlichen Verzehr.

In deutschen Supermärkten findet man heutzutage aber fast ausschließlich „natives Olivenöl extra“.

Es darf nur zu 0,8 Prozent aus freien Fettsäuren bestehen und muss zudem makellos schmecken: Die EU-Verordnung schreibt eine erkennbare Fruchtigkeit vor, herausgeschmeckt von offiziell anerkannten Verkostern in einem standardisierten Verfahren.

Die dürfen zudem auf keinerlei unangenehme Noten wie „stichige“, „schmierölartige“, „lakige“ oder „modrige“ Aromen stoßen.

Allerdings hat sich gezeigt, dass sich die EU-Standards in der Praxis leicht unterwandern lassen. Denn die Anbieter sind nicht verpflichtet, ihre Produkte von unabhängigen Experten überprüfen zu lassen. Kontrollen gibt es nur stichprobenartig – und offenbar zu selten. Fachleute bemängeln zudem, dass mit gängigen Prüfmethoden viele Schummeleien nicht erkannt werden.

Mehrfach sind in den vergangenen Jahren Fälle bekannt geworden, in denen Kriminelle in großem Stil betrogen haben. Manche färbten minderwertiges Öl mit Chlorophyll ein, damit es grünlich wirkt – als sei es aus polyphenolreichen grünen Früchten gepresst worden. Oder sie verdünnten nicht für den Verzehr geeignetes minderwertiges Olivenöl (sogenanntes Lampantöl) so lange mit Soja- oder Rapsölen, bis es chemisch unter dem

Weltweit gibt es mehr als 2600 Olivensorten, die auch roh genossen eine Delikatesse sind. Zuvor sollte man sie jedoch einlegen, da sie sonst bitter schmecken

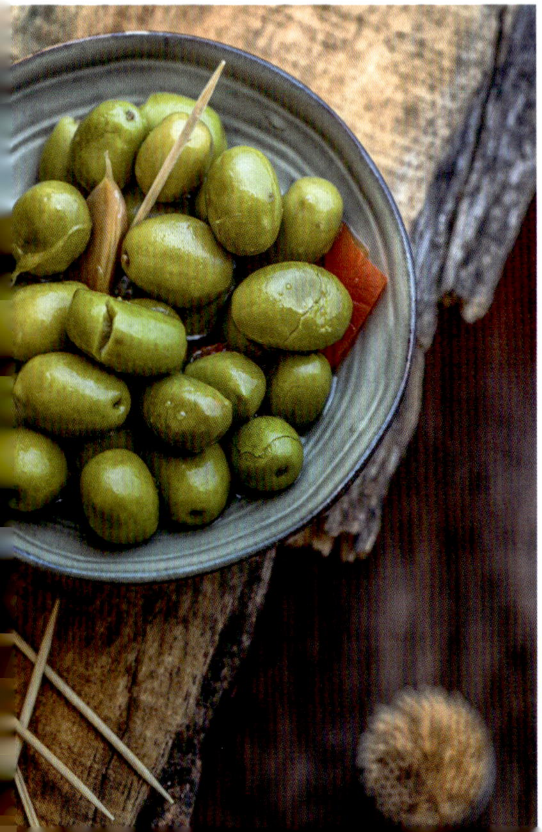

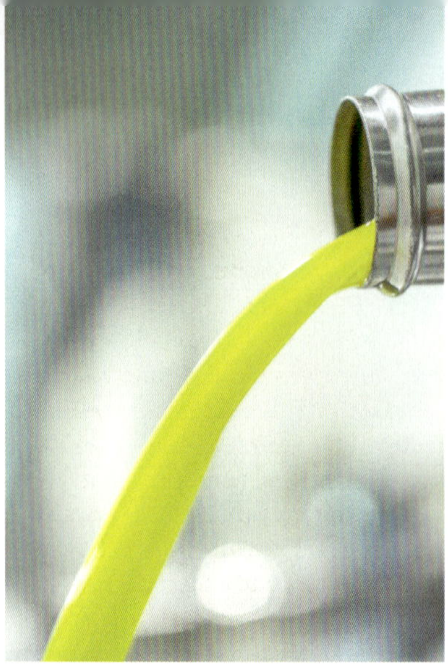

Das frisch gepresste Öl enthält häufig noch Reste vom Fruchtfleisch der Oliven. Daher ist es oft trüb und grünlich-gelb

Gut zu wissen

Geschmacksprüfung

Gutes Olivenöl sollte fruchtig, leicht bitter und im Abgang ein wenig scharf schmecken.

Massenware

Die meisten Olivenöle im Handel sind bestenfalls mittelmäßig. Auch die als »nativ extra« ausgezeichneten Öle sind oft von minderer Qualität.

Gesunde Inhaltsstoffe

Neben ungesättigten Fettsäuren enthält gutes Olivenöl Polyphenole – Pflanzenstoffe, die entzündungshemmend wirken und den Blutdruck senken können.

Zum Braten geeignet

Je höher der Anteil von Polyphenolen, desto hitzebeständiger ist das Öl. Zum Kochen und Braten sollte deshalb ein hochwertiges Olivenöl verwendet werden.

Grenzwert für extranatives Öl lag – und dann auch so vermarktet wurde.

Noch vergleichsweise harmlos ist es da, wenn die Betrüger bei der Herkunft schummeln. Da Italien – jenes Land, aus dem viele Verbraucher bevorzugt Olivenöle kaufen – die Nachfrage längst nicht mehr erfüllen kann, ist es zum größten Einkäufer auf dem Weltmarkt geworden. Aus Spanien, Griechenland und anderen Anbaustaaten wird Öl importiert und oft in Flaschen umgefüllt, deren Etiketten eine italienische Herkunft suggerieren.

Untersuchungen in mehreren Ländern haben gezeigt, dass bis zu zwei Drittel aller Olivenöle, die als „nativ extra" angeboten werden, nicht dieser Qualitätsstufe entsprechen, weil sie Fehlnoten im Geruch aufweisen. Oft haben sie eine geringere gesundheitsfördernde Wirkung. Auch in deutschen Supermärkten sind solche Produkte verbreitet.

Zudem geben Experten zu bedenken: Selbst wenn EU-Regeln eingehalten werden, legen sie nur Mindestanforderungen fest. Daher ist der Inhalt einer Flasche, die die Bezeichnung „nativ extra" zu Recht trägt, nicht zwingend von überragender Qualität.

WIE ABER FINDET MAN ein wirklich gutes Olivenöl? Fest steht: Es genügt nicht, sich allein nach dem Preis zu richten. Ein teures Öl ist nicht automatisch gut. In Tests fallen immer wieder auch hochpreisige Produkte durch.

Fachleute empfehlen daher, Öle zu wählen, die auf ihrem Etikett eindeutige Angaben über Hersteller, Produktionsort und Erntedatum machen.

Da Polyphenole allmählich zerfallen, sollte der Herstellungszeitpunkt maximal 15 Monate zurückliegen.

Gütesiegel helfen ebenfalls bei der Auswahl, etwa das italienische DOP-Prädikat („Denominazione d'Origine Protetta": „geschützte Ursprungsbezeichnung"). Es zeigt an, dass alle Produktionsschritte (Erzeugung, Verarbeitung, Herstellung) des Öls in einer Region erfolgten und somit prinzipiell verschärften Kontrollen unterlagen.

Vorzuziehen sind zudem Olivenöle, die in dunkle Glasflaschen oder Metallcontainer gefüllt wurden. Denn die schützen das Lebensmittel deutlich besser vor Alterung als lichtdurchlässige Verpackungen.

Und schließlich sollte der Verbraucher auch auf seinen Geschmackssinn vertrauen. Ein gutes, frisches Olivenöl mundet fruchtig und ein wenig scharf. Je ausgeprägter seine bittere Note ist, desto mehr phenolische Verbindungen enthält es.

S

Sobald der Verbraucher ein wohlschmeckendes Produkt gefunden hat, sollte er es aber mit Bedacht verwenden. Olivenöl ist zwar – anders als oft behauptet – grundsätzlich gut zum Braten geeignet: Studien zufolge halten die enthaltenen Fettsäuren problemlos Temperaturen bis zu mindestens 180 Grad Celsius stand und setzen keineswegs mehr gesundheitsschädliche Stoffe frei als etwa Öl aus Sonnenblumen oder Raps.

Doch manches von dem, was ein gutes Olivenöl so besonders macht, übersteht die hohen Temperaturen nicht; viele charakteristische Aromen verfliegen, der Gehalt an Polyphenolen geht zurück. Nach ein paar Minuten in der heißen Pfanne lässt sich ein hochklassiges Öl, für das man womöglich 30 oder 40 Euro pro Liter bezahlt hat, geschmacklich kaum mehr von günstiger Discounterware unterscheiden.

Mehr noch: Es ist geschmacklich oft nicht einmal mehr als Olivenöl zu erkennen. In diesem Fall könnte man also auch Rapsöl verwenden.

Ein feines Olivenöl genießt man indes am besten zu kalten Speisen: Man verfeinert damit einen Salat, träufelt es auf frisches, knuspriges Brot.

Oder man gibt es erst ganz zum Schluss zu einer heißen Speise, einer Soße etwa oder einer Suppe: Damit man das mühevoll darin konservierte Bukett aus fruchtigen und pflanzlichen Aromen – die zuweilen an frisch gemähtes Gras erinnern oder an Artischocken, Nüsse, Mandeln oder Tomaten – auch wirklich schmecken und genießen kann. •

Test

Welches Öl ist gut?

Mehrere Verbrauchertests können dabei helfen, die besten Olivenöle in den jeweiligen Preisklassen zu finden

Seit 2003 zeichnet das Magazin „Der Feinschmecker" jährlich die geschmacklich besten Olivenöle mit den „OLIO Awards" aus. Experten bewerten in einer Blindverkostung mehr als 600 Proben.

2018 waren die Gewinner in den Kategorien „leicht", „mittel" und „intensiv" fruchtig: „1979 Millenovecentosettantanove" von Fonte di Foiano, „Conde de Mirasol Hojiblanca" von Aceites Mirasol und „Tenuta Arcamone DOP Terra di Bario" von De Carlo. Sie kosten zwischen 20 und 40 Euro pro halben Liter. Zusammen mit weiteren Ölen werden sie vorgestellt unter: *der-feinschmecker.de/2018/08/*.

Zu den Preisträgern der „New York International Olive Oil Competition" zählen neben europäischen auch Produkte aus Australien, Südafrika und den USA. Die Testergebnisse können unter *bestoliveoils.com* eingesehen werden.

Dass die Besten ihren Preis haben, bestätigte die „Stiftung Warentest" im Februar 2018. Drei Öle erhielten die sensorische Note „sehr gut": „Castillo de Canena" (36 Euro/l), „Soler Romero" (24 Euro/l) und „Farchioni DOP Chianti Classico" (26 Euro/l).

Dass ein hochwertiges Olivenöl jedoch nicht immer teuer sein muss, zeigt Aldi Süd mit dem „Cucina Natives Olivenöl extra DOP" (5 Euro/0,5 l), das mit „gut" bewertet wurde (*test.de/olivenoel*).

Nahrung in **Kapseln**

Viele Verbraucher nehmen oft vorsorglich Tabletten mit Vitaminen und Mineralstoffen ein – in dem Glauben, das könne nicht schaden. Experten warnen jedoch: Die Mittel sind nicht unbedenklich

Text: Ute Kehse

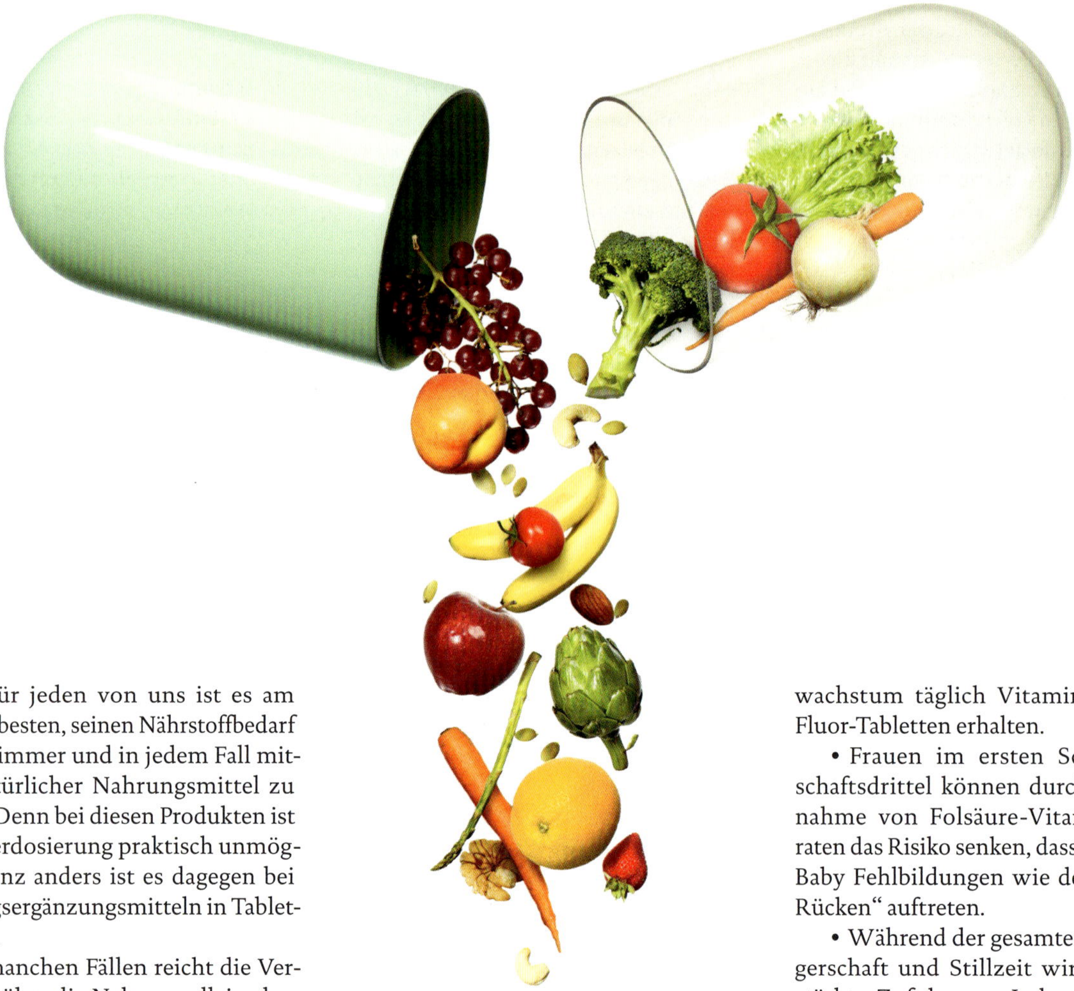

Für jeden von uns ist es am besten, seinen Nährstoffbedarf immer und in jedem Fall mithilfe natürlicher Nahrungsmittel zu decken. Denn bei diesen Produkten ist eine Überdosierung praktisch unmöglich – ganz anders ist es dagegen bei Nahrungsergänzungsmitteln in Tablettenform.

In manchen Fällen reicht die Versorgung über die Nahrung allein aber nicht aus – zum Beispiel, wenn der Bedarf an bestimmten Vitaminen (siehe Kasten) oder Mineralstoffen durch besondere Lebensumstände erhöht oder weil eine ausgewogene Ernährung nicht möglich ist:

• So leiden Neugeborene meist unter einem Vitamin-K-Mangel, der zu Blutungen führen kann; sie bekommen daher in der Regel in den ersten Tagen und Wochen ihres Lebens mehrere Vitamin-K-Gaben.

• Zudem sollten Säuglinge im ersten Lebensjahr zur Vorbeugung von Rachitis sowie für gesundes Zahnwachstum täglich Vitamin-D- und Fluor-Tabletten erhalten.

• Frauen im ersten Schwangerschaftsdrittel können durch die Einnahme von Folsäure-Vitaminpräparaten das Risiko senken, dass bei ihrem Baby Fehlbildungen wie der „offene Rücken“ auftreten.

• Während der gesamten Schwangerschaft und Stillzeit wird die verstärkte Zufuhr von Jod empfohlen; beispielsweise in Form von jodiertem Speisesalz.

• Auch die Versorgung mit Eisen ist bei Schwangeren sowie Müttern von Neugeborenen oft unzureichend und sollte dann durch Supplemente ergänzt werden. Gleiches gilt für Frauen mit starker Monatsblutung.

• Wer als Veganer gänzlich auf tierische Produkte verzichtet, kann sich über die normale Nahrung kaum ausreichend mit Vitamin B_{12} versorgen. Dieser Stoff kommt fast ausschließlich in Fleisch, Eiern, Käse und Milch vor. Auch die Versorgung mit Eisen, Jod, Kalzium, Zink, Vitamin B_2 und Vitamin D kann bei Veganern schwierig sein. Einige Experten empfehlen daher, diese Nährstoffe bei veganer Ernährung ebenfalls zu ergänzen.

• Bei verschiedenen Erkrankungen von Organen des Verdauungstraktes (etwa bei der Darmkrankheit Morbus Crohn) und besonders bei hohem Alkoholkonsum vermag der Körper bestimmte Vitamine nur unzureichend aus der Nahrung zu gewinnen. Bei Leberzirrhose oder einer chronischen Entzündung der Bauchspeicheldrüse kann es dann etwa zu Vitamin-E-Mangel kommen, bei starkem Alkoholismus zu einer Form der Vitamin-B_1-Mangelkrankheit Beriberi, die sich unter anderem durch Verwirrtheit, Augenlähmung und Koordinationsstörungen äußert. In solchen Fällen sollte man einen Arzt konsultieren, der unter anderem Nahrungsergänzung verschreibt.

• Menschen, die sich von einer schweren Krankheit (etwa einer Grippe) erholen, haben mitunter einen erhöhten Bedarf an bestimmten Mikronährstoffen. Auch die regelmäßige Einnahme von Medikamenten kann zu Mangelsymptomen führen. Bevor man zu Supplementen greift, sollte man aber einen Arzt zurate ziehen.

• Leistungssportler und andere körperlich aktive Menschen verbrauchen neben Natrium, das sie beim Schwitzen ausscheiden, auch verstärkt die Vitamine B_1, B_2, B_6, B_{12} und Niacin, da die beim Energiestoffwechsel verarbeitet werden. Wird der zusätzliche Bedarf nicht durch eine ausgewogene Ernährung gedeckt, kann eine gezielte Ergänzung ratsam sein.

• Umgekehrt kann es gerade bei älteren Menschen zu Mangelerscheinungen kommen, weil der Energieumsatz und damit die Nahrungsmenge abnimmt – nicht aber der Bedarf an bestimmten Vitaminen und Mineralstoffen. Über eine Supplementierung sollte ein Arzt entscheiden. Doch auch

Alle **Vitamine** auf einen Blick

Jede der hier und auf der nächsten Seite abgebildeten Substanzen ist lebenswichtig und erfüllt spezielle Funktionen im Körper. Doch statt zu Pillen zu greifen, sollte man versuchen, ihren Bedarf über die Nahrung zu decken*

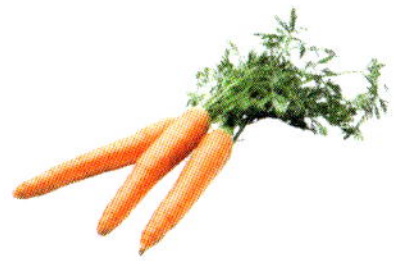

VITAMIN A

Funktion
Wichtig für die Augen und das Zellwachstum; stärkt Haut und Schleimhäute.

Mangelsymptome
Nachtblindheit, Störungen der Spermienentwicklung, Hydrozephalus (Wasserkopf) bei Neugeborenen.

Enthalten in
Leber, Butter, Käse, Eiern; Vorläufer von Vitamin A finden sich in gelben und orangefarbenen Gemüse- und Obstsorten, in Grünkohl und Spinat.

Verluste
20 Prozent durch Hitze und Licht unter Einwirkung von Sauerstoff.

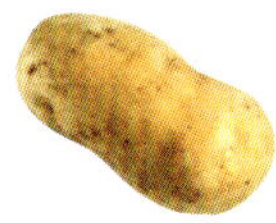

VITAMIN B_1 (Thiamin)

Funktion
Beteiligt am Energiestoffwechsel der Körperzellen.

Mangelsymptome
Müdigkeit, Appetitlosigkeit, Gedächtnisstörungen bis hin zu Verwirrtheit, Ödeme, Skelettmuskelschwund, Herzmuskelschwäche.

Enthalten in
Fleisch (insbesondere Schwein), Innereien, Vollkorngetreide, Linsen, Bohnen, Erbsen, Kartoffeln.

Verluste
30 Prozent durch Hitze, Licht, Sauerstoff und Auslaugen in Wasser.

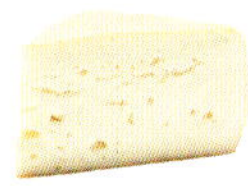

VITAMIN B_2 (Riboflavin)

Funktion
Ist Bestandteil zahlreicher biochemischer Prozesse im Körper.

Mangelsymptome
Risse an den Mundwinkeln, Entzündungen der Mundschleimhaut, der Hornhaut des Auges; begünstigt zudem wahrscheinlich die Entwicklung einer Linsentrübung (grauer Star).

Enthalten in
Milch, Käse, Leber, Eiern, Fleisch, Fisch, Gemüse wie Spargel, Spinat und verschiedenen Kohlsorten.

Verluste
20 Prozent durch Lichteinfluss.

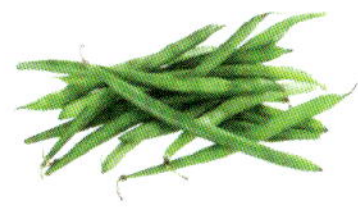

VITAMIN B_6 (Pyridoxin)

Funktion
Essenziell für mehr als 100 biochemische Reaktionen des Stoffwechsels – etwa die Bildung von Aminosäuren.

Mangelsymptome
Entzündungen im Mundraum, an den Lippen, schuppende Hautausschläge im Gesicht und am Kopf, Blutarmut, Taubheit in Händen und Füßen.

Enthalten in
Leber, Nieren, Fisch, Fleisch, Nüssen, Getreide, Kohl, grünen Bohnen, Avocados, Bananen.

Verluste
30–45 Prozent durch Auslaugen; empfindlich gegen Licht, Hitze, Trockenheit.

* Krankheiten, die auf Vitaminmangel beruhen, sind in Deutschland selten; wer sich ausgewogen und vielfältig ernährt, ist in der Regel ausreichend mit allen Vitaminen versorgt.

Mikronährstoffe

Alle **Vitamine** auf einen Blick

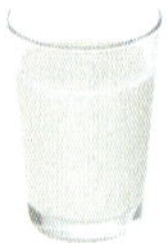

VITAMIN B_{12} (Cobalamin)

Funktion
Ist unter anderem beteiligt am Abbau bestimmter Fettsäuren für die Energiegewinnung.

Mangelsymptome
Blutarmut, Müdigkeit, Zungenbrennen, Taubheitsgefühle (zur Risikogruppe gehören vor allem Veganer und ältere Menschen).

Enthalten in
Leber, Nieren, Fisch, Milch, Eiern, Käse.

Verluste
12 Prozent durch Hitze und Auslaugen in Wasser.

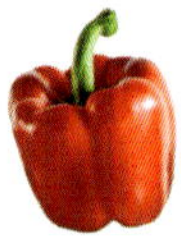

VITAMIN C

Funktion
Unterstützt die Bildung des Bindegewebseiweißes Kollagen.

Mangelsymptome
Skorbut — gekennzeichnet durch Zahnfleischbluten, schlechte Wundheilung und Muskelschwund.

Enthalten in
Hagebutten, Sanddorn, Paprika, Schwarzen Johannisbeeren, Kiwi, Preiselbeeren, Brokkoli, Kohl, Zitrusfrüchten.

Verluste
im Schnitt 50 Prozent durch Sauerstoff und Hitze, es kann aber auch weitaus mehr sein.

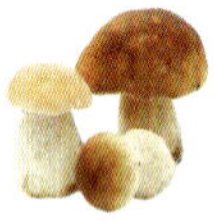

VITAMIN D

Funktion
Reguliert den Kalzium- und Phosphorhaushalt und damit den Aufbau von Knochensubstanz.

Mangelsymptome
Bei Kindern Rachitis (es kommt zu Knochenverformungen), bei Erwachsenen Osteomalazie (gekennzeichnet durch Knochenerweichung).

Enthalten in
fettem Fisch wie Hering oder Aal, auch in Pilzen, Eigelb, manchen Käsesorten und anderen Milchprodukten.

Verluste
10 Prozent durch Sauerstoff und Licht.

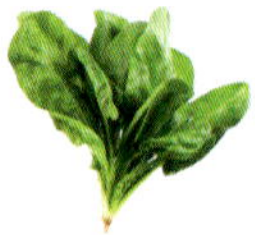

VITAMIN E

Funktion
Bestandteil der Membranen aller Körperzellen; wirkt als Antioxidans, das Fettsäuren vor der Schädigung durch aggressive Moleküle schützt.

Mangelsymptome
Erkrankungen des Nervensystems, Störungen der Bewegungskoordination, Sehstörungen.

Enthalten in
Pflanzenölen, Nüssen, grünem Blattgemüse.

Verluste
10 Prozent durch Licht und Hitze.

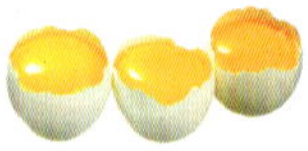

VITAMIN K

Funktion
Beteiligt an der Blutgerinnung sowie an der Bildung von Osteokalzin, einem Knocheneiweiß.

Mangelsymptome
Störungen der Blutgerinnung, Spontanblutungen, bei Neugeborenen oft Hirnblutungen.

Enthalten in
grünem Gemüse, Kohl, Hülsenfrüchten, Eigelb, Sonnenblumenöl, Leber.

Verluste
Minimal durch Licht.

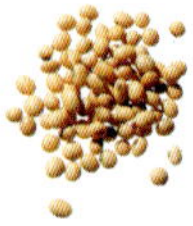

BIOTIN

Funktion
Bedeutender Bestandteil verschiedener Enzyme.

Mangelsymptome
Hautausschlag, Erschöpfung, Depression, Schläfrigkeit, Muskelschmerzen, Appetitlosigkeit, Schwindel, verzerrte Wahrnehmung von Berührungsreizen.

Enthalten in
Leber, Eigelb, Nüssen, Sojabohnen, Champignons, Haferflocken.

Verluste
Gering; nahezu unempfindlich gegen Hitze.

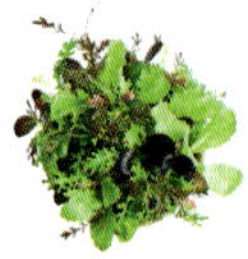

FOLSÄURE

Funktion
Wichtig für Wachstumsprozesse und Zellteilung.

Mangelsymptome
Blutarmut; Mangel begünstigt degenerative Erkrankungen wie Arteriosklerose und Demenz; kann während der Schwangerschaft zu Missbildungen des Embryos führen.

Enthalten in
grünem Blattgemüse wie Salat und Spinat, Leber, Eigelb, Vollkorngetreide.

Verluste
30–90 Prozent durch Hitze, Sauerstoff, Licht und Auslaugen.

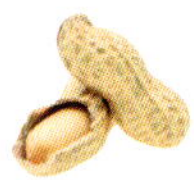

NIACIN

Funktion
Unterstützt biochemische Prozesse, die der Energiegewinnung in den Zellen dienen.

Mangelsymptome
Allgemeine Schwäche; ausgeprägter Mangel führt zur Krankheit Pellagra mit Entzündungen der Haut, Durchfall und neurologischen Störungen.

Enthalten in
Fleisch, Fisch, Eiern, Milch, Innereien, Erdnüssen, Kernen, Vollkorngetreide.

Verluste
10 Prozent durch Auslaugen in Wasser.

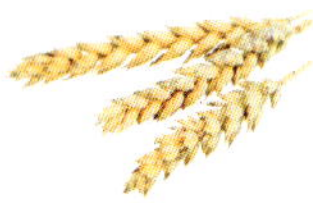

PANTOTHENSÄURE

Funktion
In allen Geweben beteiligt an biochemischen Reaktionen etwa des Fett- oder Kohlenhydratstoffwechsels sowie an der Synthese von Cholesterin.

Mangelsymptome
Magenschmerzen, Müdigkeit, Missempfindungen wie Taubheit oder Kribbeln bis zu Brennen in den Füßen.

Enthalten in
Fleisch, Leber, Fisch, Eiern, Milch, Hülsenfrüchten, Getreide.

Verluste
30 Prozent durch Hitze und Auslaugen in Wasser.

Menschen, die nicht zu einer Mangelgruppe gehören, nehmen Präparate ein – in der Hoffnung, dass die zusätzlichen Vitamine und Mineralstoffe eine prophylaktische Wirkung entfalten, etwa gegen Krebs, Herzinfarkt oder Osteoporose.

Viele Konsumenten dieser Mittel versprechen sich eine Stärkung ihrer Abwehrkräfte: Sie wollen mit Zink und Vitamin C ohne Erkältung über den Winter kommen – auch, weil die Hersteller auf ihren Packungen derartige Wirkungen suggerieren.

Doch haben aktuelle Studien eher ernüchternde Ergebnisse erbracht: Weder schützt Folsäure, wie oft behauptet wird, vor Herzinfarkten, noch verhindern Magnesium-Präparate Diabetes. Auch Krebsleiden lassen sich nicht (wie es auf etlichen Packungen zu lesen ist) mit einer zusätzlichen Dosis Vitamin C und Vitamin E verhüten. Und die Vitamine B_6 und B_{12} helfen nicht gegen Demenz.

Nicht einmal die vermutete Wirkung von hohen Gaben an Vitamin C gegen Atemwegsinfektionen hat sich bislang stichhaltig nachweisen lassen. Allenfalls gibt es Hinweise darauf, dass die prophylaktische Einnahme von Vitamin C die Dauer von Erkältungen etwas abkürzen kann und vielleicht auch bei körperlich besonders aktiven Menschen eine gewisse vorbeugende Wirkung zeigt.

> Fettlösliche Vitamine können sich im Körper anreichern und **die Organe belasten**

Darüber hinaus hat sich herausgestellt, dass etliche Präparate womöglich sogar eher schaden als nutzen. So ergab eine Untersuchung, dass Supplemente mit Beta-Carotin (einer Vorstufe von Vitamin A) bei Rauchern das Risiko von Lungenkrebs vergrößern. Vitamin-E-Zusätze steigern einer anderen Studie zufolge die Wahrscheinlichkeit von Prostatakrebs.

Und eine Analyse von 68 Studien zur präventiven Supplementierung mit Mikronährstoffen kam 2007 zu dem Ergebnis, dass der zusätzliche Verzehr von Beta-Carotin, Vitamin A und Vitamin E die allgemeine Sterblichkeit überraschenderweise erhöht.

Auch die Einnahme von Folsäure ist nicht ohne Risiken: Wenn sich im Darm bereits Krebsvorstufen gebildet haben, kann eine hohe Folsäurezufuhr die Entwicklung bösartiger Geschwulste fördern.

Alle Hoffnungen, die auch viele Experten lange Zeit in Nahrungsergänzungsmittel setzten, haben sich nicht erfüllt. Medizinische Fachgesellschaften empfehlen daher für Normalbürger keine Prävention durch Supplemente.

Und von hoch dosierten Vitaminpräparaten, die empfohlene Mengen um das Mehrfache überschreiten, raten die Fachleute sogar dringend ab.

Denn ähnlich wie bei Wirkstoffen von Medikamenten birgt eine Überdosierung von Vitaminen und Mineralstoffen zum Teil ernsthafte Risiken – vor allem bei den fettlöslichen Vitaminen A und D, die sich bei übertriebener Einnahme im Körper anreichern. Ein Zuviel an Vitamin D kann beispielsweise zu Nierensteinen und zu Organverkalkung führen, überhöhte Mengen Eisen können Leberschäden hervorrufen.

Zudem hat sich herausgestellt: Ausgerechnet jene Menschen, die solche Zusätze einnehmen, ernähren sich ohnehin besonders gesundheitsbewusst. Sie sind daher in der Regel schon ohne die Supplemente meist besser mit Vitaminen und Mineralstoffen versorgt als der Rest der Bevölkerung.

Wer also keinen Mangel leidet und trotzdem im Supermarkt immer wieder mit schlechtem Gewissen vor einem der Regale stehen bleibt, in denen zu Hunderten jene Schächtelchen und Döschen lagern, die mehr Vitalität versprechen und die allen möglichen Krankheiten vorbeugen sollen – der kann in Zukunft getrost einfach daran vorbeigehen. •

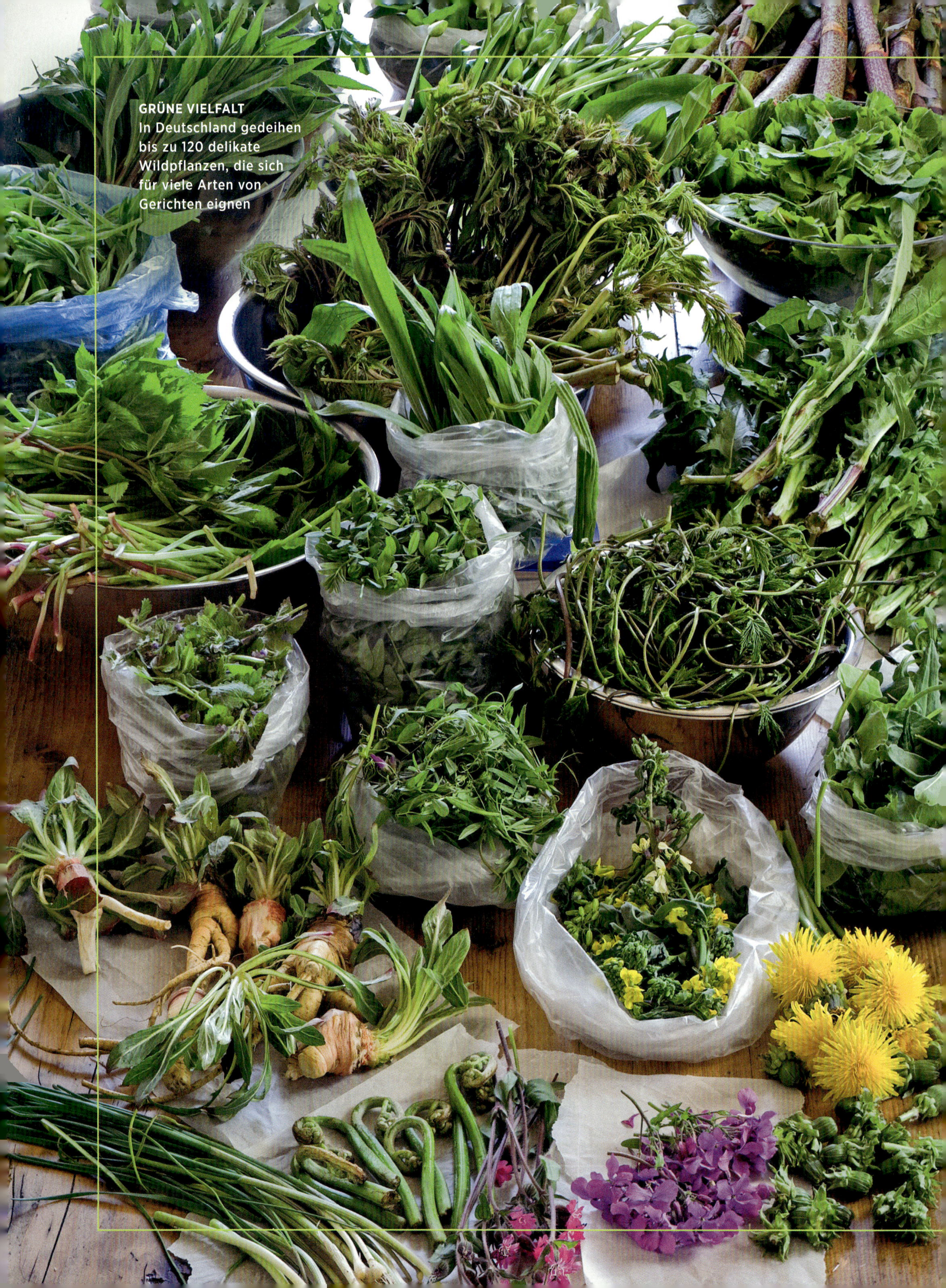

GRÜNE VIELFALT
In Deutschland gedeihen bis zu 120 delikate Wildpflanzen, die sich für viele Arten von Gerichten eignen

Die Schätze am Wegesrand

Text: Anja Reumschüssel

Fotos: Hans-Peter Siffert

In der Natur wächst eine Fülle von Wildpflanzen: Früchte, Samen, Wurzeln und Kräuter, die oft nährstoffreicher sind als Produkte aus dem Supermarkt – und überwältigende Aromen bieten können. Wir müssen nur genau hinschauen. Und zugreifen

Ob im Stadtpark, auf ländlichen Wiesen oder im Wald: Nahezu überall finden sich nahrhafte und wohlschmeckende Gewächse. Gänseblümchen, Labkraut und Spitz-Wegerich sind in den Augen vieler Köche längst mehr als nur unscheinbares Grün, und vermeintliches Unkraut wie Brennnesseln, Löwenzahn, Giersch und Disteln tun sie keineswegs als unnütz ab.

All diese und viele weitere Pflanzen sind essbar – und können den Speiseplan durchaus bereichern. Sie bieten eine Fülle interessanter Aromen, viele von ihnen lassen sich leicht zubereiten.

Hinzu kommt: Oft enthalten die Gewächse aus der Natur deutlich mehr Vitamine und Mineralstoffe als Obst und Gemüse aus dem Supermarkt.

Doch häufig übersehen Konsumenten die Vielfalt der Flora vor unserer Haustür. Den meisten Menschen fehlt heute auch das Wissen um die schmackhaften Blätter, Stängel, Blüten und Früchte. Sie fürchten, versehentlich Giftiges zu ernten oder Schadstoffe oder Krankheitserreger mit aufzunehmen.

Und so sind Mangos aus Brasilien oder Avocados aus Südafrika heute etwas Selbstverständliches in unseren Küchen, während die vielerorts in Gärten wuchernde Vogelmiere oder der als Unkraut verschriene Portulak als exotische Speisen gelten, deren Ernte und Zubereitung man nur ausgewiesenen Pflanzenexperten zutraut.

Dabei sind die ersten Schritte in die Welt der heimischen Wildpflanzen-Aromen ganz einfach. Denn man muss sich keineswegs mit sämtlichen der mehr als 9000 Pflanzenarten befassen, die in Deutschland wachsen, oder die Eigenschaften von Dutzenden Gewächsen studieren.

Wer zum ersten Mal eine der Köstlichkeiten aus der Natur probieren möchte, fängt idealerweise mit einer oder zwei jener Wildpflanzen an, die als Unkräuter verrufen sind und die jedes Kind kennt: Brennnesseln etwa oder Löwenzahn.

Sie sind leicht zu erkennen, können nahezu überall geerntet und daheim zu einem würzigen Salat verarbeitet werden, dessen angenehm leichte Bitternote ein wenig an Spinat und Chicorée erinnert.

Dazu muss man nur einige Triebspitzen der Brennnessel mit einem Nudelholz durchwalken – damit sie nicht mehr brennen – und sie mit den Blüten und Blättern des Löwenzahns vermischen.

Anschließend kann man sein Repertoire als Sammler dann langsam Pflanze für Pflanze erweitern. Wer sich ein wenig mit dem Thema befasst, wird Wiesen, Wälder und Parks bald mit ganz anderen Augen sehen.

So lassen sich auf Grünflächen in der Stadt verkannte Delikatessen wie Eicheln, Kornelkirschen und verschiedene Beeren finden, aus denen sich überraschend vielseitige Speisen komponieren lassen.

Manche Arten, wie etwa Giersch oder Bärlauch, besiedeln so große Flächen, dass schon bei einem einzigen Ausflug eine gute Ernte eingebracht werden kann.

Die besten Orte, um Wildpflanzen zu sammeln, liegen freilich jenseits der Stadtgrenzen, draußen in der Natur. Rotklee wächst beispielsweise auf mageren Weiden, Wiesen-Bärenklau gedeiht an Weg- und Waldrändern und Sauerdorn an vielen Hecken.

Und solange man nur geringe Mengen für den Eigenbedarf erntet, ist das Pflücken wildlebender Pflanzen an öffentlichen Orten erlaubt. Verboten ist dies aber in Naturschutzgebieten und bei besonders geschützten Arten.

W

Wer darüber hinaus ein paar Vorsichtsmaßnahmen beachtet, muss sich auch um seine Gesundheit keine Sorgen machen. So empfiehlt es sich, nicht in unmittelbarer Nähe viel befahrener Straßen zu sammeln – was dort wächst, ist oft mit Feinstaub und Reifenabrieb belastet.

In der Nachbarschaft konventionell bewirtschafteter Felder können Pflanzen zudem mit Spritz- und Düngemitteln verunreinigt sein. Davon abgesehen sind wildlebende Gemüse und Früchte aber höchst selten mit Schadstoffen belastet.

Manch einer schreckt allerdings aus einem anderen Grund vor dem Sammeln zurück: wegen der Sorge, mit den Pflanzen womöglich Krankheitserreger aufzunehmen.

Am häufigsten wird dabei der Kleine Fuchsbandwurm genannt, ein wenige Millimeter langer Parasit, der im fortpflanzungsfähigen Stadium zwar meist in Füchsen lebt, aber über das versehentliche Schlucken oder Einatmen infektiöser Eier auch auf den Menschen übertragen werden kann und dann oft schwere Organschäden verursacht.

Wer bodennah wachsende Pflanzen und Beeren sammelt, könnte demnach theoretisch Wurmeier aufnehmen, die an ihnen haften. Aus medizinischen Studien und Statistiken geht allerdings hervor, dass die

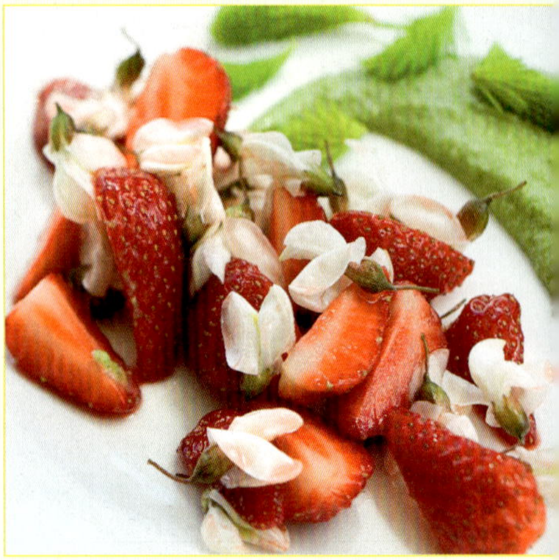

Süße Fichtenschösslingssoße

100 g Fichtenschösslinge,
2 EL Waldhonig,
2 EL Orangen-Olivenöl,
4–5 EL kaltes Wasser,
8 Salzkörner,
1 TL weißes Mandelpüree

Schösslinge, Honig, Öl, Wasser, Salz im Mixer pürieren, bis eine sehr feine Masse entstanden ist. Mandelpüree dazugeben und nochmals kurz mixen, damit es bindet. Als Beigabe etwa zu einem Erdbeer-Dessert servieren.

Die **wichtigste Regel** *lautet: Pflücke allein das,* **was du kennst**

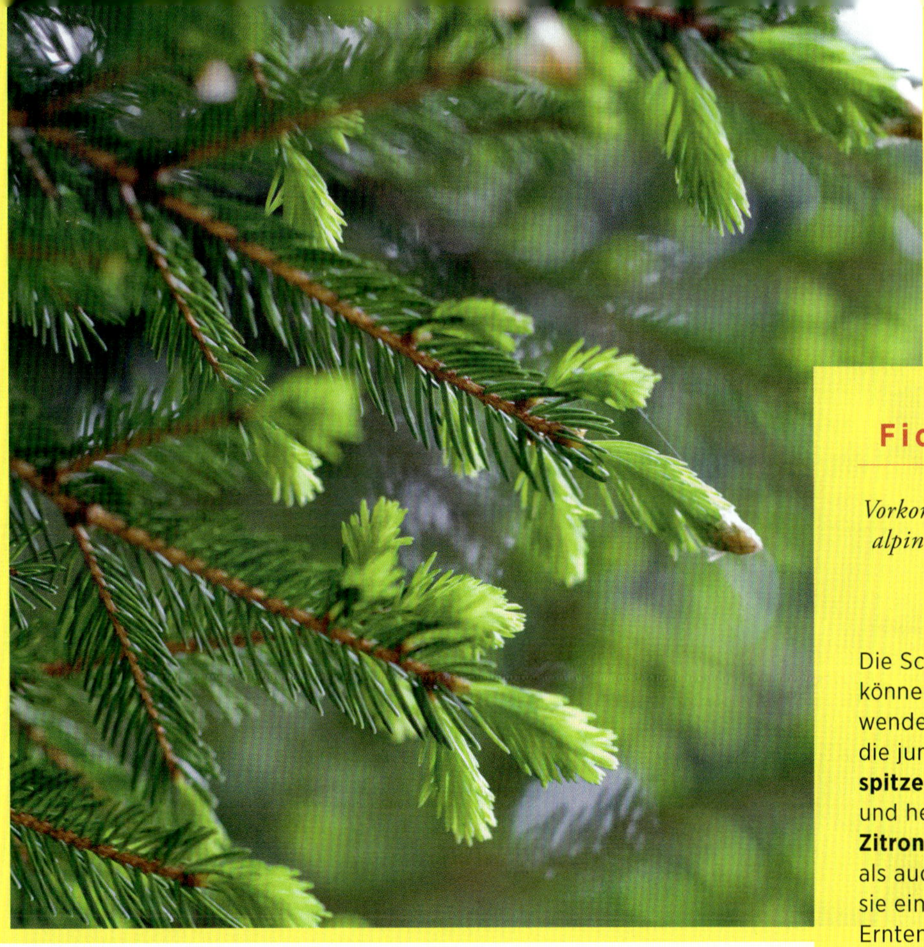

Fichte und Lärche

Vorkommen: Lärche vorwiegend im alpinen Raum, Fichte fast überall

Erntezeit: Mai

Die Schösslinge beider Bäume können in ähnlicher Weise verwendet werden: Gepflückt werden die jungen, **hellgrünen Triebspitzen**. Sie schmecken säuerlich und herb zugleich, erinnern an **Zitrone und Harz**. Sowohl warmen als auch kalten Speisen geben sie eine **besondere Note**. Beim Ernten sollte man nicht von Jungbäumen pflücken und nicht zu viele Triebe von einem Ast nehmen.

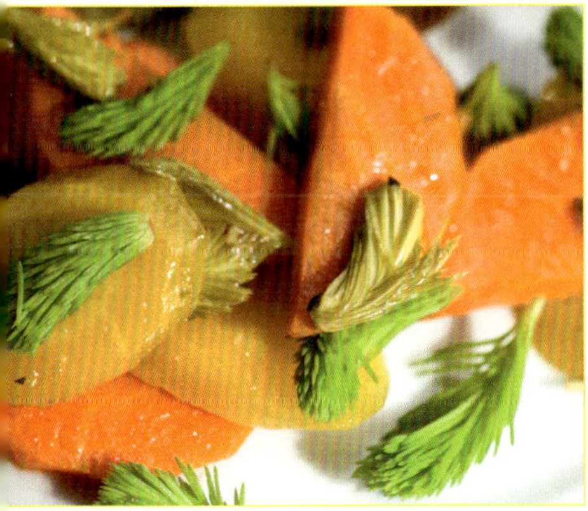

Karotten mit Fichtenspitzen

300 g Karotten, in Scheiben geschnitten,
1 EL Olivenöl,
50 ml Wasser,
1 TL Gemüsebrühepulver,
1 EL Waldhonig,
100 g Fichtenschösslinge

Karotten, Öl, Wasser und Brühe in einem Topf 10 Minuten köcheln lassen. Honig und Schösslinge darunter mischen und eine Minute kochen. Als Beilage servieren.

Grüner Frischkäse

1 schnittfester Frischkäse (z. B. Robiola),
1 Prise Kräutermeersalz,
1 Handvoll Fichtenschösslinge,
2 EL Olivenöl, 1 TL Schnittlauchblüten,
1 TL grobkörniger schwarzer Pfeffer

Frischkäse in dicke Scheiben schneiden, trocken tupfen, beidseitig salzen. Schösslinge fein schneiden und Käse damit panieren. Öl auf einen Teller gießen und den Käse darauflegen. Schnittlauchblüten und Pfeffer darüberstreuen.

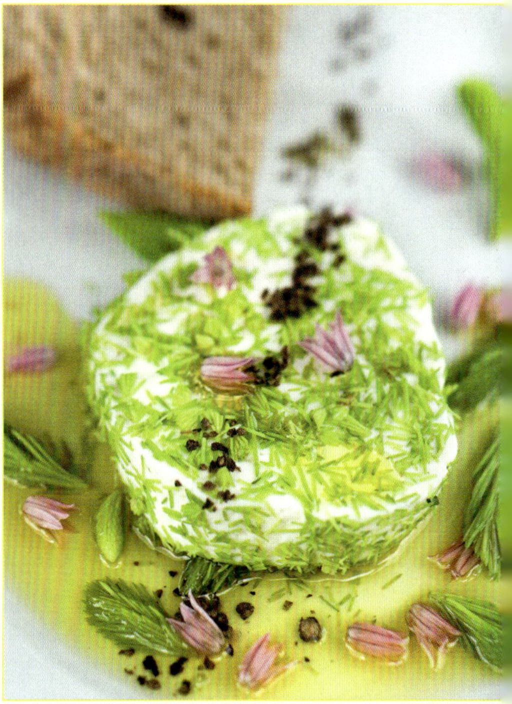

Möglichkeit einer Infektion über die Nahrung bisher nicht eindeutig bewiesen werden konnte. Wer ganz sicher gehen will, wäscht die geernteten Pflanzenteile vor der Verarbeitung gründlich ab oder erhitzt sie.

Und auch das versehentliche Sammeln giftiger Gewächse, die dritte potenzielle Gefahr, lässt sich ganz einfach bannen. Denn die wichtigste Regel beim Pflücken lautet: nur mitzunehmen, was man zweifelsfrei erkennt.

Ein Buch über Wildpflanzen hilft, die Gewächse anhand eindeutiger Eigenschaften richtig zu bestimmen – und Arten, bei denen eine Verwechslungsgefahr besteht, unbekömmliche oder gar giftige Pflanzen zu meiden.

Mancherorts werden auch Sammelspaziergänge angeboten, bei denen ein Experte seinem Publikum das essbare Wildobst und -gemüse auf Wald und Wiese erklärt.

Wer sich auf diese Weise einen zunehmend größeren Erfahrungsschatz aneignet, der verfügt auch in der Küche nach und nach über ein immer größeres Wissen zu jenen Gerichten, die man mit wild wuchernden Zutaten herstellen kann.

Rund 120 ausgesprochen wohlschmeckende Wildpflanzenarten gibt es in Deutschland zu entdecken – und mit ihnen neue Geschmacksrichtungen, die in keinem Supermarkt zu finden sind.

Die jungen Blätter und ganz jungen Blütenknospen des Spitz-Wegerichs etwa entwickeln beim Dünsten ein herzhaft-erdiges Aroma, das stark an Pilze erinnert. Herb-süße Hagebutten sind eine hervorragende Grundlage für eine fruchtige Pastasauce. Und aus den gerösteten Samen des Breit-Wegerichs lässt sich ein gesunder, nussig schmeckender Brotaufstrich herstellen.

Häufig genügen auch schon einzelne wilde Zutaten, um bekannten Speisen eine neue Geschmacksnuance zu geben. Die jungen Blätter des Großen Sauerampfers etwa verleihen Soßen, Suppen und Eintöpfen eine besondere, säuerliche Note.

Die Blüten und Knospen des Ferkelkrauts, dessen Aussehen ein wenig an Löwenzahn erinnert, schmecken

Weidenröschen

Vorkommen: auf Brachflächen, Waldlichtungen, felsigen Böden

Erntezeit: ab April

Am besten sind die noch zarten Triebe; der Geschmack ist säuerlich, **etwas zusammenziehend**. Auch junge Blätter, Blütenknospen und offene Blüten können roh oder gekocht als Gemüse oder **als essbare Dekoration** verwendet werden.

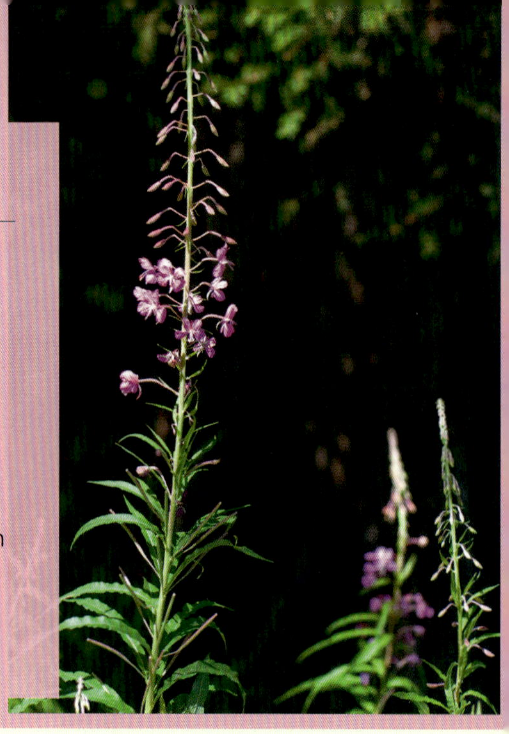

Quinoa mit Weidenröschenschösslingen

100 g Quinoa, 200 ml Wasser,
1 TL Gemüsebrühepulver,
2 Handvoll Weidenröschenschösslinge,
1 EL Weinberg-Lauch, fein geschnitten,
1 Prise Kräutermeersalz,
1 Zitrone, abgeriebene Schale und Saft,
3 EL geröstetes Walnussöl

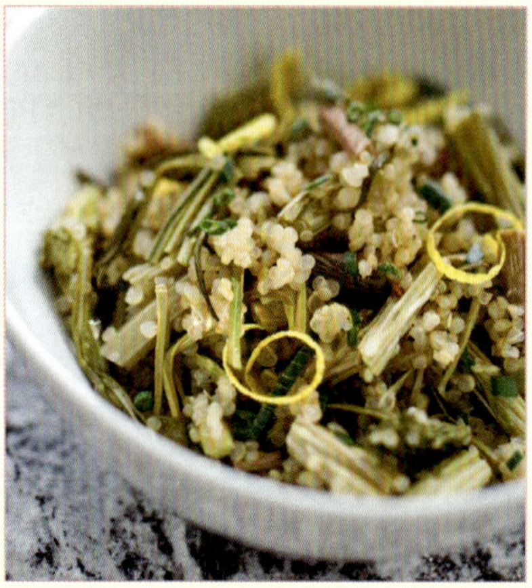

Quinoa, Wasser, Gemüsebrühe zusammen kochen, bis keine Flüssigkeit mehr sichtbar ist; 15 Minuten quellen lassen. Die Schösslinge in Salzwasser 5 Minuten kochen, abgießen und in 1 cm lange Stücke schneiden; zum Quinoa geben. Restliche Zutaten in einer Schüssel zu einer Soße mischen und mit dem Quinoa vermengen.

Wildpflanzen ***sollten möglichst*** *nur abseits großer Straßen gepflückt werden*

Giersch

Vorkommen: in Gärten, an Hecken und Büschen

Erntezeit: März bis Oktober

Giersch zählt zusammen mit der Brennnessel zu den **nahrhaftesten Wildpflanzen** überhaupt. Verwendet werden die jungen, noch hellgrünen Blätter mitsamt dem Blattstiel: fein geschnitten **roh dem Salat beigeben** oder die ganzen Blätter (und auch die halb geschlossenen Blüten) kurz garen. Der Geschmack von Giersch erinnert an **Sellerie, Karotte oder Fenchel**, die alle mit ihm botanisch verwandt sind.

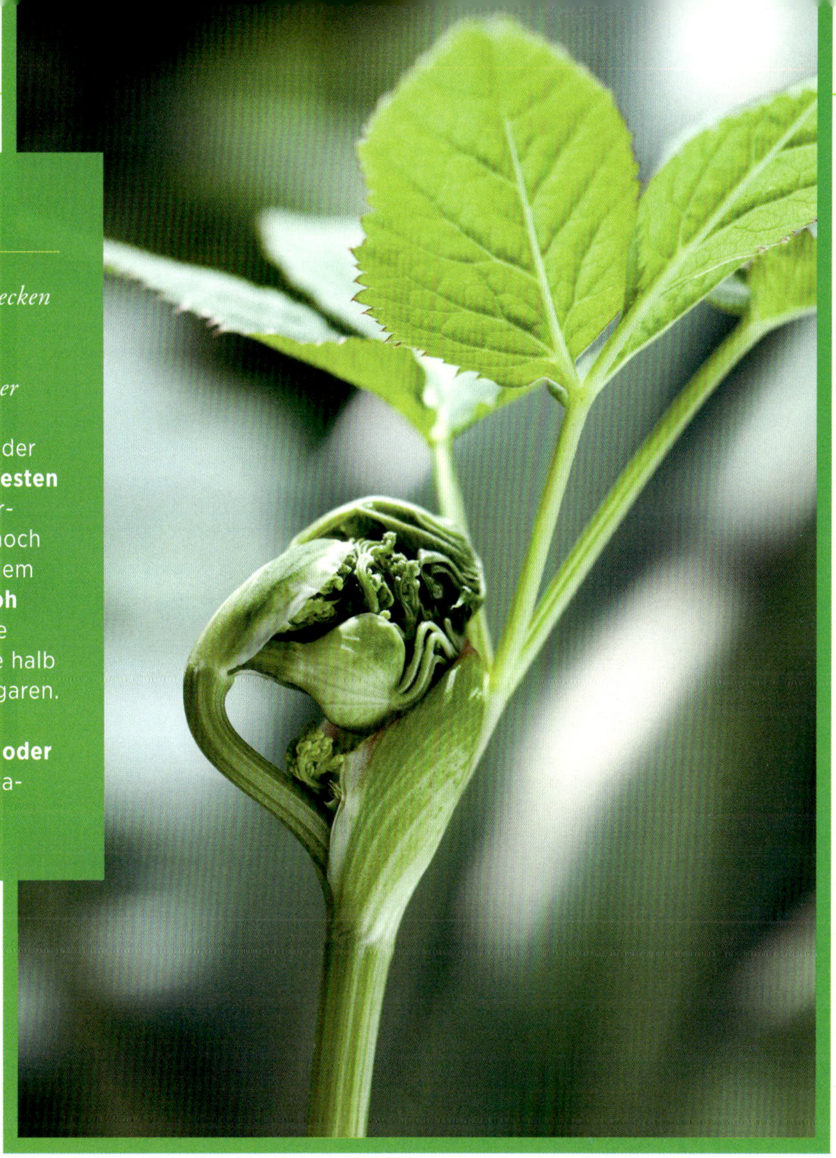

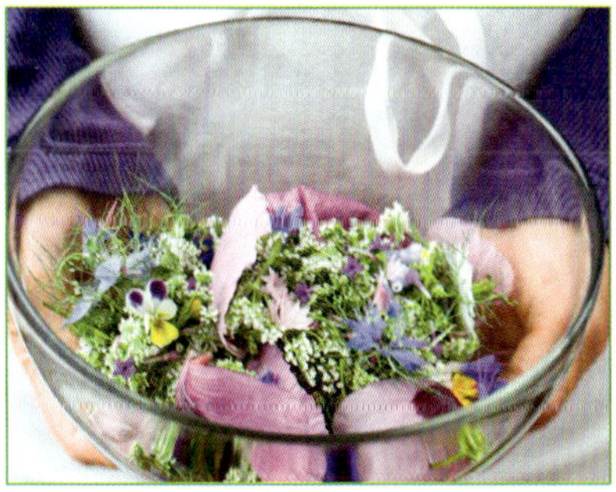

Hochzeitssalat

Gierschblütendolden (nicht ganz geöffnet), andere Blütenblätter, z. B. Schlafmohn, Beinwell, Jungfer im Grünen, Borretsch, Katzenauge, Lavendel, Stiefmütterchen (jeweils vom Stiel befreit)

Zutaten vermischen und mit einer Salatsoße nach Wunsch servieren.

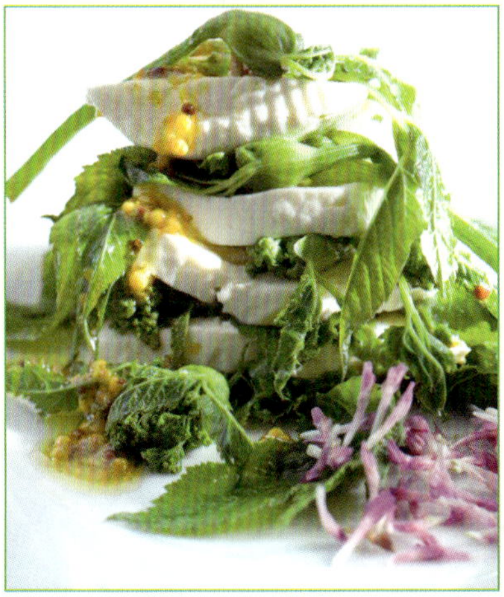

Gierschblütenknospen mit Frischkäse

1 Prise Kräutermeersalz,
1 EL Zitronensaft,
2 EL Olivenöl,
1 EL Zitronen-Olivenöl,
viel schwarzer Pfeffer,
1 Handvoll halb geschlossene Gierschblüten, mit einem Stück Stängel gepflückt,
1 schnittfester Frischkäse

Gewürze, Zitronensaft und Olivenöle in einer Schüssel zu einer Soße mischen. Gierschblüten im Dampf 5 Minuten garen und auskühlen lassen. Frischkäse in Scheiben schneiden und mit dem Giersch schichtweise auftürmen. Mit der Soße beträufeln.

leicht nach Erbsen und lassen sich gut über Salate und Butterbrote streuen.

Manchem Erntegut wie etwa Holunderbeeren kann man den Wohlgeschmack allerdings nur mit Tricks entlocken: In rohem Zustand schmecken sie unangenehm sauer und reizen den Magen – erst gekocht sind sie bekömmlich und entwickeln ein fruchtig-herbes Aroma, ideal etwa für Konfitüre oder Liköre.

e

Etliche Wildpflanzen enthalten zudem viele gesunde Substanzen. Denn sie müssen sich ganz allein in der Natur behaupten. Diese Widerstandskraft schlägt sich in ihrem Nährstoffgehalt nieder, sie enthalten oft deutlich mehr Vitamine, Mineralstoffe und Spurenelemente als Lebensmittel vom Discounter.

Die Brennnessel etwa ist ein wahres Supergemüse: Sie birgt mehr Magnesium, Kalzium, Vitamin C und Provitamin A als Spinat oder Kopfsalat. Auch das unscheinbare Gänseblümchen kann mit seinem hohen Kalzium- und Kalium-Gehalt zu einer gesunden Ernährung beitragen. Giersch liefert besonders viel Eiweiß, Löwenzahn außergewöhnlich viel Vitamin C.

Wer den geringen Aufwand nicht scheut, die Ausflüge in Wald und Flur genießt und sich auf das einlässt, was die Natur an üppiger Farbenpracht, an Geschmackserlebnissen und Nährstoffen zu bieten hat, der wird seinen Tisch bald reich decken können: mit Mispelchutney und Gänsedistel-Gemüse, mit Brot aus Eichelmehl, Suppe aus Wasserlinsen und Smoothies vom Kraut der Wilden Möhre.

Es ist eine Bereicherung für die Sinne, eine Wohltat für den Körper und eine Entlastung für den Geldbeutel. All diese Pflanzen wachsen aus eigener Kraft und bringen ohne Dünger schmackhafte Früchte, Blüten und Blätter hervor. Ein Geschenk der Natur.

Wir müssen nur zugreifen. •

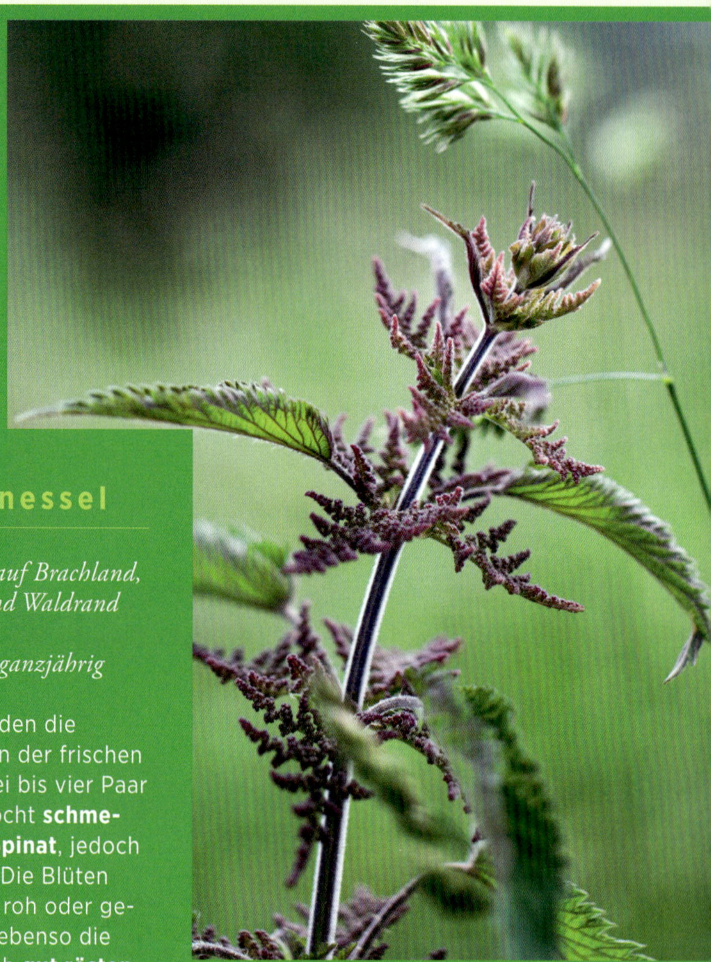

Brennnessel

Vorkommen: auf Brachland, am Feld- und Waldrand

Erntezeit: ganzjährig

Gepflückt werden die oberen Spitzen der frischen Triebe mit zwei bis vier Paar Blättern. Gekocht **schmecken sie wie Spinat**, jedoch aromatischer. Die Blüten sind ebenfalls roh oder gekocht essbar, ebenso die Samen, die sich **gut rösten lassen**. Brennnesselblätter sind sehr reich an **Eiweiß**.

Brennnesselbutter

150 g weiche Butter,
1 TL feiner Senf,
1 TL Kräutermeersalz,
2 Handvoll Brennnesselblätter

Die Butter mit einer Gabel einige Minuten lang aufschlagen. Salz und Senf dazugeben und mit der Butter vermischen. Die abgetrockneten Blätter sehr fein schneiden, mit der Butter vermengen und sofort auf Brot oder Crackern servieren.

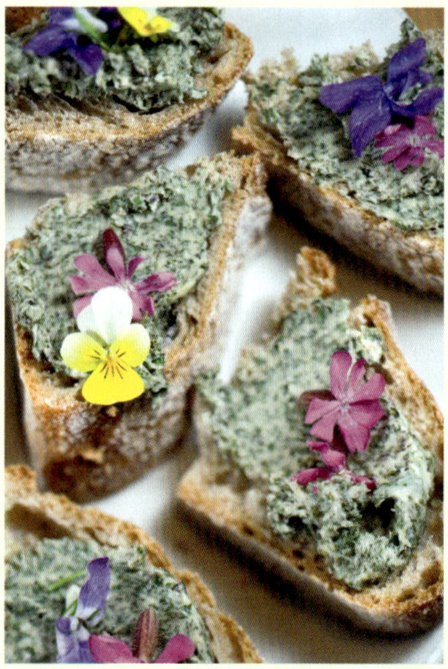

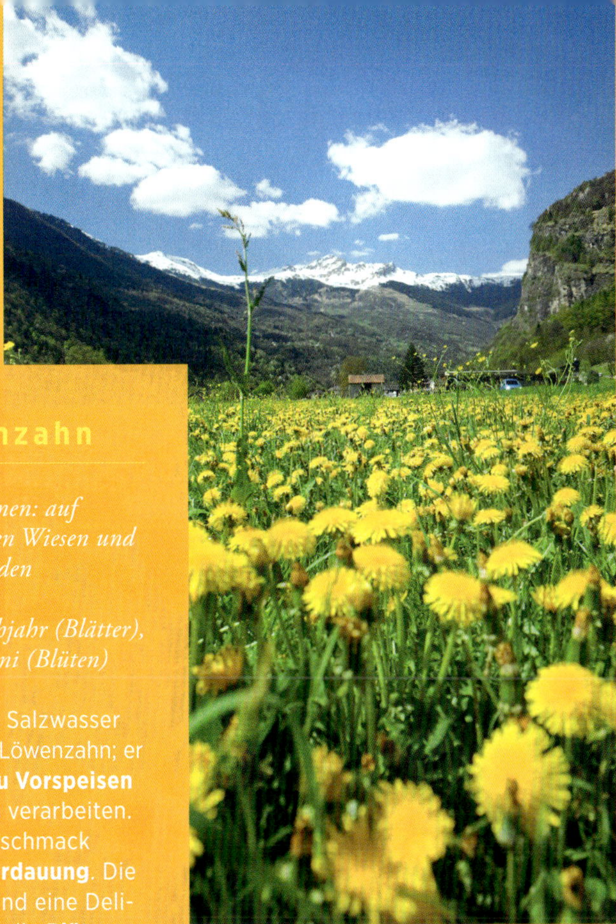

Löwenzahn

Vorkommen: auf nährstoffreichen Wiesen und Weiden

Erntezeit: Frühjahr (Blätter), April bis Juni (Blüten)

Das Kochen in Salzwasser verfeinert den Löwenzahn; er lässt sich so **zu Vorspeisen oder Beilagen** verarbeiten. Der bittere Geschmack **fördert die Verdauung**. Die Blütenköpfe sind eine Delikatesse, sogar die **Blütenstängel** sind roh oder auch gekocht essbar.

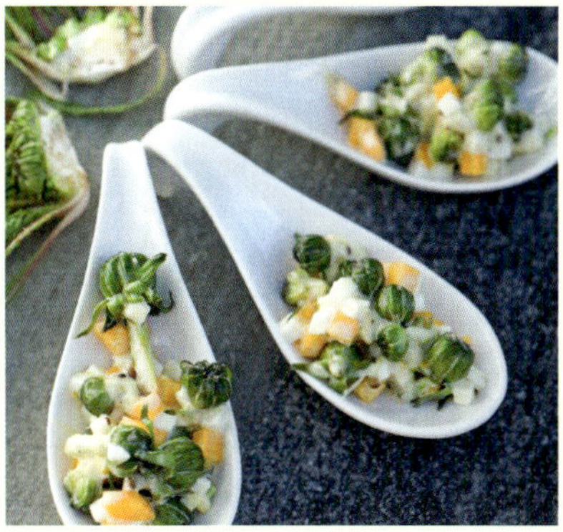

Löwenzahnsalat

1 Prise Kräutermeersalz,
3 EL Mayonnaise, 1 TL grober Senf,
1 EL Zitronensaft, 1 EL Olivenöl,
1/2 Knoblauchzehe,
100 g Moschuskürbis (Musqué de Provence),
2 Handvoll Löwenzahnknospen

Öl, Gewürze und Mayonnaise zu einer Soße mischen. Kürbis in 2 bis 3 mm kleine Stücke würfeln, mit den Löwenzahnknospen und der Soße vermischen und als Vorspeise servieren.

Bärlauch mit Karotte und Ingwer

3 Handvoll Bärlauchstängel mit Knospen,
1 EL gehackter Ingwer, 2 Karotten,
1 EL Sonnenblumenöl,
1 Handvoll Sojasprossen, 2 EL Sojasoße

Bärlauchstängel in 3 bis 4 cm breite Stücke schneiden. Mit Karotten, Ingwer und Öl in einem Wok 2 bis 3 Minuten stark anbraten, stets umrühren. Soja dazugeben und 1 Minute braten. Mit Tamari würzen. Mit Zitronensaft beträufelt als Beilage servieren oder zusammen mit Vollkornreis als Vorspeise.

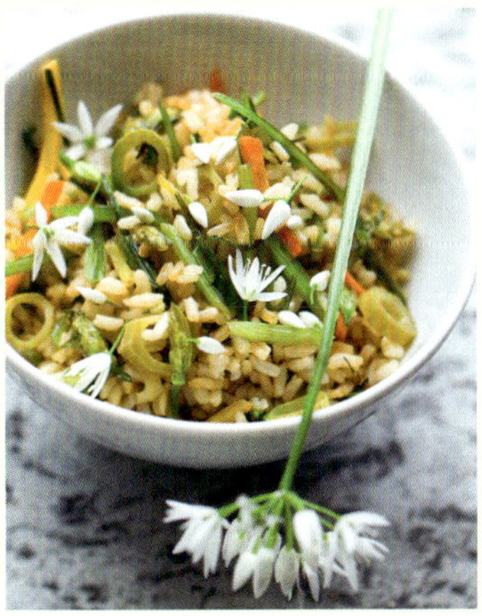

Bärlauch

Vorkommen: im Wald, auf feuchten Böden

Erntezeit: März bis Juni

Salaten verleiht Bärlauch einen angenehm **scharfen Geschmack**. Gekocht eignet er sich gut für Suppen. Der Stängel ist vor dem Aufgehen der Blüte besonders zart; er ergibt, in Essig eingelegt oder kurz gebraten, **eine delikate Beilage**. Die Zwiebeln des Bärlauchs verwendet man wie Knoblauch.

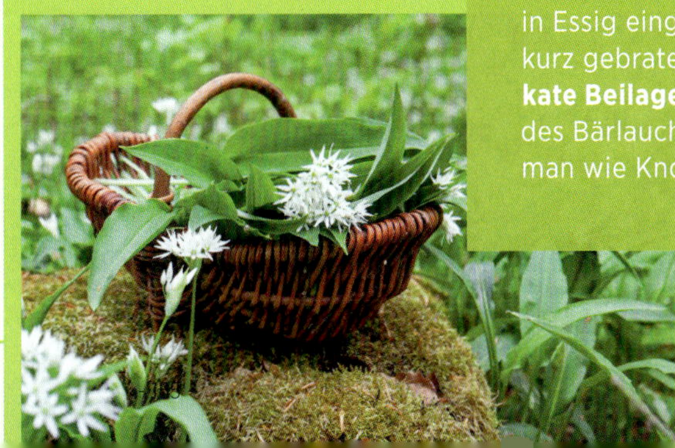

»**Gänseblümchen** sind äußerst schmackhaft«

Interview: Rainer Harf und Maria Kirady

Foto: Solvin Zankl

Wann finde ich draußen Essbares? Was muss ich beim Pflücken beachten? Welche Pflanze kann ich wie verarbeiten? Der Experte **Dr. Markus Strauß** über die beste Zeit zum Sammeln und außergewöhnliche Rezeptideen

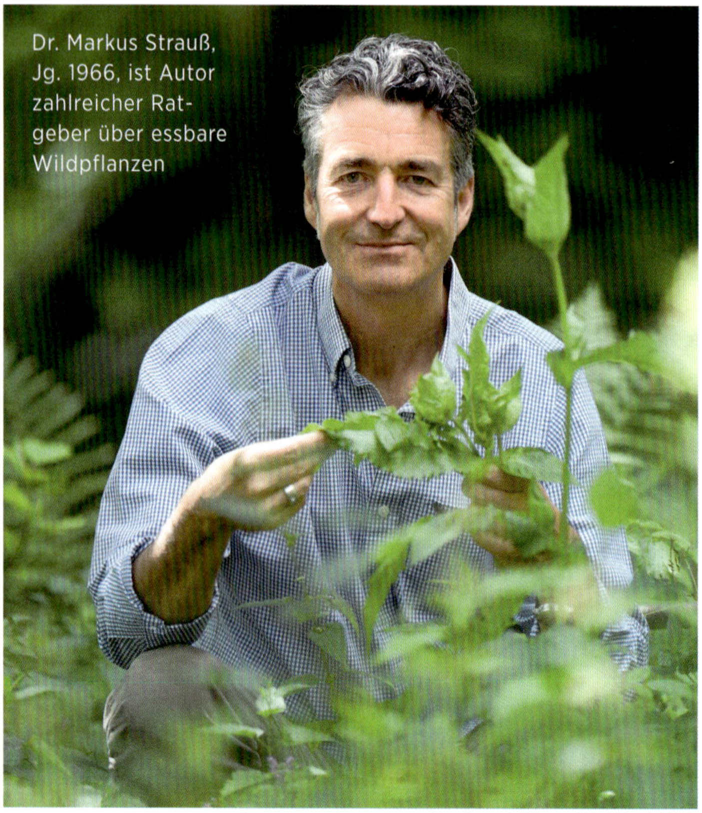

Dr. Markus Strauß, Jg. 1966, ist Autor zahlreicher Ratgeber über essbare Wildpflanzen

GEO WISSEN: ***Herr Dr. Strauß, Sie plädieren dafür, mehr Wildpflanzen zu verzehren. Weshalb sollten wir im Wald oder auf der Wiese nach Nahrhaftem suchen?***

Dr. Markus Strauss: Weil wir dort eine Fülle von Lebensmitteln in höchster Qualität finden. Vieles im Wald ist reich an wertvollen Nährstoffen, zudem nicht gespritzt oder gedüngt.

Und noch wichtiger: Durch das Sammeln von Wildpflanzen kommen wir wieder in Kontakt mit der Natur. Unsere Großeltern wussten zum Teil noch, wie man in der Wildnis satt wird. Dieses Know-how ist mit der Zeit verloren gegangen, weil es heute natürlich schneller und bequemer ist, alles im Supermarkt einzukaufen – aber eben auch viel freudloser.

Gibt es ein Umdenken?

Ja, immer mehr Großstädter zieht es als Ausgleich in Wald und Wiesen. Sie merken, wie gut es tut, die Hektik des Alltags hinter sich zu lassen und in der freien Natur sammeln zu gehen. Der Körper tankt Licht, frische Luft und kommt in Bewegung: Man muss sich ja immer wieder bücken oder strecken, um die Pflanzen zu erreichen.

Nicht selten ist die Freude groß, wenn es gelingt, ein besonderes Kraut zu entdecken oder eine gute Sammelstelle zu finden. Das motiviert zudem, immer wieder hinauszugehen.

Auch der Blick auf die Natur wandelt sich: Man lernt die unterschiedlichen Pflanzen kennen, weiß, was wann wo wächst, und bekommt ein völlig neues Gespür für die Jahreszeiten.

Wann ist die beste Sammelzeit?

Die grüne Hochsaison beginnt im März und reicht in ihrer ersten Phase bis in den Juni. Dann lassen sich besonders gut Löwenzahn-, Buchen- und Bärlauchblätter oder lieblich schmeckende Lindenblätter für einen Salat ernten. Brennnesseln oder Giersch wiederum kann man hervorragend zu Waldspinat verarbeiten: einfach mit angebratenen Zwiebeln und Knoblauch im Wok oder in der Pfanne andünsten und schwenken. Auch Wiesen-Bärenklau eignet sich mit seinem Fenchelaroma sehr gut als Gemüse. Wenn man den ein paar Minuten gart und dann mit etwas Zitronensaft, Salz und Olivenöl mariniert, ergibt das einen wunderbaren Antipasto.

Wie verändert sich das Nahrungsangebot zum Sommer hin?

Schon im Mai beginnt die Saison der essbaren Blüten. Die filigrane blassviolette Blüte des Wiesen-Schaumkrauts beispielsweise erinnert durch die darin enthaltenen Senföle geschmacklich an Kresse: Man muss sie nur mit etwas Salz auf ein Frischkäse- oder Butterbrot streuen und hat eine geschmacklich wie optisch raffinierte Mahlzeit. Aus den leicht bitteren Löwenzahnblütenknospen, die manche wegen ihres zarten Bisses als Fleischersatz verwenden, lässt sich ein leckeres Curry herstellen. Mit Erdnussmus cremig abgebunden, passt das sehr gut zu gekochter Hirse oder Reis. Auch Gänseblümchen und die Blüten von Spitz-Wegerich und Breit-Wegerich sind im Sommer äußerst schmackhaft.

Den wohl größten Reiz aber entfalten duftende Blüten.

Wofür lassen die sich verwenden?

Damit kann man herrlich erfrischende Sommergetränke herstellen, die besser schmecken und gesünder sind als jede Limonade. Sie können intensiv duftende Holunderblüten, Labkraut, Mädesüß, Lindenblüten oder wilde Rosen pflücken und über Nacht in Wasser einlegen. Den Auszug anschließend im Verhältnis eins zu drei mit Sprudel und naturtrübem Apfelsaft verdünnen, nach Belieben mit etwas Limetten- oder Zitronensaft verfeinern.

So erhält man ein vorzügliches, mit natürlichen Aromen versehenes Getränk.

Ab wann gibt es Wildfrüchte?

Ende Juli beginnt die Obst- und Beerensaison, die sich bis in den Herbst zieht. Zunächst reifen wilde Mirabellen und Himbeeren heran, später kommen Heidelbeeren, Brombeeren und Hagebutten hinzu. Die meisten Früchte lassen sich roh verzehren, nur wenige, wie etwa Holunder und Eberesche, müssen zuvor erhitzt werden. Die Eberesche, eingekocht mit süßen Äpfeln oder Birnen, ergibt zum Beispiel eine köstliche Marmelade mit fein-bitterer Note, ähnlich einer Orangenkonfitüre.

Was bietet der Herbst noch?

Zu den Spätfrüchten kommt eine reiche Auswahl an Nüssen hinzu: Haselnüsse, Walnüsse, Esskastanien, Eicheln und Bucheckern. Die nahrhaften Früchte mit ihrem intensiv-nussigen Aroma müssen zwei Minuten in der Pfanne geröstet werden, um giftige Alkaloide verdampfen zu lassen. Bucheckern eignen sich damit hervorragend zur Verfeinerung eines Salates oder einer Kürbiscremesuppe.

> »Eberesche eignet sich als Zutat für eine **köstliche Marmelade** mit fein-herber Note«

Und weil es im Herbst wieder feuchter wird, sprießen auch die krautigen Wildgemüse wie etwa die Brennnesseln wieder üppig, sodass man vor dem Winter nochmals frische Grünkraft tanken kann.

Wie wird Wildgemüse haltbar?

Brennnesselspinat etwa kann man einfrieren oder die Blätter trocknen und als Tee verwenden. Eine Besonderheit der Brennnessel sind die Samen. Im Dörrgerät oder Backofen bei maximal 40 Grad Celsius getrocknet, wird daraus ein stärkendes Superfood, reich an Mineralstoffen, Spurenelementen und mehrfach ungesättigten Fettsäuren, das ich Müslis, Salaten oder Smoothies zusetzen kann.

Bei einer besonders reichhaltigen Ernte bietet es sich außerdem an, das Gesammelte gleich zu verschiedenen Pestos zu verarbeiten. Wer 20 Gläser an einem Wochenende zubereitet, hat einen würzigen Vorrat für das ganze Jahr.

Gibt es im Winter etwas zu finden?

Ja, wenn auch weniger. Bachbunge, Nelkenwurz, Goldnessel und Vogelmiere zum Beispiel sind wintergrün und eignen sich als vitaminreiche Salatzutat in der kalten Jahreszeit.

Selbst wenn Schnee liegt, sind immer noch die hochstehenden Brombeerranken zu sehen. Deren dunkelgrüne Blätter sind zwar etwas zäh, aber man kann sie sehr gut zu einem grünen Smoothie verarbeiten. Mit ein paar Datteln, einem Apfel, einer Zitrone und Wasser ergibt das im Winter einen besonders nährstoffhaltigen Drink.

Können Sie uns einen Tipp für Einsteiger verraten?

Mein Vorschlag ist: einfach losgehen, sich auf die Pflanzen beschränken, die man kennt, und erst einmal mit handgroßen Mengen anfangen, damit sich das Verdauungssystem an die teils ungewohnten Inhaltsstoffe der Wildpflanzen anpassen kann.

Löwenzahn, Brennnesseln und Gänseblümchen sind perfekte Anfängergewächse. Damit lässt sich schon eine Menge machen, und es besteht keine Gefahr, sie mit einer Giftpflanze zu verwechseln.

Wer mehr Vielfalt auf dem Teller haben möchte, der kann sein Sortiment mithilfe von Ratgebern oder Führungen dann schrittweise erweitern.

Ich kann nur jedem empfehlen, es auszuprobieren. Denn schon beim ersten Mal werden Sammler reich belohnt: mit dem Genuss von frischen und aromatischen Speisen, die es so nirgendwo zu kaufen gibt. •

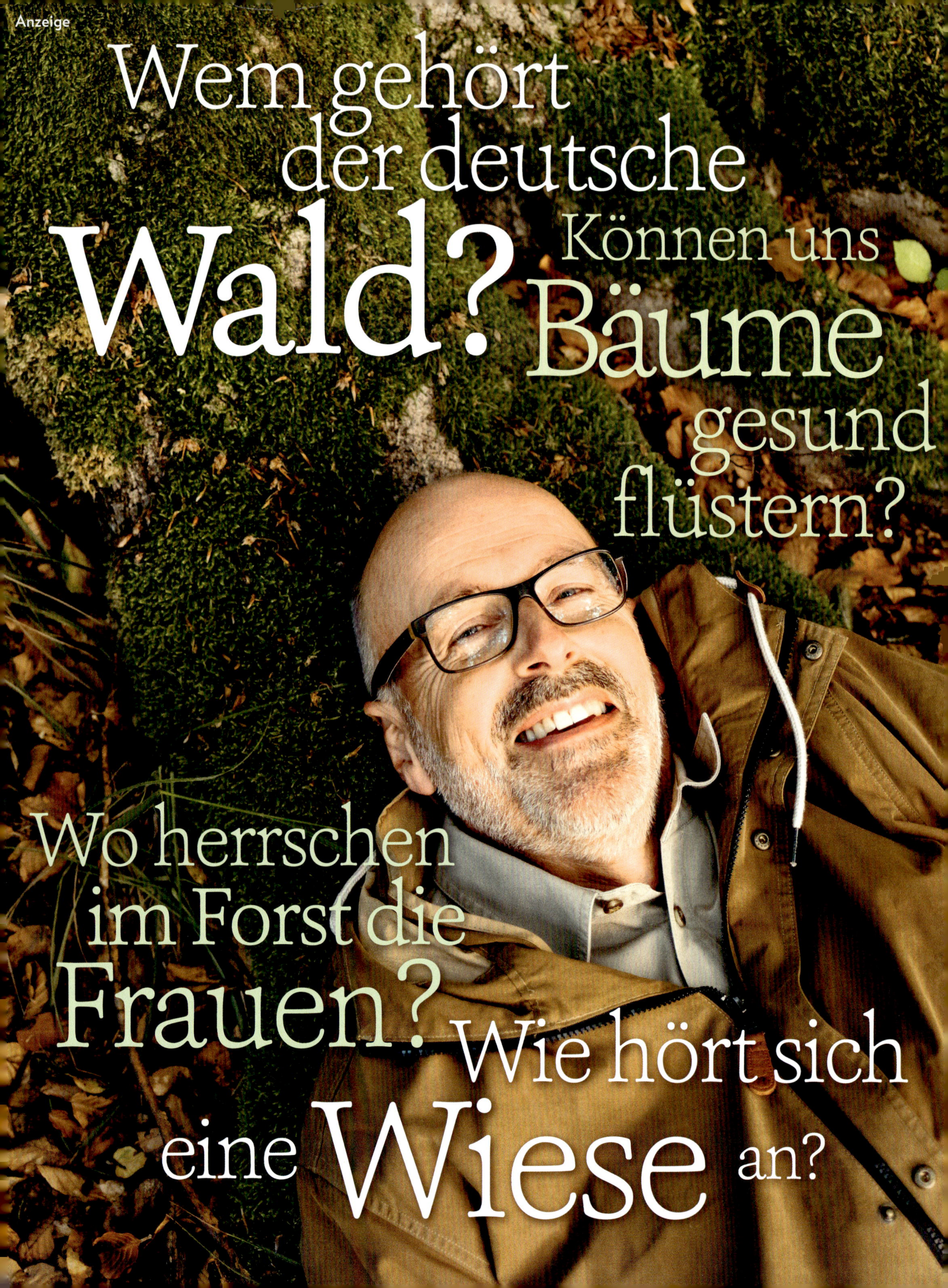
Anzeige
Wem gehört der deutsche Wald?
Können uns Bäume gesund flüstern?
Wo herrschen im Forst die Frauen?
Wie hört sich eine Wiese an?

Das neue Magazin Wohllebens Welt Ab 18.4. am Kiosk!

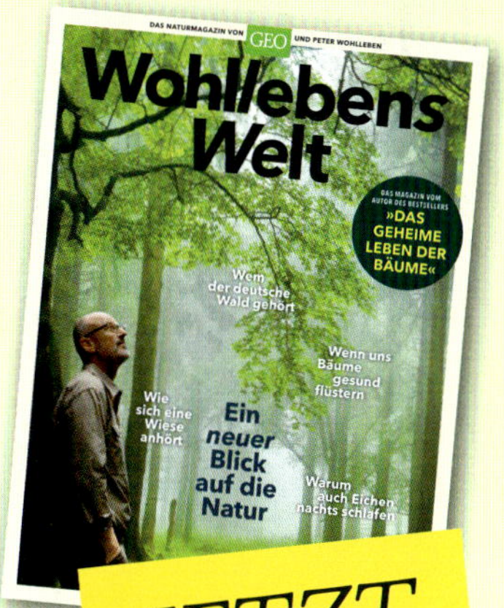

JETZT NEU!

Gemeinsam mit GEO lädt der Bestsellerautor Peter Wohlleben („Das geheime Leben der Bäume“) zum **Erfahren und Verstehen der Natur** *ein, zu Abenteuern in der Wildnis. Und zum Staunen über die Wunder unserer Tier- und Pflanzenwelt*

Lernen Sie meine Welt kennen!

Peter Wohlleben nimmt Sie dorthin mit, wo er sich am wohlsten fühlt: in sein Revier in der Eifel

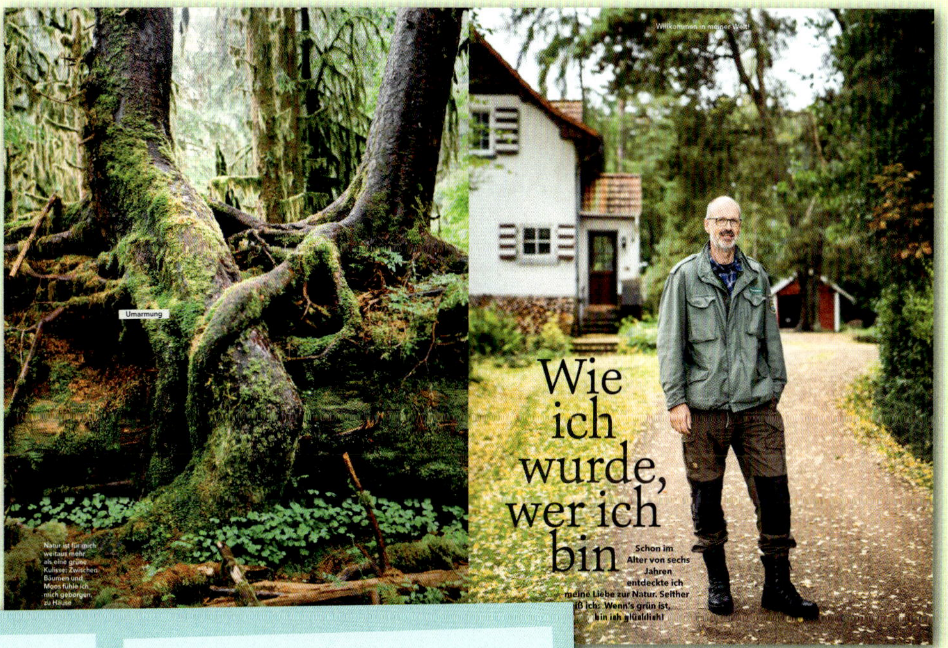

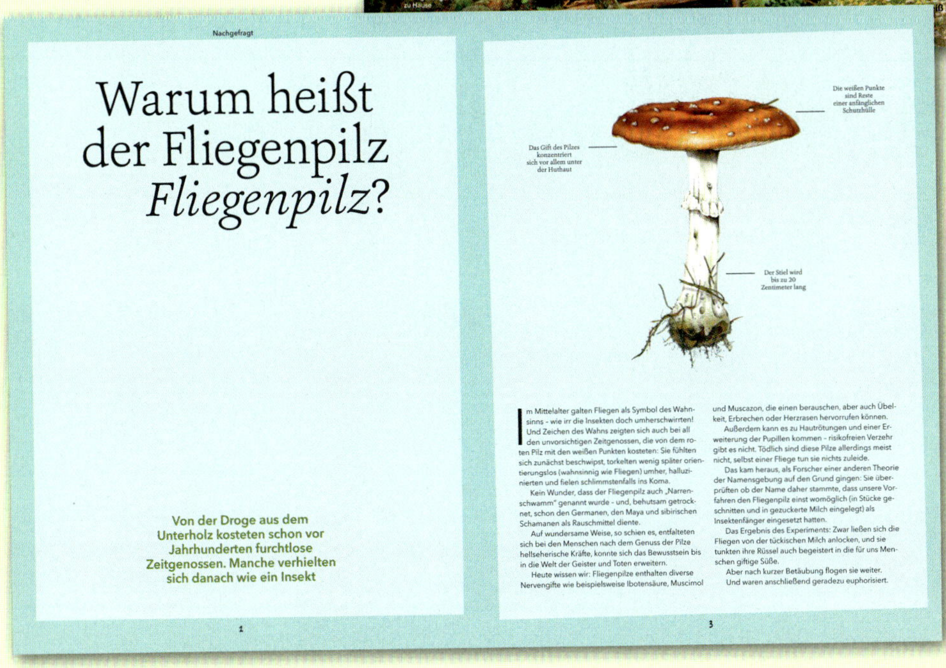
Nachgefragt

Warum heißt der Fliegenpilz *Fliegenpilz?*

Von der Droge aus dem Unterholz kosteten schon vor Jahrhunderten furchtlose Zeitgenossen. Manche verhielten sich danach wie ein Insekt

2

Das Gift des Pilzes konzentriert sich vor allem unter der Huthaut

Die weißen Punkte sind Reste einer anfänglichen Schutzhülle

Der Stiel wird bis zu 20 Zentimeter lang

Im Mittelalter galten Fliegen als Symbol des Wahnsinns – wie irr die Insekten doch umherschwirrten! Und Zeichen des Wahns zeigten sich auch bei all den unvorsichtigen Zeitgenossen, die von dem roten Pilz mit den weißen Punkten kosteten: Sie fühlten sich zunächst beschwipst, torkelten wenig später orientierungslos (wahnsinnig wie Fliegen) umher, halluzinierten und fielen schlimmstenfalls ins Koma.

Kein Wunder, dass der Fliegenpilz auch „Narrenschwamm“ genannt wurde – und, behutsam getrocknet, schon den Germanen, den Maya und sibirischen Schamanen als Rauschmittel diente.

Auf wundersame Weise, so schien es, entfalteten sich bei den Menschen nach dem Genuss der Pilze hellseherische Kräfte, konnte sich das Bewusstsein bis in die Welt der Geister und Toten erweitern.

Heute wissen wir: Fliegenpilze enthalten diverse Nervengifte wie beispielsweise Ibotensäure, Muscimol und Muscazon, die einen berauschen, aber auch Übelkeit, Erbrechen oder Herzrasen hervorrufen können.

Außerdem kann es zu Hautrötungen und einer Erweiterung der Pupillen kommen – risikofreien Verzehr gibt es nicht. Tödlich sind diese Pilze allerdings meist nicht, selbst einer Fliege tun sie nichts zuleide.

Das kam heraus, als Forscher einer anderen Theorie der Namensgebung auf den Grund gingen: Sie überprüften ob der Name daher stammte, dass unsere Vorfahren den Fliegenpilz einst womöglich (in Stücke geschnitten und in gezuckerte Milch eingelegt) als Insektenfänger eingesetzt hatten.

Das Ergebnis des Experiments: Zwar ließen sich die Fliegen von der tückischen Milch anlocken, und sie tunkten ihre Rüssel auch begeistert in die für uns Menschen giftige Süße.

Aber nach kurzer Betäubung flogen sie weiter. Und waren anschließend geradezu euphorisiert.

3

Nachgefragt!

Der Förster erklärt in seiner mitreißenden Art, welche Geheimnisse sich direkt vor unserer Haustür verbergen

»→

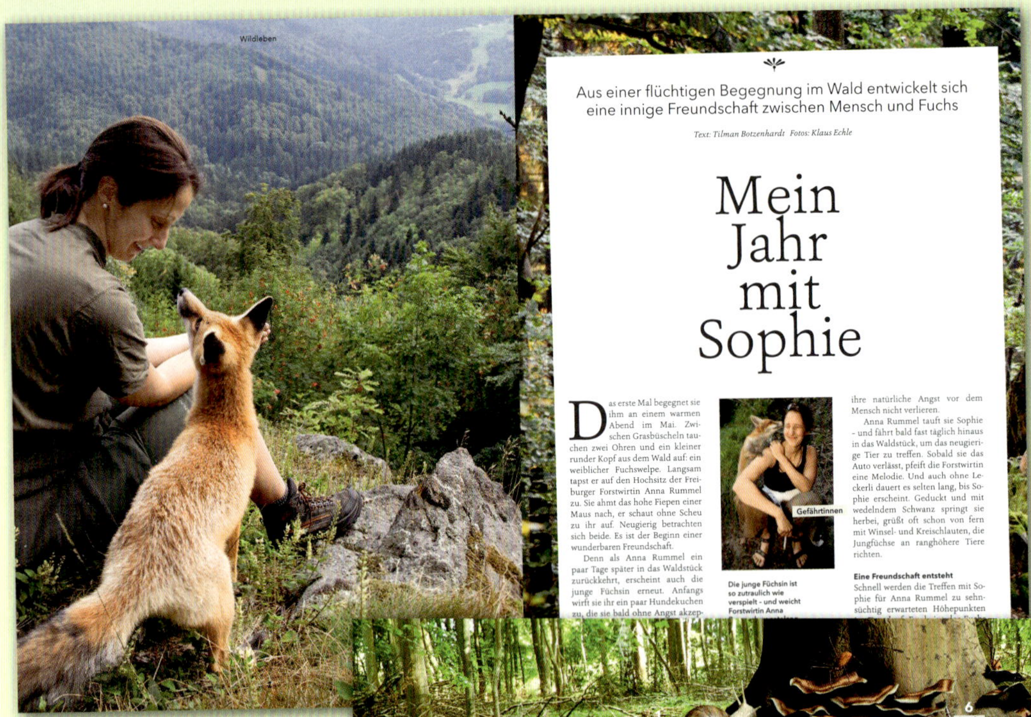

Ungewöhnliche Freundschaft

Begegnen Sie einer Frau, die das Glück hatte, eine Füchsin kennenzulernen – und sich von ihr den Wald zeigen zu lassen

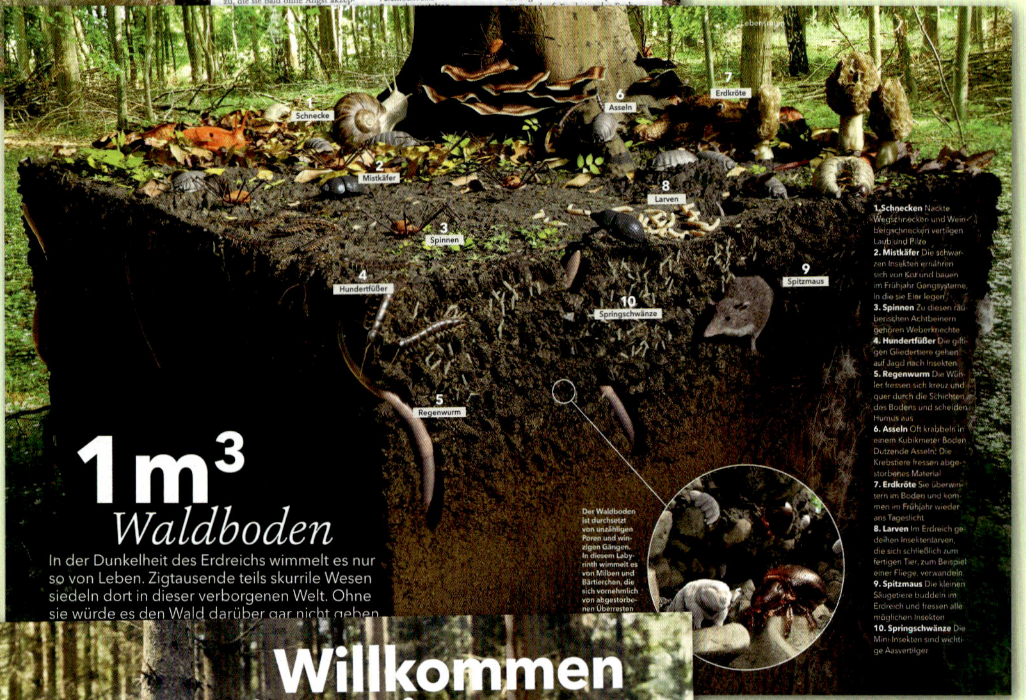

Faszinierende Einblicke

Aufwendige Illustrationen offenbaren geheime Details und veranschaulichen verblüffende Zusammenhänge

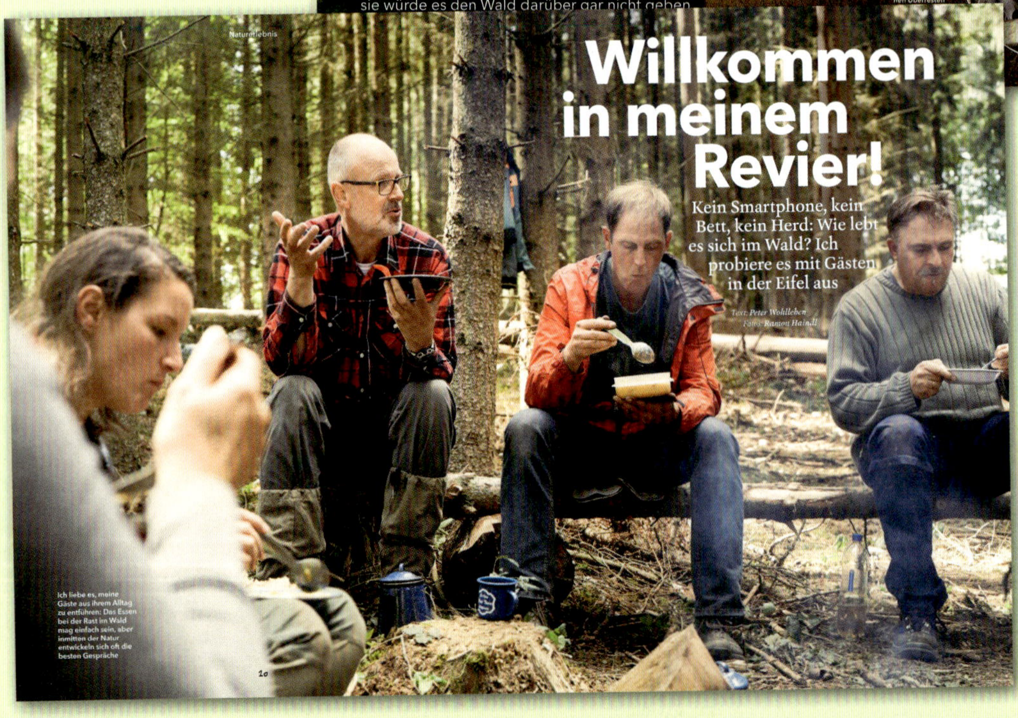

Zurück zur Natur!

Einfach mal rauskommen, abschalten, den Wald genießen – zum Beispiel bei einem Seminar mit Peter Wohlleben

GEO WISSEN

WAS WILL ICH?

Das Geheimnis der guten Wahl

Unser Alltag besteht aus einer unendlichen Folge von Entscheidungen, beruflich und privat. Manche fällen wir mit Bedacht, andere eher nebenbei, beinahe ohne es zu bemerken. Manche beeinflussen die unmittelbare Gegenwart, andere bestimmen unser gesamtes Leben, lenken es womöglich in eine neue Richtung.

Doch was sind gute Entscheidungen? Und was sind schlechte? Was wissen wir über die Prinzipien des Entscheidens? Wie gehen wir mit Komplexität um, wie mit Unwissenheit und Zeitdruck? Sollen wir eher auf den Kopf hören oder auf den Bauch, auf den Verstand oder die Intuition?

Und: Wie legen wir uns fest, ohne den verpassten Möglichkeiten nachzutrauern?

Die neue Ausgabe von GEO WISSEN bietet Kriterien für sinnvolles Entscheiden. Psychologen erklären, in welche Denkfallen wir immer wieder tappen, und erläutern, welche Strategien helfen, eine gute Wahl zu treffen. Und mithilfe eines wissenschaftlich fundierten Selbsttests lässt sich herausfinden, welcher Entscheidungstyp man ist.

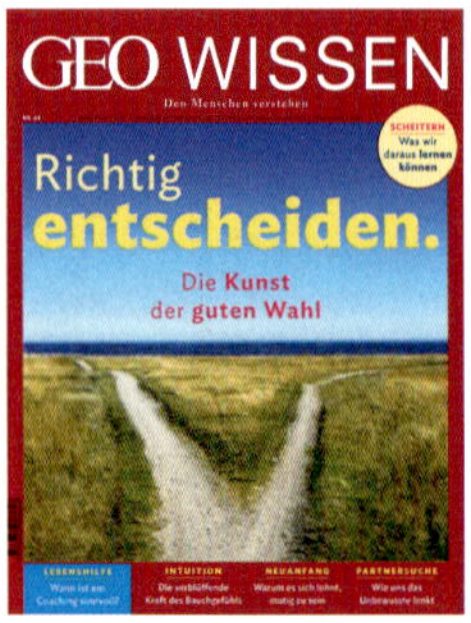

GEO WISSEN »Richtig entscheiden« hat 156 Seiten Umfang und kostet 10 Euro, mit DVD (»Die Kraft der Intuition«) 16,50 Euro. Weitere Themen: Partnersuche: Wie uns das Unbewusste lenkt • Wann ist ein Coaching sinnvoll? • Was unsere Ernährungs-Entscheidungen prägt

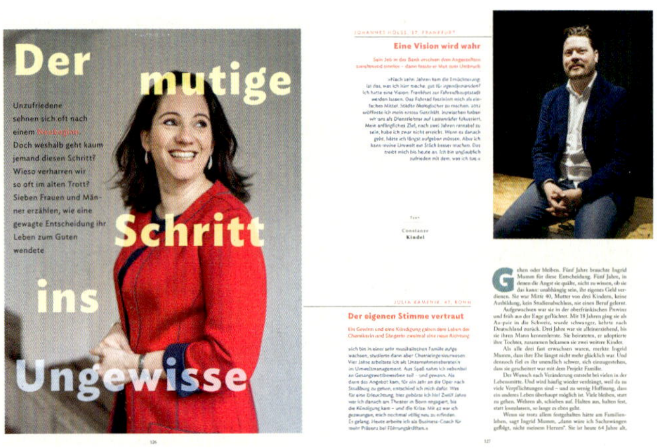

Neubeginn: Sieben Frauen und Männer erzählen, wie eine gewagte Entscheidung ihr Schicksal zum Guten wendete

GEO KOMPAKT

GLÜCK

Das zufriedene Leben

Stets gut drauf zu sein – das ist eine schöne Vorstellung. Doch schon rein körperlich sind wir gar nicht in der Lage, ständig Wohlgefühle zu erleben. Vielmehr folgt unser Glücksempfinden einer fein austarierten Abfolge aus Erregung und Erholung. Nicht zuletzt aus diesem Grund raten Experten davon ab, ständig zu versuchen, die positiven Gefühle im Alltag zu maximieren. Stattdessen empfehlen sie, nach etwas anderem zu streben: nämlich nach Sinn!

Wie uns das gelingt und welche weiteren Faktoren ein gelungenes Leben ausmachen – davon berichten Psychologen, Hirnforscher, Verhaltensökonomen und Philosophen in der neuen Ausgabe von GEOkompakt.

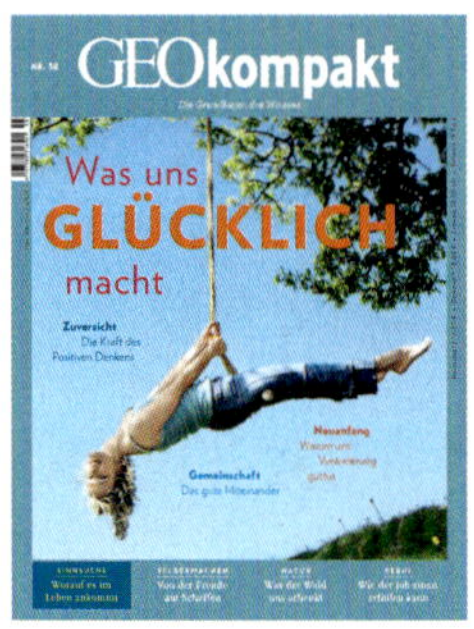

GEOkompakt »Was uns glücklich macht« hat einen Umfang von 160 Seiten. Das Heft kostet 10 Euro, mit DVD (»Glücksformeln«) 16,50 Euro.